Peter Mathes
Ratgeber Herzinfarkt
7., vollständig aktualisierte und erweiterte Auflage

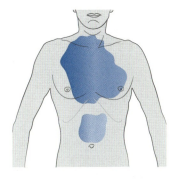
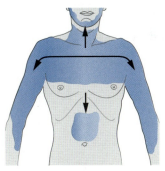
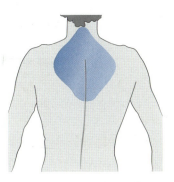

Alarmzeichen für Herzinfarkt

- schwere, länger als 5 Minuten anhaltende Schmerzen im Brustkorb, die in Arme, Schulterblätter, Hals, Kiefer, Oberbauch ausstrahlen können
- starkes Engegefühl, heftiger Druck im Brustkorb, Angst
- zusätzlich zum Brustschmerz: Luftnot, Übelkeit, Erbrechen
  Schwächanfall (auch ohne Schmerz), evtl. Bewusstlosigkeit
- blasse, fahle Gesichtsfarbe, kalter Schweiß
- Achtung:
  Bei Frauen sind
  Luftnot, Übelkeit, Schmerzen im Oberbauch, Erbrechen nicht selten alleinige Alarmzeichen

D1655622

(Mit freundlicher Genehmigung der Deutschen Herzstiftung e.V.)

Peter Mathes

Ratgeber Herzinfarkt

- Vorbeugung
- Früherkennung
- Behandlung
- Nachsorge
- Rehabilitation

7., vollständig aktualisierte und überarbeitete Auflage

Mit 39 Abbildungen und 10 Tabellen

Mit einem Geleitwort von
Professor Dr. med. Thomas Meinertz
Deutsche Herzstiftung e.V.

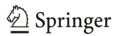

Prof. Dr. med. Peter Mathes, FACC, FESC
Facharzt für Innere Medizin – Kardiologie
Rehabilitationswesen – Sozialmedizin
Rehabilitationszentrum München
und Kardiologische Praxis
Tal 21
80331 München
Tel.: 089/29 08 31 16
Fax: 089/2 90 42 02
E-Mail: Prof.Mathes@t-online.de

ISBN-13 978-3-642-22341-9 Springer-Verlag Berlin Heidelberg New York

Bibliografische Information Der Deutschen Nationalbibliothek
Die Deutsche Nationalbibliothek verzeichnet diese Publikation in der Deutschen Nationalbibliografie; detaillierte bibliografische Daten sind im Internet über http://dnb.d-nb.de abrufbar.

Dieses Werk ist urheberrechtlich geschützt. Die dadurch begründeten Rechte, insbesondere die der Übersetzung, des Nachdrucks, des Vortrags, der Entnahme von Abbildungen und Tabellen, der Funksendung, der Mikroverfilmung oder der Vervielfältigung auf anderen Wegen und der Speicherung in Datenverarbeitungsanlagen, bleiben, auch bei nur auszugsweiser Verwertung, vorbehalten. Eine Vervielfältigung dieses Werkes oder von Teilen dieses Werkes ist auch im Einzelfall nur in den Grenzen der gesetzlichen Bestimmungen des Urheberrechtsgesetzes der Bundesrepublik Deutschland vom 9. September 1965 in der jeweils geltenden Fassung zulässig. Sie ist grundsätzlich vergütungspflichtig. Zuwiderhandlungen unterliegen den Strafbestimmungen des Urheberrechtsgesetzes.

SpringerMedizin
Springer-Verlag GmbH
ein Unternehmen von Springer Science+Business Media
springer.de

© Springer-Verlag Berlin Heidelberg 2012

Produkthaftung: Für Angaben über Dosierungsanweisungen und Applikationsformen kann vom Verlag keine Gewähr übernommen werden. Derartige Angaben müssen vom jeweiligen Anwender im Einzelfall anhand anderer Literaturstellen auf ihre Richtigkeit überprüft werden.

Die Wiedergabe von Gebrauchsnamen, Handelsnamen, Warenbezeichnungen usw. in diesem Werk berechtigt auch ohne besondere Kennzeichnung nicht zu der Annahme, dass solche Namen im Sinne der Warenzeichen- und Markenschutz-Gesetzgebung als frei zu betrachten wären und daher von jedermann benutzt werden dürften.

Planung: Hinrich Küster, Heidelberg
Projektmanagement: Kerstin Barton, Heidelberg
Lektorat: Anne Borgböhmer, Essen
Umschlaggestaltung: deblik Berlin
Umschlagabbildung: © photos.com
Satz: K+V Fotosatz GmbH, Beerfelden
SPIN: 80063509
Gedruckt auf säurefreiem Papier   22/3163-5 4 3 2 1 0

Geleitwort

Bei keiner anderen Erkrankung ist das Wissen um die Behandlung und Prävention so wichtig wie beim Herzinfarkt – es kann sich im wahrsten Sinne als lebensrettend erweisen! Experte in eigener Sache zu sein, das wird häufig empfohlen, aber nirgendwo ist es wichtiger als bei Allem, was mit einem Herzinfarkt zu tun hat, sei es Vorbeugung, Früherkennung, Risikoabschätzung, Behandlung oder Rehabilitation. Nicht umsonst lautet das Motto der Deutschen Herzstiftung bei Verdacht auf Herzinfarkt: »Jede Minute zählt! Sofort 112!«

Dieses Buch ist das Ergebnis von über 30 Jahren Erfahrung des Autors in der Prävention, Behandlung und Rehabilitation von Herzpatienten. Jeder Teilaspekt wird kompetent und für den Laien verständlich dargestellt, ohne Angst zu machen, mit dem Ziel, verlorengegangenes Vertrauen in das eigene Selbst wieder zu gewinnen. Ob direkte Behandlung, Verhalten am Arbeitsplatz, Sexualität oder Sport, alle Aspekte werden behandelt.

Aus allem spürt man die langjährige Erfahrung und die Empathie des Autors für seine Patienten. Das Gespräch mit dem Arzt ist unersetzlich, und hier findet man den weiteren Weg, die Vertiefung und die Erklärung seines Anliegens in der Sprache des Patienten. Klare Abbildungen, gute Tipps und eine angemessene Ausführlichkeit runden das Buch ab. Es ist eine Art Wegweiser, auf den man stets zurückgreifen kann.

Professor Dr. med. Thomas Meinertz
Vorstandsvorsitzender der Deutschen Herzstiftung e.V.
Frankfurt am Main, im Frühjahr 2012

Inhaltsverzeichnis

Statt einer Einleitung	1

Teil I
Wie entsteht ein Herzinfarkt?

1	**Das Herz, die Kreislaufzentrale**	7
	Blutkreislauf	8
2	**Was ist ein Herzinfarkt?**	13
	Wie kommt es zu einem Herzinfarkt?	15
	Lebensweise und Gefäßkrankheit	18
3	**Das Risikofaktorenkonzept**	21
	Der »Wert« dieses Konzepts	22
	Risikofaktor Cholesterin	23
	HDL- und LDL-Cholesterin	25
	Triglyzeride	26
	Risikofaktor Rauchen	27
	Risikofaktor Bluthochdruck	29
	Wo hört der Normbereich auf, wo beginnt der Bluthochdruck?	31
	Mit welchem Gerät sollte man messen?	34
	Risikofaktor Zuckerkrankheit	36
	Risikofaktor Übergewicht	39
	Ursachen des Übergewichts	43
	Diäten – das Geschäft mit den Pfunden	44
	Ernährungsumstellung	44
	Risikofaktor erbliche Belastung	46
	Risikofaktor Stress	48
	Neue Risikofaktoren	50
	Psychosoziale Risikofaktoren	50
	Homocystein	51
	Oxidation von Lipoproteinen	52
	Lp(a)	53
	Infektionen mit Bakterien	53
	Wie stark bin ich gefährdet?	54
4	**Gibt es Schutzfaktoren?**	59
	Schutzfaktor körperliche Bewegung	60
	Empfehlungen für körperliche Aktivität	62

Alkohol 63
Antioxidative Flavonoide 65
Ungesättigte Fettsäuren 65
Vorsicht: Hormonersatztherapie bei Frauen 66

5 Vorboten eines Infarktes 69
Das akute Koronarsyndrom 71
Untersuchungen zur Erkennung
eines drohenden Infarktes 72
    Elektrokardiogramm 72
    Belastungs-EKG 73
    Myokardszintigraphie 75
    Echokardiographie 75
    Belastungsechokardiographie 76
Neuere Verfahren 76
    Ultraschnelle Computertomographie 76
    Magnetresonanztomographie 78
    Koronarangiographie 79

Teil II
Die Behandlung eines Herzinfarktes

6 Wie kündigt sich ein Infarkt an? 85
Was tun im Notfall? 86
Was sollen die Angehörigen tun? 87
Warum so schnell wie möglich? 88
Der schnellste Weg 89
Der Anruf bei der 112 89
Wie erkenne ich den Herzinfarkt? 90
Zu Fuß ins Krankenhaus? 90
Herznotfallambulanz 91
Die innere Blockade 91
Hilfe durch den Nächsten 92

7 Wie wird ein Infarkt behandelt? 93
Neue Rettungsinseln 94
    Immer mehr Herznotfallambulanzen (CPU) .. 94
Sofortige Wiedereröffnung eines Herzkranzgefäßes 97
Stent 98
    Beschichtete Stents 99
Ein Blick in die Zukunft –
Stammzelltransplantation 99
Thrombolyse 102
Die Rolle der Angehörigen 103

Seelische Reaktionen auf den Infarkt 104
Mobilisierung auf der Intensivstation 105
Was bedeutet »stummer Herzinfarkt«? 106

8 Bypassoperation 109
Operationstechniken 110
Nach der Bypassoperation 113
Untersuchungen und Medikamente 116
Aneurysmektomie 117

9 Neuere Operationsverfahren 119
Minimalinvasive Bypass-Chirurgie 120
Herzschrittmacherimplantation 120
Grundzüge der Wiederbelebung 123
    Anzeichen des Herz-Kreislauf-Stillstandes 123

Teil III
Wie geht es nach dem Infarkt weiter?

10 Ein neuer Lebensabschnitt 129
Leistungen während der Rehabilitation 131
Anschlussheilverfahren 132
Soll ich Sport treiben oder gilt das Motto
»Sport ist Mord« 134
    Auswirkungen auf die Psyche 138
Telemedizinische Überwachung 138
Entspannung 139
Das »Aus« für die Zigarette 141
Medikamente zur Entwöhnung 143
    Psychologische Entwöhnungsmethoden 144
    Passivrauchen 149

11 Essen nach Herzenslust 151
Ernährung und Blutfette 152
    Therapiemanagement der Fettstoffwechsel-
    störung 153
Mittelmeerernährung 154
    Empfehlenswerte und nicht empfehlenswerte
    Nahrungsmittel 156
Gewichtsabnahme 158
Psychologie des Essverhaltens 160
    Einige Ratschläge 162
    Medikamente zur Behandlung
    des Übergewichts 162

Ein kritisches Wort zu Diäten 163
    Ein wichtiger Tipp 163
Salzkonsum 165

12 Hilfen durch Medikamente 167
Medikamente zur Senkung erhöhter Blutfettspiegel   169
    Cholesterinsynthesehemmer 169
    Cholesterinresorptionshemmer 171
    Fibrate 172
    Ionenaustauscherharze 172
    Nikotinsäure 173
    Wirkungen und Nebenwirkungen lipid-
    senkender Medikamente 175
Beschwerden nach dem Infarkt 176
Stent, Bypass oder Medikamente? 176
Medikamente zur Behandlung der Angina pectoris   177
    Nitrokörper 177
    Betablocker 179
    ACE-Hemmer 180
    AT-I-Blocker 181
    Kalziumantagonisten 181
    Gerinnungshemmende Mittel 182
    Neue Gerinnungshemmer 184
Kann man einen (erneuten) Herzinfarkt
verhindern? 185
    Eikosapentaensäure – der Eskimofaktor 186
    Magnesium 186
Außenseitermethoden 187
Nahrungsergänzungsmittel 188

13 Lebensgestaltung nach dem Infarkt 191
Seelische Reaktion auf die Krankheit 192
Persönliche Beziehung und Sexualität 197
Wann sind Viagra®, Cialis® und Co. gefährlich? .. 199
Familiäre Beziehung 200
Beruf und soziale Stellung 201
Schwerbehindertenausweis 202
Berentung nach dem Infarkt 203
Bypassoperation und Beruf 205

14 Urlaub und Sport 207
Planung und Reisewege 208
Klimaveränderungen 209
Wahl des Urlaubsortes 210

Bewertung ausgewählter Sportarten 211
    Worauf kommt es an? 211
    Grundregeln 213
    Laufen – Gehen – Wandern 214
    Rad fahren 215
    Schwimmen 216
    Sauna 217
    Segeln 217
    Windsurfen 217
    Skilaufen 218
    Tennis 218
    Golf 219
Fremde Küche 219
Reiseapotheke 220

Anhang

Anschriftenverzeichnis 225
    Anschriften in Deutschland 226
        Landesarbeitsgemeinschaften 226
        Ernährungstipps 229
        Nützliche Adressen für Raucher,
        die Nichtraucher werden wollen 229
        Nützliche Adressen für Diabetiker 229
    Anschriften in Österreich 229
    Anschriften in der Schweiz 229

Verzeichnis der Fachausdrücke 231

Wirkungsweise gebräuchlicher Medikamente 239

**Alphabetisches Verzeichnis und Klassifizierung
der gebräuchlichsten Medikamente** 245

Literaturverzeichnis (Auswahl) 251

Sachverzeichnis 255

Statt einer Einleitung

Ich habe mich immer gesund gefühlt – gut belastbar und allen Aufgaben gewachsen. Probleme und belastende Augenblicke gibt es in jedem Leben – bisher bin ich immer gut damit fertig geworden. Wenn es Ärger gab, habe ich mich auf mein Fahrrad geschwungen und mir den ganzen Frust vom Leib gestrampelt ohne das geringste Problem. Deshalb konnte ich mir gar nicht erklären, woher die Schmerzen kamen, die ich hinter dem Brustbein verspürt habe; es fühlte sich so an, als ob ich eine ganze Tasse zu heißen Kaffee auf einmal heruntergeschluckt hätte. Bewegen und Strecken half nicht; es wurde auch nicht besser, als ich ein Glas Wasser getrunken hatte. Als mir dann etwas übel wurde und ich plötzlich ganz nass geschwitzt war, hat meine Frau den Arzt gerufen – obwohl ich es eigentlich nicht nötig fand. Der war rasch zur Stelle – und erklärte mir klipp und klar, dass ich wahrscheinlich einen Herzinfarkt hätte. Er veranlasste gleich den Transport ins Krankenhaus, ohne mich groß um meine Meinung zu fragen; ich wollte eigentlich erst protestieren. Dann wurde mir aber doch etwas mulmig, und ich fügte mich, unter Protest. Ich konnte es einfach nicht glauben – bisher nie krank gewesen, und jetzt plötzlich ein Infarkt. Ich kann es mir eigentlich nicht erklären.

Dies ist *eine* Schilderung des Herzinfarktes – tausend andere sind ebenso gut möglich. Für jeden Patienten verläuft der Infarkt anders – und dennoch finden sich viele Gemeinsamkeiten.

Ob Sie dies Buch als Betroffener lesen, als Angehöriger oder Freund eines Patienten – das Wissen um die Entstehung und den Ablauf eines Herzinfarktes wird für Sie wichtig sein. Das Verständnis dieser Vorgänge erleichtert es, das Ereignis zu verarbeiten und zu bewältigen.

Dieses Buch soll Ihnen dabei eine Hilfe sein. Es soll die Vorgänge beim Infarkt verständlich machen – und helfen, die Ursachen zu erkennen. Es soll auch helfen, richtig zu reagieren, denn gerade beim Herzinfarkt kann die richtige Reaktion Leben retten.

Das Gefühl von Gesundheit erwirbt man sich häufig erst durch Krankheit. Nach einem Infarkt ist der Umgang mit sich selbst besonders wichtig; die richtige Verarbeitung dieser Krise kann der Schlüssel zu weiterer Gesundheit sein. Plötzlich tauchen viele Fragen auf – wie geht es weiter im persönlichen Lebensbereich, im Beruf, im eigenen »Umfeld«? Mutlosigkeit und Depression können sich breit machen, von ganz konkreten Fragen und Sorgen bis zu Ängsten und Selbstzweifeln. In dieser Situation ist es wichtig zu wissen, dass die meisten Menschen nach einem Infarkt ihr »altes Selbst« ganz oder weitgehend wieder erreichen können. Wenn es gelingt, die Ursachen zu erkennen und abzustellen, dann kann der Infarkt sogar der Beginn eines glücklicheren Lebens sein. Dazu soll dieses Buch Rat und Hilfe geben.

Der maßvolle Umgang mit den eigenen Kräften und das Eingeständnis eigener Verletzlichkeit sind wichtige Schritte auf dem Weg zu mehr Gesundheit – auch zur Vorbeugung! Im Grunde gelten zur Verhinderung eines ersten oder eines zweiten Infarktes die gleichen Gesetze – unser Lebensstil ist Schrittmacher für die Erkrankung. Die vermeidbaren Risiken auszuschalten macht sich auf jeden Fall bezahlt – auch wenn es zunächst schwer fällt, an sich selbst zu arbeiten. Die stattdessen angepriesenen »Wundermittel« sind das Papier nicht wert, auf dem die Reklame gedruckt wird.

Dieses Buch soll Ihnen Hilfe in einer schwierigen Situation sein. Die »Zeit zur Umkehr« sollte für jeden Infarktpatienten vorhanden sein – und für den Gefährdeten ebenso. Ich wünsche mir, dass es Ihnen hilft, eine Lebenskrise leichter zu bewältigen und dass der Weg daraus ein Schritt auf Ihr wirkliches Ziel wird. Es sollte nicht länger erforderlich sein, einen Herzinfarkt als den »Orden der Leistungsgesellschaft« zu betrachten, denn es ist möglich, durch eigenes Handeln das Herz wirksam zu schützen.

Prof. Dr. med. PETER MATHES

Wie entsteht ein Herzinfarkt?

Kapitel 1   Das Herz, die Kreislaufzentrale – 7

Kapitel 2   Was ist ein Herzinfarkt – 13

Kapitel 3   Das Risikofaktorenkonzept – 21

Kapitel 4   Gibt es Schutzfaktoren – 59

Kapitel 5   Vorboten eines Infarktes – 69

Das Herz, die Kreislaufzentrale

Blutkreislauf – 8

Das Herz schlägt lebenslang ohne Unterbrechung, um den gesamten Körper mit lebenswichtigem Sauerstoff zu versorgen. Der Blutkreislauf, der den Transport übernimmt, ernährt alle Organe und ermöglicht ihnen damit ihre unterschiedlichen Funktionen. Das Herz ist das Zentrum des Kreislaufs. Wie eine Pumpe befördert es Blut in die Gefäße und transportiert Sauerstoff und Nahrungsbestandteile – Energieträger könnte man sie auch nennen – in den entlegensten Winkel unseres Körpers. Dafür ist das Herz in eine rechte und eine linke Hälfte geteilt. Das Blut fließt von der rechten Herzhälfte in den Lungenkreislauf, wo frischer Sauerstoff aufgenommen und Kohlendioxyd abgegeben wird. Von der Lunge strömt es zurück in die linke Herzhälfte und wird von dort weiter in die Hauptschlagader – die Aorta – gepumpt. Danach verteilt es sich in alle Blutgefäße. Das Ganze wird gesteuert durch ein System von *Herzklappen*, die dafür sorgen, dass das Blut nur in eine Richtung, nämlich von den Vorhöfen in die Hauptkammern und von dort in die großen Gefäße fließt. Das Herz arbeitet in einem gewissen Rhythmus von Füllung und Entleerung. Die Vorkammern füllen die Hauptkammern; danach nehmen sie erneut frisches Blut aus den zum Herzen führenden Gefäßen auf. Die Hauptkammern entleeren sich in die vom Herzen wegführenden Gefäße und werden danach wieder von den Vorkammern gefüllt. Diesen ganzen Vorgang nennt man einen *Herzzyklus*; einem jeden Pulsschlag liegt ein solcher Herzzyklus zugrunde.

Das in zwei Hälften geteilte Herz arbeitet rhythmisch und befördert mit jedem Pulsschlag Blut (5 l pro min) wie eine Pumpe in die entlegensten Winkel des Körpers

Herzklappen sorgen für die stets richtige Richtung des Blutstroms

Blutkreislauf

Die vom Herzen wegführenden Gefäße – die *Arterien* – sind kreisrunde, elastische Schläuche mit einer verhältnismäßig starken, muskulösen Wand, da sie dem hohen Druck widerstehen müssen, mit dem das Blut durch sie hindurch gepumpt wird. Die zum Herzen zurückführenden Blutadern – die *Venen* – weisen dünnere Wände auf, da das zurückströmende Blut nicht mehr unter hohem Druck steht. Der Kreislauf geht sehr rasch vor sich: In weniger als einer Minute ist das Blut wieder an den Ausgangsort gekommen, und bei Anstrengung wird diese Zeit noch viel kürzer.

Arterien führen vom Herzen weg, Venen zum Herzen hin

Damit Vorhöfe und Kammern regelmäßig nacheinander schlagen, wird dieser Vorgang elektrisch gesteuert. Dadurch kommt auch der regelmäßige *Herzschlag* zustande. Ein kleiner Gewebeabschnitt im Herzen, der *Sinusknoten*, erzeugt

Blutkreislauf

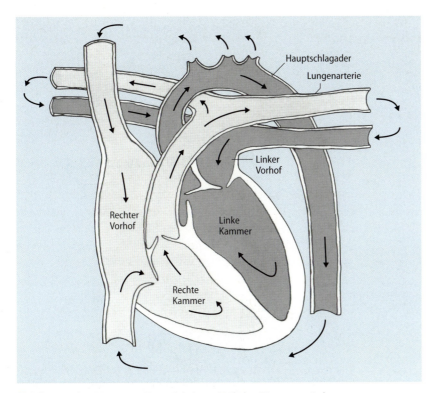

Schema des Herzens: Der wichtigste Teil des Herzens wird von den beiden Hauptkammern gebildet. Von der linken Kammer strömt das Blut über die Hauptschlagader in alle Regionen unseres Körpers. Wenn es zum Herzen zurückkehrt, wird es zunächst vom rechten Vorhof aufgenommen, strömt dann durch die rechte Herzkammer und die Lungenarterie in die Lunge, wo frischer Sauerstoff aufgenommen werden kann und verbrauchtes Kohlendioxyd abgegeben wird. Von dort gelangt es dann wieder über den linken Vorhof in die linke Hauptkammer.

die Elektrizität, die über ein besonderes Leitungssystem zu den Vor- und Hauptkammern gelangt. Dort löst der elektrische Impuls die Kontraktion aus – ähnlich wie die Zündkerze im Motor die Explosion auslöst. Damit ergibt sich eine regelmäßige Schlagfolge von Vorkammern und Hauptkammern. Die Ströme, die dabei fließen, können im Elektrokardiogramm (EKG) aufgezeichnet werden. Der Sinusknoten, dieser winzige Generator, tritt mehr als sechzigmal in der Minute in Aktion, vor jedem Herzschlag, also über 2400 Mal in der Stunde und 60 000 bis 100 000 Mal am Tag. Die Schlagfolge, die als *Puls* gemessen werden kann, unterliegt dabei vielerlei Einflüssen, körperlichen wie seelischen. Wer hat nicht schon das plötzliche Herzklopfen bei einer guten oder schlechten

Der Herzschlag wird vom Sinusknoten elektrisch gesteuert

Die dabei fließenden Ströme können mittels EKG aufgezeichnet werden

Der Puls ist von vielen körperlichen und seelischen Einflüssen abhängig

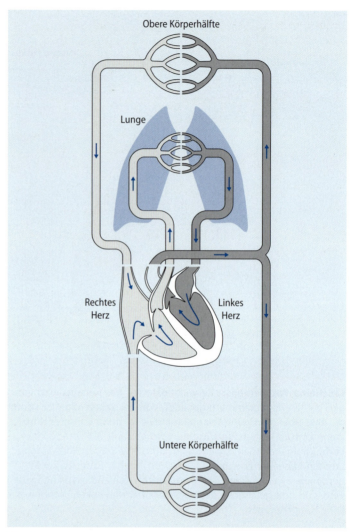

◘ **Schema des Kreislaufs:** Von der unteren und oberen Körperhälfte strömt das Blut zurück in das rechte Herz, von dort weiter in die Lunge. Hier wird frischer Sauerstoff aufgenommen, verbrauchtes Kohlendioxyd abgegeben. Von der Lunge fließt das Blut zurück in das linke Herz, jetzt dunkel, das heißt sauerstoffreich. Vom linken Herzen gelangt es über die Hauptschlagader wiederum in die obere und untere Körperhälfte, wo der Sauerstoff für die Ernährung und die Funktion aller Organe abgegeben und an Ort und Stelle entstandenes Kohlendioxyd vom Blut aufgenommen wird. Von dort geht der Kreislauf zurück zum rechten Herzen und beginnt dann wieder von neuem. Die Pfeile geben die Richtung des Blutstroms an.

Blutkreislauf

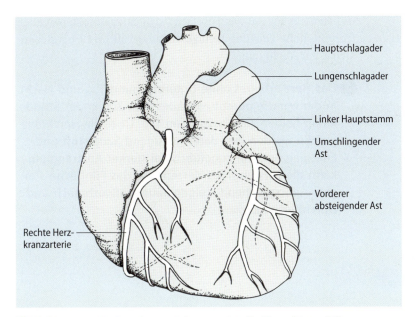

◘ **Die Koronararterien:** Dieses Schema zeigt die Hauptblutgefäße, die den Herzmuskel ernähren und mit Sauerstoff versorgen. Die durchgezogenen Linien liegen an der Vorderseite des Herzens, die gestrichelten liegen vom Betrachter aus hinter dem Herzen. Diese Gefäße haben sehr viele Verzweigungen. Die Hauptgefäße sind der linke Hauptstamm, der vordere absteigende Ast (Ramus interventricularis anterior), der umschlingende Ast (Ramus circumflexus) und die rechte Herzkranzarterie (A. coronaria dextra). Ebenfalls dargestellt sind die Hauptschlagader (Aorta) und die Lungenschlagader (Pulmonalarterie), die das Blut zur Lunge führt.

Nachricht verspürt, das plötzliche Stocken beim Schreck oder das kräftige Schlagen bei starker Anstrengung.

Für diese riesige Leistung des Herzens – es pumpt 5 Liter in der Minute, 300 pro Stunde, einen halben Tanklastzug am Tag – ist eine entsprechende Energieversorgung nötig. Die Blutgefäße, die dem Herzen die erforderliche Menge an Sauerstoff und »Brennstoff« zuführen, legen sich kranzförmig um das Herz, daher der Name *Herzkranzgefäße* oder *Koronararterien*. Obwohl das Herz nur etwa 5 Prozent des Körpergewichtes ausmacht, nimmt es einen viel größeren Anteil des Blutkreislaufs für sich in Anspruch, nämlich 20 Prozent.

Die Energie wird durch Stoffwechselvorgänge in der Herzmuskelzelle bereitgestellt. Um richtig zu arbeiten, ist das Herz darauf angewiesen, stets neue Energien aus dem Blutkreislauf zu schöpfen: Bei starker Anstrengung kann die Durchblutung

Die den Herzmuskel versorgenden Blutgefäße bezeichnet man als Herzkranzgefäße (Koronararterien).

des Herzens bis auf das Fünffache steigen. Damit stehen auch für eine hohe Leistung genügend Sauerstoff und Energiebausteine zur Verfügung.

> **Das Herz arbeitet ohne Unterbrechung Tag und Nacht. In der Minute pumpt es 5 Liter Blut, 300 in der Stunde, einen halben Tanklastzug am Tag. Über die Herzkranzgefäße werden ihm dafür genügend Sauerstoff und Energiebausteine zugeführt. Bei starker Anstrengung kann die Leistung des Herzens auf das Fünffache steigen – entsprechend steigen Sauerstoffverbrauch und Durchblutung.**

Was ist ein Herzinfarkt?

Wie kommt es zu einem Herzinfarkt? – 15

Lebensweise und Gefäßkrankheit – 18

Um seine Aufgabe zu erfüllen, ist das Herz auf die stete Versorgung mit Sauerstoff und Energieträgern angewiesen, das heißt auf eine ausreichende Durchblutung. Dazu dienen die Herzkranzgefäße, deren Funktion für das Herz lebensnotwendig ist. Ein Herzinfarkt entsteht durch den *Verschluss* eines dieser Herzkranzgefäße. Dies bedeutet, dass der betroffene Abschnitt des Herzmuskels von der lebensnotwendigen *Sauerstoffzufuhr abgeschnitten* ist. In aller Regel verspürt der Betroffene dabei einen starken, manchmal als vernichtend empfundenen Schmerz hinter dem Brustbein. Häufig spürt er Schwindel und Übelkeit, nicht selten Todesangst, so wie der englische Arzt William Heberden bereits vor zweihundert Jahren die Anzeichen seines eigenen Herzinfarktes beschrieb.

> Ein Herzinfarkt, auch akutes Koronarsyndrom genannt, entsteht durch den Verschluss eines der Herzkranzgefäße, der betroffene Herzmuskelabschnitt ist von der Sauerstoffzufuhr abgeschnitten

Der Abschnitt des Herzens, der nicht mehr mit Blut versorgt wird, stellt zunächst seine Tätigkeit ein; ohne Sauerstoff können die Herzmuskelzellen nicht überleben. Dieser Teil des Herzmuskels stirbt ab. In dieser Phase ist das Herz besonders empfindlich; es kommt zu vielen *Rhythmusstörungen*, und instinktiv sucht der Patient Ruhe, eine richtige Reaktion, die auch während der Behandlung wichtig ist. Manchmal löst sich der Verschluss des Herzkranzgefäßes von allein wieder, sodass noch eine so genannte Restdurchblutung vorhanden ist. Dann handelt es sich um einen *Schichtinfarkt*, bei dem nur ein Teil des gefährdeten Abschnittes untergegangen ist. Je nachdem, wo sich der Infarkt abspielt, spricht man von einem *Hinterwand-* oder einem *Vorderwandinfarkt* des Herzens. Bei allen Infarkten werden die abgestorbenen Herzmuskelzellen ganz allmählich, im Laufe von Tagen und Wochen, durch Narbengewebe (Bindegewebe) ersetzt. Diese Narbe bildet mit der Zeit ein festes Widerlager und gibt damit dem Herzen die Funktionsfähigkeit weitgehend zurück. Die Beschwerden, die der Kranke verspürt, werden in der Regel innerhalb der ersten Stunden, vielleicht innerhalb von Tagen verschwinden. Die Mehrzahl aller Patienten wird nach dem akuten Ereignis zunächst keine Beschwerden mehr verspüren.

> In Abhängigkeit von der Lage des Gefäßverschlusses unterscheidet man Vorder- oder Hinterwandinfarkt

> **❯ Der Herzinfarkt entsteht durch den Verschluss eines Herzkranzgefäßes. *Der* Abschnitt des Herzens, der durch dieses Gefäß mit Blut versorgt wurde, wird durch Narbengewebe ersetzt.**

Wie kommt es zu einem Herzinfarkt?

Normalerweise sind die Gefäße innen völlig glatt, das Blut findet bei seinem raschen Fluß keinerlei Widerstand. Die Innenwände der Gefäße sind mit Zellen ausgekleidet, ähnlich Pflastersteinen, die jedoch eine ganz glatte Oberfläche bilden. Die Gefäßkrankheit, *Arteriosklerose* genannt, beginnt mit der *Ablagerung von Fettsubstanzen*, vor allem von Cholesterin, in und unter dieser Zellschicht. Damit verändert sich das Aussehen dieser Gefäßabschnitte, und es kommt zu leichten Erhebungen, »Beete« genannt, weil sie wie frisch umgegraben aus der glatten Fläche der Innenschicht herausragen. Im Laufe der Zeit, manchmal über viele Jahre fortschreitend, wandern Zellen aus den tiefer gelegenen Schichten der Gefäßwand ein, und die »Beete« ragen immer weiter in die Lichtung des Ge-

Arteriosklerose ist die Verengung der Blutgefäße durch Ablagerungen an den Gefäßwänden

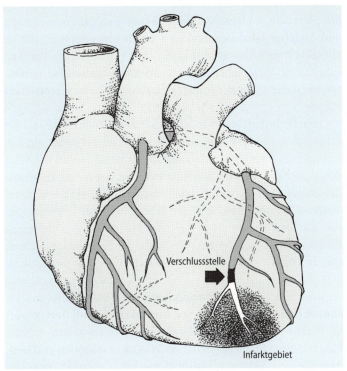

◘ Schematische Darstellung eines Herzinfarktes: Der Herzinfarkt ist durch den Verschluss eines Herzkranzgefäßes entstanden. Der Pfeil zeigt die Verschlussstelle des Gefäßes an. Durch den Verschluss dieses Gefäßes wurde die Durchblutung unterbrochen und damit der Herzinfarkt ausgelöst. Die dunkler gefärbte Region darunter zeigt den Ort des Infarktgeschehens. Danach wird der Herzmuskel während der Heilungsphase allmählich durch Narbengewebe ersetzt.

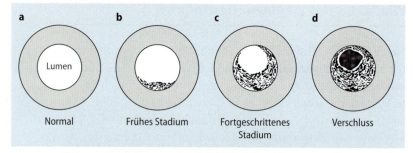

Entwicklung der Herzkranzgefäßverengung: Normalerweise ist ein Blutgefäß von innen vollständig glatt (**a**). Die Gefäßkrankheit Arteriosklerose beginnt in der Regel mit dem Auftreten eines »Beetes« aus Cholesterin und Fetten (**b**). Allmählich schreitet die Verengung unbemerkt fort (**c**). Beschwerden treten erst auf, wenn die Verengung schon weit fortgeschritten ist; beim vollständigen Verschluss (**d**) kommt es in der Regel zu einem Infarkt.

fäßes vor. Gelegentlich kommt es jetzt zur *Ablagerung von Blutplättchen* – kleinen, untereinander fest haftenden Zellen und anderen Blutbestandteilen – an diesen »Beeten«, die so allmählich an Umfang und Höhe zunehmen. Dieser Vorgang kann über viele Jahre unbemerkt fortschreiten, die Ärzte sprechen dann von der Entwicklung einer atherosklerotischen *Plaque*.

Aus Gründen, die wir nicht kennen, bricht eine solche Plaque plötzlich auf, es bildet sich an dieser »Wunde« ein *Gerinnsel* (Thrombus), welches das Gefäß verschließen kann. Ist der Verschluss vollständig, kommt es in der Regel zu einem Infarkt; ist das Blutgefäß noch durchgängig, treten infarktähnliche Beschwerden auf, die jedoch weniger intensiv und von kürzerer Dauer sind. Bei etwa jedem zweiten Patienten sind solche Beschwerden Vorboten eines Infarktes. Dann spricht man vom »akuten Koronarsyndrom« (▶ Kapitel 5, S. 71).

> Ein vollständiger Verschluss verursacht einen Infarkt, auch als akutes Koronarsyndrom bezeichnet

Nun gibt es solche Plaques bei vielen Menschen, und sie kommen in vielen Gefäßen vor, ohne dass überall dort, wo eine Plaque sitzt, auch ein Gefäßverschluss entstehen müsste. Eine wichtige Frage lautet daher: Wie kann man sich erklären, dass die eine Plaque rupturiert, das heißt aufreißt, zum Gerinnsel und damit zum Gefäßverschluss führt, die andere aber nicht?

Durch umfangreiche Untersuchungen hat sich in den letzten Jahren herauskristallisiert, dass eine Plaque eine gewisse »Vulnerabilität« hat, das heißt eine bestimmte Neigung zu rupturieren, also an der Oberfläche einzureißen. Dies hängt offenbar mit dem Innenaufbau, zumeist mit der Konsistenz des Lipid-Cholesterin-Kerns zusammen, der ja das Zentrum einer solchen Plaque bildet. Ist das Zentrum prall gefüllt mit Lipiden, in der Hauptsache Cholesterin, dann entstehen in der Umhüllung leichter Einrisse, ähnlich wie bei einem mit Wasser gefüllten Ballon. Dadurch kommt das Blut in Kontakt mit dem Inhalt der Plaque, und es entsteht ein Gerinnsel mit nachfolgendem Verschluss des Gefäßes.

Nach neueren Erkenntnissen spielen möglicherweise Entzündungsvorgänge an der Decke der Plaque eine Rolle. Dies könnte zu einer Aktivierung der Blutplättchen führen, die dann kleine Gerinnsel bilden und die abführenden Gefäße verstopfen. Damit verschlechtern diese *Mikroembolien* den Abfluss des Blutes, in der Folge wächst das größere Gerinnsel weiter. Dieser Vorgang könnte gleich eine Reihe von Fragen erklären, die bislang nicht zu beantworten waren, etwa warum der Infarkt bei manchen Menschen schubweise verläuft und immer wieder von schmerzfreien Perioden unterbrochen wird.

Diese Entwicklung muss aber nicht zwangsläufig so verlaufen. Viele Beobachtungen haben gezeigt, dass eine deutliche Senkung der Blutfette, insbesondere des Cholesterins, dazu führt, dass der weiche Kern der Plaque zu schrumpfen beginnt, die Spannung in der Umhüllung nachlässt und die Hülle mit mehr Bindegewebe durchsetzt wird. Damit entsteht eine stabile, feste, eben weniger vulnerable Plaque, die eine entsprechend geringere Tendenz zum Einreißen zeigt.

Die unterschiedliche Beschaffenheit der Ablagerungen an der Gefäßwand (Plaque) sowie entzündliche Vorgänge haben wesentlichen Einfluss auf eine Infarktentstehung

> **In der ursprünglich glatten Gefäßwand bilden sich Ablagerungen, zunächst aus Cholesterin und Schaumzellen, die im Laufe der Jahre größer werden und das Gefäß allmählich verengen. Verschließt sich das Gefäß vollständig, zum Beispiel durch ein Gerinnsel, so kommt es meist zu einem Infarkt. Verschließt es sich unvollständig, kommt es häufig zu einer »instabilen Angina pectoris«. Je höher der Cholesteringehalt im Kern der Ablagerung, desto höher die »Vulnerabilität«, das heißt die Neigung zum Einreißen und zur Gerinnselbildung. Eine Senkung des Cholesterinspiegels führt zu einer Stabilisierung der Plaque und damit zu einer verminderten Rupturgefahr.**

Lebensweise und Gefäßkrankheit

Die Entwicklung der Gefäßkrankheit – *Arteriosklerose* – ist wahrscheinlich Teil des normalen Alterungsprozesses. Das Gefäßsystem, einer außerordentlichen Dauerbeanspruchung ausgesetzt, bildet die natürliche Grenze unserer Lebenserwartung. Diese ist aber, gemessen an den »Reserven«, mit denen uns die Natur ausgestattet hat, wesentlich höher als das Lebensalter, in dem der Herzinfarkt häufig auftritt, nämlich in den vierziger, fünfziger und sechziger Jahren.

So drängt sich die Frage auf: Warum kommt es häufig so früh zu einer Erkrankung, die doch eigentlich dem hohen Lebensalter vorbehalten sein sollte? Zweifellos spielt der *Lebensstil*, der in der westlichen (und östlichen!) Industriegesellschaft verbreitet ist, eine wesentliche Rolle. Von Vielen werden Erfolgsstreben, Zeitdruck, Bindungsverluste, soziale und geographische Mobilität als Ursache angesehen und der daraus resultierende *Stress* wird als Feind Nr. 1 angeprangert. Der Herzinfarkt, als »Managerkrankheit« und »Orden der Leistungsgesellschaft« apostrophiert, wird als Folge eines immer stärker werdenden Erfolgsstrebens gedeutet. Gibt es nicht auch genügend Belege dafür, dass gerade Spitzenleute wie berühmte Dirigenten oder Top-Manager dieser Erkrankung erlegen sind?

In jungen Jahren geht es zunächst einmal »aufwärts«, begründet in der eigenen Erwartungshaltung und bestärkt durch die Auffassung der Umgebung, »es im Leben zu etwas zu bringen«. Mit zunehmendem Alter steigen die Erwartungen, genährt durch Erfolg, persönliche Entwicklung und Bestätigung. Früher oder später kommt jedoch der Moment, in dem die tatsächlich erreichte Stellung den Erwartungen nicht mehr entspricht. Mit den Jahren wird dieser Unterschied deutlicher. Was liegt näher, als jetzt alle Reserven zu mobilisieren, um das gesteckte Ziel doch noch zu erreichen? Gelingt es dennoch nicht – und wie häufig gelingt es nicht! –, liegt es nahe, den angestauten Frust und Stress hinunterzuschlucken – mit zu vielem und zu reichlichem Essen und Trinken. Dies und die kleinen Tröstungen der Zigarette sind Verhaltensweisen, die der Psychoanalytiker Sigmund Freud nicht nur in Hinsicht auf die Sexualität als »orale Ersatzbefriedigung« charakterisiert hat. So entwickelt sich über Jahre hinaus ein Verhalten, das die Entstehung des Herzinfarktes vorprogrammiert.

Arteriosklerose ist Teil eines normalen Alterungsprozesses, wird aber durch unseren Lebensstil beeinflusst

Lebensweise und Gefäßkrankheit

Damit allein ist der Herzinfarkt jedoch nicht erklärt. Andere Faktoren spielen eine ebenso wichtige Rolle, so die *erbliche Veranlagung*, die Prädisposition genannt wird, und die individuelle Empfindlichkeit inneren wie äußeren Umweltbedingungen gegenüber. Nach drei Jahrzehnten intensiver Forschungsarbeit liegt eine Reihe von Erkenntnissen vor, die zu beherzigen sich lohnt, sei es als Infarktpatient oder als Gefährdeter. Es geht dabei weniger darum, unbedingt die Ursache des eingetretenen Ereignisses zu finden. Viel wichtiger ist es, daraus Konsequenzen für die zukünftige Lebensweise zu ziehen, da bei einem ersten wie bei einem erneuten Infarkt grundsätzlich die gleichen Ursachen zugrunde liegen. Die Ausschaltung *aller* Risiken ist daher der wichtigste Schritt auf dem Weg, einen erneuten Infarkt zu verhindern. Neueste Forschungsergebnisse zeigen, dass sich damit sogar bereits vorhandene Engstellen in den Herzkranzgefäßen rückbilden lassen.

Daneben spielt eine erbliche Veranlagung eine wichtige Rolle

Zur Verhinderung eines erneuten Infarkts ist die Minimierung der Risikofaktoren nötig

> **Eine wesentliche Ursache für die Entstehung der Gefäßkrankheit liegt in unserer Lebensweise. Eine hohe Stressbelastung führt häufig zu einem Lebensstil, der viele »Risikofaktoren« einschließt. Dies kann den ersten Herzinfarkt verursachen – und ebenso den nächsten.**

Das Risikofaktorenkonzept

Der »Wert« dieses Konzepts – 22

Risikofaktor Cholesterin – 23

HDL- und LDL-Cholesterin – 25

Triglyzeride – 26

Risikofaktor Rauchen – 27

Risikofaktor Bluthochdruck – 29
Wo hört der Normbereich auf,
wo beginnt der Bluthochdruck? – 31
Mit welchem Gerät sollte man messen? – 34

Risikofaktor Zuckerkrankheit – 36

Risikofaktor Übergewicht – 39
Ursachen des Übergewichts – 43
Diäten – das Geschäft mit den Pfunden – 44
Ernährungsumstellung – 44

Risikofaktor erbliche Belastung – 46

Risikofaktor Stress – 48

Neue Risikofaktoren – 50

Psychosoziale Risikofaktoren – 50
Homocystein – 51
Oxidation von Lipoproteinen – 52
Lp(a) – 53
Infektionen mit Bakterien – 53

Wie stark bin ich gefährdet? – 54

Der »Wert« dieses Konzepts

Die Mehrzahl der Herzinfarkte wird auf Risikofaktoren zurückgeführt; deren vollständige Ausschaltung reduziert die Infarktwahrscheinlichkeit auf ein Zehntel

Risikofaktoren sind in der Medizin eigentlich relativ neu. Mehr als 50 Prozent der Herzinfarkte können auf Risikofaktoren zurückgeführt werden. Diese Schätzung ist sogar ausgesprochen vorsichtig. Das bedeutet: Gelänge es, die Risikofaktoren auszuschalten, gäbe es weniger als die Hälfte aller Herzinfarkte. Wäre das nicht ein phänomenaler Erfolg? Dass dies in der Tat so ist, bestätigt eine langjährige Beobachtung an 22 000 Ärzten (US Physicians Health Study). Begonnen wurde diese Untersuchung mit der Frage, ob eine Tablette Aspirin (365 mg Azetylsalizylsäure), jeden zweiten Tag genommen, einen Herzinfarkt verhindern kann. Aufgenommen in die Studie wurden allerdings nur solche Personen, bei denen kein Risikofaktor vorhanden war, also kein Bluthochdruck, keine erhöhten Blutfette, die nicht rauchten und regelmäßig Ausgleichssport betrieben. Der Faktor »Stress« ließ sich nicht ausschließen, da ihm ein Arzt wie jeder andere Mensch ausgesetzt ist. Nachdem beide Gruppen sieben Jahre lang beobachtet wurden, zeigte sich wirklich Erstaunliches: Es traten nur ein Zehntel der Herzinfarkte auf, die man nach den bisherigen Erfahrungen erwartet hatte. Zwar konnte die Einnahme von Aspirin das Auftreten eines Herzinfarkts noch einmal verringern. Das wirklich Erstaunliche aber war, dass es möglich ist, durch die Ausschaltung aller Risikofaktoren die Wahrscheinlichkeit, an einem Herzinfarkt zu erkranken, auf ein Zehntel zu verringern!

Bei welcher Erkrankung gibt es das? Hier ist es in der Tat möglich, selbst etwas zu tun, ob es sich dabei um den ersten, zweiten oder dritten Infarkt handelt.

Die Empfehlung, die bekannten Risikofaktoren zu beachten und sie konsequent auszumerzen, ist also keine Erfindung von Wenigen, um Viele damit zu quälen, sondern ein vernünftiger Rat, der viele Leben retten kann. Einen hundertprozentigen Schutz wird es nie geben; dazu wissen wir einfach zu wenig. Es liegt in der Natur der Sache, das heißt in der Beschaffenheit unserer Gefäße, dass bei jedem Menschen ein Gefäßverschluss eintreten kann. Es wäre jedoch töricht, aus diesem oder jenem Beispiel – jemand hat diesen Empfehlungen entsprechend gelebt und dennoch einen Herzinfarkt erlitten – den Schluss zu ziehen, alle Ratschläge seien sinnlos. Der Herzinfarkt lässt sich nicht immer verhindern – wenn alle Risikofaktoren ausgeschaltet sind, sinkt seine Wahrscheinlichkeit jedoch auf nur 10 Prozent!

Risikofaktor Cholesterin

Alle reden vom Cholesterin. Die einen loben seine lebensnotwendigen Funktionen, die anderen warnen vor seinen lebensbedrohenden Risiken. Und der Patient steht ratlos dazwischen. Deshalb wollen wir hier die Rolle des Cholesterins als Risikofaktor genau ansehen.

Cholesterin ist ein Lipoid, das heißt eine fettähnliche Substanz. Es ist ein wichtiger Baustein im Körper. Als Bestandteil der Zellmembran hilft es, die Zellwände abzudichten. Viele Zellen, beispielsweise die in der Immunabwehr »tätigen«, erneuern diese Membran sehr häufig. Dafür benötigen sie Cholesterin, dem damit in der Immunabwehr eine wichtige Rolle zufällt. Cholesterin ist die Ausgangssubstanz für viele Hormone, wie Kortison, das Hormon der Nebennierenrinde, Sexualhormone, Gallensäuren, Vitamin D 3 (der Antirachitisfaktor) und andere Substanzen. Cholesterin ist daher für den Organismus unentbehrlich und wird in ausreichendem Umfang im Körper selbst gebildet, hauptsächlich in der Leber, etwa 500 bis 1000 mg pro Tag. Wenn Cholesterin mit der Nahrung zugeführt wird, dann sinkt die körpereigene Produktion. Dieser Regelmechanismus sorgt für gleich bleibende Cholesterinspiegel im Körper. Dieser Vorgang ist aber an eine Bedingung geknüpft: Körpereigene Produktion und Zufuhr von außen müssen in einem gewissen Gleichgewicht stehen. Wenn die Zufuhr von außen bestimmte Mengen nicht übersteigt, wird über eine Drosselung der körpereigenen Produktion das Gleichgewicht bewahrt. Bei *weiter steigender* Zufuhr kann ein Teil der Überschüsse zwar noch in der Leber abgebaut werden, doch dann wird es kritisch. Ist die Zufuhr permanent zu hoch – und das ist offenbar häufig der Fall –, dann steigt der Cholesterinspiegel im Blut über das normale Maß hinaus an. Bei vielen Menschen ist darüber hinaus eine angeborene leichte Schwäche des Cholesterinstoffwechsels, an der nach Einschätzung der Deutschen Lipidliga zwei Drittel aller Deutschen leiden, verantwortlich für zu hohe Spiegel.

In der größten je durchgeführten wissenschaftlichen Untersuchung wurden 365 000 (!) Männer untersucht und sieben Jahre lang beobachtet [8]. Dabei zeigte sich, dass bis zu einem Cholesterinspiegel von 200 mg/dl (Milligramm pro Deziliter Blut) die Gefahr eines Herzinfarktes verhältnismäßig gering war. Mit zunehmender Höhe des Cholesterinspiegels stieg die Gefährdung. Bei einem Cholesterinspiegel von 280 mg/dl

> Die fettähnliche Substanz Cholesterin ist ein wichtiger Körperbaustein

> Wird es mit der Nahrung zugeführt, sinkt die körpereigene Produktion, damit der Cholesterinspiegel in gewissen Grenzen bleibt. Ist die Zufuhr dauerhaft zu hoch, ist der Anstieg vorprogrammiert

> Ab einem Cholesterinspiegel von 200 mg/dl steigt die Herzinfarktgefahr

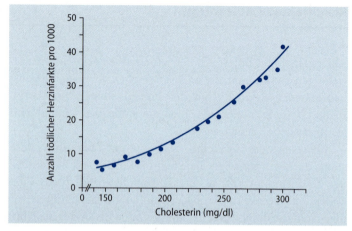

Beziehung zwischen der Höhe des Cholesterinspiegels und der Anzahl tödlicher Herzinfarkte bei 361 662 Männern aus dem MRFIT-Programm.
Ab einem Spiegel von circa 200 mg Cholesterin/dl steigt die Wahrscheinlichkeit an; sie ist bei einem Spiegel von 280 mg/dl etwa auf das Vierfache erhöht.

war sie bereits um das Vierfache erhöht. Diese klaren Zahlen räumen im Grunde jeden Zweifel aus.

Darüber hinaus gibt es eine Reihe von weiteren Hinweisen auf die Bedeutung eines hohen Cholesterinspiegels. So ist ein Herzinfarkt bei Völkern mit ernährungsbedingt niedrigem Cholesterinspiegel wie Japanern oder Chinesen eine ausgesprochene Rarität. Umgekehrt ist der Herzinfarkt bei den Nationen besonders häufig, die aufgrund ihrer Ernährungsgewohnheiten überdurchschnittlich hohe Blutcholesterinspiegel aufweisen. So haben Schotten und Skandinavier bei traditionell fettreicher Ernährung wesentlich höhere Blutfettwerte als Südeuropäer; entsprechend findet sich auch eine deutlich höhere Zahl an Herzinfarkten.

Auch eine Reihe von Hormonen, zum Beispiel die Sexualhormone, werden aus der Grundsubstanz Cholesterin gebildet. Speziell aus diesem Grunde wird gelegentlich unterstellt, eine zu starke Senkung des Cholesterinspiegels könne schaden und ließe vor allem den Hormonhaushalt aus den Fugen geraten. Ganz im Gegenteil finden sich jedoch gerade bei jungen Menschen, insbesondere bei aktiven Sportlern, ausgesprochen niedrige Cholesterinwerte, die offenbar keinerlei negativen Einfluss auf Gesundheit und Leistungsfähigkeit haben.

HDL- und LDL-Cholesterin

Neuere Kenntnisse über die Rolle des Cholesterins besagen, dass in Bezug auf die Entstehung der Gefäßkrankheit nicht nur der Gesamtcholesteringehalt des Blutes ausschlaggebend ist, sondern auch die Form, in der es im Kreislauf transportiert wird. Man unterscheidet zwischen dem Cholesterin geringer Dichte, dem so genannten *LDL-Cholesterin* (low density lipoprotein), welches den größten Anteil ausmacht, und dem Cholesterin höherer Dichte, dem *HDL-Cholesterin* (high density lipoprotein), das den kleineren Anteil ausmacht. Was die Ablagerung in der Gefäßwand anbetrifft, haben beide Substanzen eine entgegengesetzte Wirkung: Ein hoher LDL-Spiegel wird zu einer vermehrten Cholesterinablagerung in der Gefäßwand führen, während ein hoher HDL-Spiegel diesem Prozess entgegenwirkt. Günstig ist es daher, den LDL-Spiegel zu senken und gleichzeitig den HDL-Anteil zu erhöhen. Dies lässt sich durch die Ernährung erzielen, die ausführlich im Kapitel »Essen nach Herzenslust« (▶ S. 151) beschrieben ist, andererseits durch sportliche Betätigung, die den HDL-Anteil ansteigen lässt. Mäßiger Alkoholgenuss hat ebenfalls einen Anstieg der HDL-Fraktion zur Folge. Die Betonung liegt auf mäßig; durch seine appetitanregende Wirkung lässt sich das häufig zugrunde liegende Problem Übergewicht noch schwerer bewältigen, von allen anderen Auswirkungen einmal abgesehen.

Dauerstress – vor allem anhaltend hohe Anforderungen bei geringer Eigenverantwortlichkeit – kann zu einer Erhöhung des LDL-Spiegels führen. Wahrscheinlich spielt hier die Ausschüttung der Stresshormone Adrenalin und Noradrenalin eine Rolle, die zu einem Anstieg des Cholesterins führen kann. Kompliziert wird dieser Zusammenhang durch die Gewohnheit, den angestauten Frust zusammen mit den Tröstungen aus dem Kühlschrank hinunterzuschlucken.

> **❯ Es kann heute keinen vernünftigen Zweifel mehr daran geben, dass die Höhe des Cholesterinspiegels einer der wichtigsten Faktoren in der Entstehung des Herzinfarktes ist. Sieht man von den Menschen mit angeborener Fettstoffwechselstörung ab, so ist die Ernährung entscheidend für die Höhe des Cholesterinspiegels. Zur Risikoabschätzung ist die Bestimmung des HDL- und LDL-Cholesterins heute unerlässlich.**

Nicht der Gesamtgehalt, sondern Zusammensetzung ist ausschlaggebend, da hohe LDL-Cholesterinspiegel Arteriosklerose begünstigen

Neben der Ernährung kann auch Stress für die Erhöhung des LDL-Spiegels verantwortlich sein

Triglyzeride

Die Triglyzeride (Neutralfette) haben bisher in der Diskussion um die Risikofaktoren ein Schattendasein geführt. Neuere Untersuchungen zeigen aber, dass deren Höhe sehr wohl einen Einfluss auf die Häufigkeit eines Herzinfarktes hat, besonders bei Frauen und bei Menschen mit niedrigem HDL-Cholesterinspiegel. Die Triglyzeridwerte schwanken intra- und interindividuell sehr viel stärker als das Cholesterin.

Die Bedeutung einer Änderung des Infarktrisikos, die mit einer Änderung der Triglyzeridwerte einhergeht, hängt sehr stark von den Ausgangswerten und vom sonstigen Risikofaktorenprofil ab. So würde bei einem 60-jährigen Mann mit ansonsten durchschnittlichen Werten das Risiko, innerhalb von 8 Jahren einen Herzinfarkt zu erleiden, von etwa 5,3 auf 4,2 Prozent, also um ca. 1 Prozent zurückgehen, wenn die Triglyzeride von 300 auf 150 mg/dl gesenkt würden. Bei einem Hochrisikopatienten dagegen reduziert die gleiche Senkung das Risiko von 44,1 auf 38,5 Prozent, also um mehr als 5 Prozent [4]. Man muss aber darauf hinweisen, dass – im Gegensatz zur LDL-Cholesterinsenkung – keine Interventionsstudie vorliegt, die eine Verringerung der Infarkthäufigkeit durch Triglyzeridsenkung nachweisen konnte. Dieses Ergebnis entspringt der Auswertung der Risikofaktorenanalyse der PROCAM-Studie, einer langjährigen Beobachtung, die durch die Auswertung der Studien zur Cholesterinsenkung gestützt wird.

Triglyzeride sind insbesondere bei Frauen und Menschen mit niedrigem HDL-Cholesterinspiegel von Bedeutung

Welche Fettwerte sind anzustreben?

Anzustrebende Werte	Herzpatienten		2 Risikofaktoren		Keine Risikofaktoren	
	mg/dl	mmol/l	mg/dl	mmol/l	mg/dl	mmol/l
Gesamt-Cholesterin	<160	4,1	<200	5,2	<240	6,2
LDL-Cholesterin	<100 optional <70	2,6	<130	3,4	<160	4,1
HDL-Cholesterin	>45	1,2	>45	1,2	>45	1,2
Triglyzeride	<160	4,1	<200	2,3	<200	2,3

Risikofaktor Rauchen

Die direkten Folgen des Rauchens spürt man sofort: Das Herz schlägt rascher und stärker, der Blutdruck steigt an. Damit braucht der Herzmuskel vermehrt Sauerstoff. Gleichzeitig werden jedoch durch die Inhalation des Kohlenmonoxids 10–15 Prozent aller roten Blutkörperchen ihres Sauerstoffs beraubt. Die Fließeigenschaften des Blutes verändern sich; besonders betroffen sind die Blutplättchen, die Thrombozyten, die sich jetzt sogar an die *normale* Gefäßwand anlagern. Eindrucksvolle Aufnahmen mit dem Elektronenmikroskop zeigen, dass der Rauch einer einzigen Zigarette ausreicht, um ganze, vorher völlig glatte Gefäße mit einem dichten Netz dieser Blutplättchen zu überziehen. Besonders unangenehm wird dieser Prozess, wenn schon durch Cholesterinablagerung entstandene »Beete« in den Herzkranzarterien vorhanden sind, da sie durch zusätzliche Ablagerung von Blutplättchen an Höhe zunehmen. So ist es kein Wunder, dass der Raucher im Vergleich zum Nichtraucher eine über doppelt so hohe Wahrscheinlichkeit hat, an einem Herzinfarkt zu erkranken, ganz zu schweigen von den schwer wiegenden anderen Erkrankungen wie Verschluss der Beinarterien oder Lungenkrebs.

Rauchen hat sofortige Effekte: das Herz schlägt schneller, der Blutdruck steigt, die Sauerstoffaufnahme der roten Blutkörperchen sinkt

Der Raucher verdoppelt damit nicht nur sein Risiko, an einem Herzinfarkt zu erkranken. Dieses Ereignis tritt im Durchschnitt auch zehn Jahre früher auf als bei einem Nichtraucher, also häufig in den besten, produktiven Jahren.

Das Risiko, einen Herzinfarkt zu erleiden, ist für Raucher verdoppelt

Auch »leichte« Zigaretten sind keine Alternative. Man vermutet sogar, dass der Raucher, der auf eine »leichte« Marke umsteigt, mehr inhaliert, um seine gewohnte Menge Nikotin aufzunehmen, und damit das Herzinfarktrisiko noch erhöht. Verglichen mit Nichtrauchern fällt auf, dass der Raucher einen höheren Anteil des schlechten LDL-Cholesterins aufweist, mit einer gleichzeitigen Verringerung des guten HDL-Cholesterins. Rauchen macht das Cholesterin aggressiver: Das Inhalieren von Tabakrauch führt zur Bildung von oxidiertem LDL (Ox-LDL), das wesentlich leichter in die Zelle eindringt und damit den Prozess der Arteriosklerose in Gang bringt.

Das Inhalieren von Tabakrauch führt zur Bildung von oxidiertem LDL, das die Arteriosklerose noch befördert

Für den Arzt ist es besonders tragisch zu sehen, dass gerade bei jungen Patienten das Rauchen die Hauptursache für den Herzinfarkt ist: praktisch alle Infarktpatienten, die jünger als 40 Jahre sind, sind starke Raucher.

Frauen sind in der Regel durch ihre Hormone bis zu den Wechseljahren vor einem Infarkt geschützt. Unglücklicherweise ist die Zahl der Raucherinnen in den letzten Jahren deutlich angestiegen, sodass bei jungen Frauen die Infarkthäufigkeit zugenommen hat. Eine besondere Rolle spielt dabei die Kombination von »Pille« und Rauchen. Bei Frauen jenseits des 30. Lebensjahres steigt dadurch die Wahrscheinlichkeit, einen Herzinfarkt zu erleiden, um etwa das Zehnfache an! Das sonst außerordentlich geringe Risiko junger Frauen macht diesen Anstieg besonders deutlich.

> Die Kombination »Pille« und Rauchen ist besonders ungünstig

Viele Raucher glauben, dass positive Gewohnheiten, zum Beispiel Sport zu treiben, sie vor einem Herzinfarkt schützen. Dies ist ein verständlicher, verbreiteter, aber leider tragischer Irrtum. Kein noch so intensives Training kann die negativen Auswirkungen des Zigarettenrauchens ausgleichen. Andererseits lohnt das Aufhören auf jeden Fall: Abhängig von der Länge der »Raucherzeit«, ist nach 2–3 Jahren, spätestens nach 5 Jahren das Herzinfarktrisiko mit dem des Nichtrauchers vergleichbar. Aufzuhören lohnt sich, da die Natur offenbar über ausreichende Möglichkeiten verfügt, die Schäden wieder auszugleichen – wenn der schädliche Faktor ausgeschaltet wird!

Raucher mit eienem Konsum von 20 Zigaretten/Tag verlieren bis zum 60. Lebensjahr 15 Jahre im Vergleich zu Nichtrauchern (British Doctors Study). Rauchen von Pfeife oder Zigarren/Zigarillos hat gemessen am Tabakkonsum in Gramm ähnliche kardiovaskuläre Wirkungen wie Zigarettenrauchen. Die Krebsrisiken sind etwas anders verteilt. Auch das Rauchen von wenigen Zigaretten/Tag bzw. geringen Tabakmengen ist schädlich.

> Aufhören lohnt: nach zwei bis fünf Jahren entspricht das Herzinfarktrisiko wieder dem eines Nichtrauchers

Jede einzelne Zigarette verkürzt das Leben um etwa 25–30 Minuten!

> **Rauchen verdoppelt die Wahrscheinlichkeit, in jungen Jahren einen Herzinfarkt zu erleiden. Lungenkrebs und Gefäßverschlüsse in den Beinen treten fast nur bei Rauchern auf. Wer aufhört zu rauchen, verringert sein Risiko erheblich – auch nach einem Infarkt!**
> **Die strengen Anti-Raucher-Gesetze, die jetzt in vielen europäischen Ländern in Kraft sind, haben bereits zu einer deutlichen Verringerung der Herzinfarkte geführt!**

Risikofaktor Bluthochdruck

Der Bluthochdruck (Hypertonie) ist eine der häufigsten chronischen Erkrankungen. Gemeint ist hier nicht ein einmalig erhöhter Blutdruck, wie zum Beispiel bei Aufregung oder körperlicher Anstrengung, sondern der dauerhaft erhöhte Blutdruck.

Der Blutdruck ist normalerweise Schwankungen unterworfen. In Ruhe, im Schlaf, durch Entspannung fällt er ab. Bei Anspannung, Aufregung, Stress und körperlicher Belastung steigt er an. Typisch für den Hochdruckkranken ist, dass die normalen Reaktionen überschießen und damit die Gefäße belasten. Die meisten Patienten, die anfangs nur einen gelegentlich überhöhten Blutdruck haben, entwickeln im Laufe der Jahre einen permanenten Hochdruck.

Der Blutdruck ist normalen Schwankungen unterworfen und Hochdruckkranke (Hypertoniker) merken oft lange nichts von ihrem Bluthochdruck

Die meisten der Betroffenen merken von ihrem hohen Blutdruck nichts; ganz im Gegenteil, Hypertoniker sind oft Menschen, die sich besonders wohl fühlen, besonders aktiv sind. Auf Dauer führt der hohe Blutdruck jedoch zu einer Schädigung der Gefäßwand. In den Gefäßen herrscht normalerweise eine glatte Strömung, die trotz der vielen Verzweigungen des Gefäßsystems zu wenig Wirbelbildungen Anlass gibt. Anders beim hohen Blutdruck. Hier werden durch Turbulenzen an den Gefäßverzweigungen höhere Scherkräfte wirksam, die die Gefäßwand schädigen und damit die Eintrittspforte für die Ablagerung von Cholesterinkristallen bilden. Bei einem Patienten mit hohem Blutdruck sind daher häufig nicht nur die Herzkranzgefäße, sondern auch andere Gefäßgebiete, wie zum Beispiel die Hirngefäße (Schlaganfall) und die Arterien der Beine, von diesen Veränderungen betroffen.

Der *Blutdruck*, in der Regel mit der Manschette gemessen, wird als Doppelzahl angegeben, zum Beispiel 130/80. Die 130 markiert den oberen, *systolischen Wert*, das heißt den Druck in Millimetern Quecksilbersäule, der vom Herzen aufgebracht wird; der untere, *diastolische Wert* wird auch während der Diastole, also der Erschlaffungsphase des Herzens, im arteriellen Gefäßsystem aufrecht erhalten. Unabhängig vom Alter wird heute ein Blutdruck von 140 mmHg systolisch und 90 mmHg diastolisch als die obere Normgrenze angesehen. Bei Jugendlichen sind die Werte entsprechend niedriger anzusetzen.

Altersunabhängiger Grenzwert: 140/90 mmHg

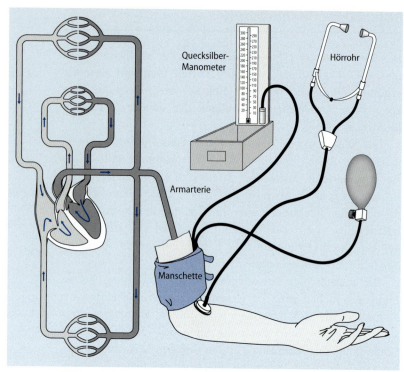

◻ **Schema der Blutdruckmessung:** Mit jedem Herzschlag wird Blut in die Arterien gepumpt. Der dazu notwendige Druck lässt sich an den größeren Arterien fühlen. Am Oberarm ist er mit einer Blutdruckmanschette am besten messbar. Dazu wird die Manschette aufgepumpt; wird der Manschettendruck langsam verringert bis auf den Druck, mit dem das Blut durch die Adern gepumpt wird, so ist mit dem Hörrohr (Stethoskop) ein Geräusch zu hören. Es markiert den oberen, systolischen Blutdruck. Wenn das Geräusch verschwindet, ist der untere, diastolische Druck erreicht. Nach kurzer Anlernphase kann man den Blutdruck leicht selbst messen.

Aufgrund neuerer Daten werden von der WHO (Weltgesundheitsorganisation) und der ISH (Hochdruckliga) jetzt jedoch niedrigere Werte angegeben. Danach ist ein Blutdruck von 140/90 gerade noch normal; niedrigere Werte bedeuten aber auch ein niedrigeres Risiko für eine Herz-Kreislauferkrankung.

Der moderne Lebensstil wirkt sich hier schon frühzeitig ausgesprochen negativ aus. Die Neigung zu Bluthochdruck beginnt nämlich bereits bei Jugendlichen. Professor Friberg hat kürzlich in Göteborg über- und normalgewichtige 13-Jährige untersucht. Die »Moppelchen« zeigten bereits Hochdruck, zu hohe Lipid- und Insulinwerte und erste Zeichen einer Zunahme der Herzmuskelmasse. Fazit: »Solche Kinder sind kardiovaskulär hochgefährdet!«

Stundenlanges Sitzen vor dem Computer, begleitet von Cola, Mars und Chips hat also seinen Preis!

Wo hört der Normbereich auf, wo beginnt der Bluthochdruck?

Zwischen Blutdruckwerten und kardiovaskulärem Risiko besteht eine kontinuierliche Abhängigkeit, weshalb die Definition, ab welchem Schwellenwert genau »erhöhter Blutdruck« beginnt, letztlich willkürlich ist. Es ist nicht klar, ob Aussagen über Behandlungseffekte, die in Studien mit Hochdruckpatienten gewonnen wurden, ohne weiteres auf Personen mit grenzwertigem Hochdruck übertragen werden dürfen. Da man annimmt, dass auch Hochrisikopatienten mit normalem Blutdruck von einer weiteren Senkung der Blutdruckwerte profitieren könnten, wären entsprechende klinische Untersuchungen nach Ansicht der WHO-Experten wünschenswert.

Eine Normbereichdefinition ist schwierig, doch profitieren Hochdruckpatienten von einer dauerhaften Senkung der Blutdruckwerte

Jenseits des 60. Lebensjahres kann es zu einer Erhöhung des oberen Wertes kommen, da die Gefäße an Elastizität verlieren und dadurch die Ausschlagbreite des Blutdrucks – die Amplitude – etwas zunehmen kann. Der Blutdruck sollte daher in gewissen Abständen kontrolliert werden; eine einfache Methode, die als einzig zuverlässige Früherkennung gewertet werden kann.

Auf der Suche nach den Ursachen des hohen Blutdrucks hat sich auch hier die wichtige Rolle der *Lebensgewohnheiten* herausgestellt. Normalerweise genügt es für den Organismus, täglich 2 Gramm Salz aufzunehmen; unser durchschnittlicher Salzverbrauch liegt jedoch um ein Vielfaches höher, nämlich bei 15 Gramm pro Tag. Nun ist für viele das »Salz in der Suppe« etwas Wichtiges, das dem Essen den Geschmack verleiht. Viele Menschen reagieren aber mit hohem Blutdruck auf eine derart hohe Salzzufuhr. Eine wichtige Quelle sind dabei die verborgenen Salze, die in Fertiggerichten, Geräuchertem, Geselchtem und in Konserven enthalten sind. So schwer es uns fällt, so notwendig ist der Verzicht auf das Quäntchen Salz und das Zuviel an Essen, denn auch beim hohen Blutdruck spielt der Teufel Übergewicht eine maßgebliche Rolle.

Wichtige Rolle der Lebensgewohnheiten: Salzverbrauch einschränken!

Der Hypertoniker sollte auch lernen, seinen Blutdruck selbst zu messen, da er so den Behandlungserfolg am besten beurteilen kann. Die Methode ist einfach und kostet weniger Zeit als das morgendliche Zähneputzen.

Bluthochdruckpatienten sollten ihren Blutdruck selbst regelmäßig kontrollieren

Neue Normalwerte für den Blutdruck

	Systolisch (mmHg)	Diastolisch (mmHg)
Normalbereiche des Blutdrucks		
optimal	< 120	< 80
normal	< 130	< 85
hochnormal	130–139	85–89
Bluthochdruckklassifikation		
leichter Hochdruck	140–159	90–99
Grenzwerthypertonie	140–149	90–94
mäßiger Hochdruck	160–179	100–109
schwerer Hochdruck	> 180	> 110
isolierter systolischer Hochdruck	> 140	< 90

Was die Auswirkungen der Behandlung betrifft, so kann man die zahlreichen Studien, die zu diesem Thema vorliegen, in dem einen Satz eines bekannten Hypertonieforschers zusammenfassen: *Heute ist klar, dass die richtige Behandlung selbst bei mildem Hochdruck eine große Zahl von Patienten am Leben erhalten kann.*

Nichtmedikamentöse Maßnahmen

in der Reihenfolge ihrer blutdrucksenkenden Wirkung:
1. Steigerung der körperlichen Aktivität, besonders durch Ausdauertraining,
2. Reduktion oder besser Normalisierung eines erhöhten Körpergewichts,
3. Reduktion des Kochsalzkonsums auf maximal 6 g/Tag und vermehrter Verzehr von Gemüse und Fisch,
4. Begrenzung des Alkoholkonsums (unter 30 g/Tag bei Männern und 20 g bei Frauen),
5. Reduktion von Stress- und Lärmbelastung.

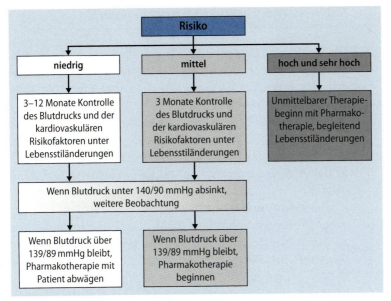

◘ **Behandlung des Bluthochdrucks in Abhängigkeit vom Risiko.**
(Modifiziert nach Leitlinien ESH/ESC 2003 und DHL 2009)

Die Umsetzung dieser Maßnahme ist so wirksam wie eine medikamentöse Monotherapie.

Der hohe Blutdruck ist *ein* möglicher Weg, über den anhaltende Stressbelastung zu einer Gefahr für die Gesundheit wird. Eingehende Untersuchungen an Betriebsangehörigen großer Firmen haben gezeigt, dass sich der persönlich empfundene »Arbeitsstress« als ein Auslöser für den hohen Blutdruck auswirken kann. Besonders ungünstig wirkte sich eine hohe Arbeitsbelastung mit geringer Eigenverantwortlichkeit aus.

> **Unabhängig vom Alter sollte der Blutdruck einen Wert von 140 systolisch und 90 diastolisch nicht überschreiten. Regelmäßige Messungen sind der einzige Weg zur Früherkennung! Die hohe Salzzufuhr ist eine wesentliche Ursache für die Verbreitung des hohen Blutdrucks, der Teufel Übergewicht spielt auch hier eine wichtige Rolle. Häufig genügt schon eine Gewichtsreduktion, um den Blutdruck zu senken. Gleichgültig, wo die Ursache liegt, die richtige Behandlung kann viele Leben retten!**

Mit welchem Gerät sollte man messen?

Die modernen Messgeräte kommen ohne das Hörrohr aus. Die Manschette wird automatisch aufgepumpt; über ein eingebautes Mikrofon hört das »elektronische Ohr« die Töne und zeigt den Wert am Ende der Messung digital an. Eine Vielzahl von Geräten ist auf dem Markt. Sie alle tragen das CE-Zeichen (CE = Conformity Europe). Dadurch sollte man sich nicht täuschen lassen. Die Messgenauigkeit des Geräts ist damit nicht garantiert. An was soll sich der Patient dann halten?

Die Hochdruckliga hat das große Verdienst, ein sehr genaues Prüfungsverfahren für Blutdruckmessgeräte entwickelt zu haben. Geräte, die diese Prüfung bestehen, erhalten das *Gütesiegel der Hochdruckliga*. Das Prüfungsverfahren lehnt sich an Vorgaben von deutschen und europäischen Norminstituten und Fachgesellschaften an. Jedes Gerät wird an mindestens 96 Personen geprüft. Sondergrößen von Blutdruckmessmanschetten werden an 20 weiteren Personen mit großem Oberarm- und Handgelenksumfang kontrolliert. Geprüft wird im Vergleich zur Standardmethode nach Riva-Rocci und Korotkoff, die die Pulsgeräusche über der Ellenbeuge registriert. Das ist die sicherste Messmethode.

Um das Gütesiegel der Hochdruckliga zu erhalten, darf der mittlere Unterschied zwischen Test- und Kontrollmessung nicht mehr als ± 5 mmHg systolisch und diastolisch betragen. Die Streuung (Standardabweichung) darf 8 mmHg nicht überschreiten.

Hochdruckliga vergibt nach Prüfungsverfahren Gütesiegel für Blutdruckmessgeräte

Empfohlene Geräte

◘ Testergebnisse 2001–2009

Oberarm-Messgeräte	Handgelenk-Messgeräte
boso BOSCH + SOHN boso-medicus control (große Manschette, 2006)	boso BOSCH + SOHN boso-medilife s (2005)
boso BOSCH + SOHN boso-medicus family (große Manschette, 2006)	beurer BC 20 (2004)
boso BOSCH + SOHN boso-medicus controll (2005)	HARTMANN Tensoval Mobil® IV (2009)
boso BOSCH + SOHN boso-medicus family (2005)	NISSEI WS-820 (2004)
boso BOSCH + SOHN boso-medicus smart (2005)	OMRON RX 3 Plus (2004)
boso BOSCH + SOHN boso-medicus uno (2005)	UEBE visomat® handy IV (2004)
NISSEI DS-1902 (2005)	OMRON R5-I (2005)
UEBE visomat® comfort 20/40 (2005)	microlife BP W 100 (2007)
beurer BM 20 (2004)	OMRON R5 Professional
UEBE visomat® comfort II (2004)	
beurer DC50/55 (2002)	
OMRON M5 (2007)	
Medisana MTD (2009)	
Medisana MTX (2009)	
Panasonic EW 3106 (2009)	

⬛ Testergebnisse 2001–2009	
Oberarm-Messgeräte	**Handgelenk-Messgeräte**
OMRON MT Elite plus (2009)	
OMRON M3 (2009)	
OMRON M4 (2009)	
HARTMANN Tensoval® duo control (2009) Tensoval® comfort (2009)	
OMRON M5 Professional (2007)	
Panasonic EW 3106 (2009)	
Scala DB 61 M (2007)	

Risikofaktor Zuckerkrankheit

Diabetes mellitus (Zuckerkrankheit) ist ein Sammelbegriff für eine Gruppe von Störungen des Kohlehydrat(Zucker)-Stoffwechsels. Hierbei kommt es zu einer Blutzuckererhöhung im Nüchternzustand oder nach dem Essen.

Man unterscheidet im Wesentlichen zwei Diabetesformen:
- den Typ-I-Diabetes, der insulinpflichtig ist
- den Typ-II-Diabetes, auch »Altersdiabetes« genannt, der nicht zwingend insulinpflichtig und teilweise tablettenpflichtig ist.

Es werden zwei Diabetesformen unterschieden: Diabetes Typ I und II

90 Prozent aller Zuckerkranken sind Typ-II-Diabetiker. 80 Prozent aller Zuckerkranken sind übergewichtig. Die Ursachen für einen Diabetes mellitus sind vielfältig. Meistens entwickelt er sich im Rahmen eines metabolischen Syndroms, der »Wohlstandskrankheit«. Dabei handelt es sich um ein Zusammentreffen von Fettleibigkeit, Bluthochdruck, Fettstoff-

wechselstörung und Diabetes mellitus. Zu Beginn kommt es zu einer gestörten Insulinwirkung mit nachfolgender Zuckerverwertungsstörung.

Insulin ist ein Hormon der Bauchspeicheldrüse, das mithilft, den Zucker aus dem Blut in die Zellen zu transportieren. Ist die Insulinwirkung gestört, bleibt der Zucker im Blut zurück. Als Folge ist der Blutzuckerspiegel erhöht. Daraufhin wird vermehrt Insulin ausgeschüttet, um den Überschuss an Zucker in die Zellen zu befördern. Zuviel Insulin erhöht auch das Hungergefühl, weshalb sich der Teufelskreis schließt.

> Insulin ist ein Hormon der Bauchspeicheldrüse, das den Zucker im Blut in die Zellen transportiert

Ist der Blutzucker nicht gut eingestellt, so steigen Cholesterin- und Triglyzeridwerte deutlich an. Der Insulinmangel selbst und die partielle Insulinresistenz beim Typ-II-Diabetes erleichtern das Eindringen von Cholesterin in die Zelle und werden so zum Schrittmacher der Arteriosklerose.

> Erhöhte Blutzuckerspiegel lassen auch die Werte für Cholesterin und Triglyzeride ansteigen

Im Zusammenhang mit der Entwicklung der Gefäßkrankheit kann die Bedeutung einer frühzeitig einsetzenden, guten *Blutzuckereinstellung* nicht genug betont werden. Durch viele Erfahrungen ist belegt, dass die Gefäßveränderungen beeinflusst und damit das Herzinfarktrisiko des Diabetikers deut-

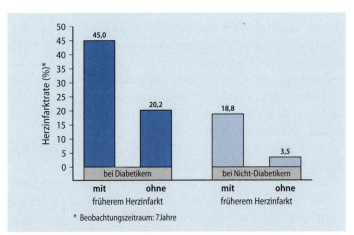

◘ **Infarktrisiko: Diabetikerherzen in großer Gefahr:** Diabetiker sollten mindestens genauso stark auf eine herzgesunde Lebensweise achten wie Nichtdiabetiker, die bereits einen Herzinfarkt erlitten haben, fordert eine aktuelle US-Studie, die über 7 Jahre hinweg die Herzinfarkthäufigkeit von Diabetikern und Nichtdiabetikern mit und ohne vorangegangenem Herzinfarkt untersuchte. 20,2 Prozent der Zuckerkranken, aber »nur« 3,5 Prozent der Nichtdiabetiker erlitten im Beobachtungszeitraum einen Erstinfarkt. Noch bedrohlicher sah es bei den Diabetikern aus, deren Herz schon einmal versagt hatte. In dieser Gruppe waren sogar 45 Prozent betroffen, während die Rate bei den herzkranken Nichtdiabetikern »nur« 18,8 Prozent betrug.

lich gesenkt werden kann. Wiederum spielt der Lebensstil dabei eine wesentliche Rolle. Der Diabetes des Erwachsenen ist nahezu immer durch Übergewicht bedingt, und für viele dieser Patienten kann eine Normalisierung des Körpergewichts den Verzicht auf Medikamente bedeuten. Ohne zu übertreiben kann man sagen, dass 80 Prozent aller Fälle von Typ-II-Diabetes durch eine entsprechende Gewichtsabnahme zu vermeiden wären. Eine Ernährungsumstellung ist dafür Voraussetzung, ebenso wie ein angemessenes Bewegungsprogramm. Auf jeden Fall sollte man beim Typ-II-Diabetes anstreben, auf eine Insulingabe zu verzichten, da eher erhöhte Insulinspiegel vorliegen und in vielen Fällen eine zumindest partielle Insulinresistenz die Ursache ist.

Der Lebensstil hat auch hier großen Einfluss; bei Erwachsenen ist Diabetes nahezu immer durch Übergewicht bedingt

Weil der Typ-II-Diabetes des Erwachsenen so deutlich vom Gewicht abhängig ist, wurden viele Versuche unternommen, das Essverhalten des Diabetikers genauer zu analysieren. Sein Übergewicht entsteht u. a. dadurch, dass Konflikte und Bedürfnisse jeder Art auch durch Essen befriedigt werden können. Unbewusst setzt er Liebe und Essen gleich. Was liegt also näher, als bei Kränkungen und Verletzungen mit Essen zu reagieren: der Problem- oder Frustesser. Der Entzug von Zuwendung ruft ein anhaltendes Hungergefühl hervor. So leben viele Diabetiker beständig mit einem unbewussten seelischen Hungergefühl, das seinen Niederschlag in vielen kleinen Naschereien findet. Damit ist der Weg zur Verstärkung des Übergewichts gebahnt – ebenso wie zum Entgleisen des Diabetes. Ernährungsumstellung und Gewichtsreduktion sind daher keine zusätzliche Strafe, sondern die einzig mögliche Lösung des Problems.

Häufige Ursache: Frustesser!

Deutlich soll an dieser Stelle vor einer Eigenbehandlung des Diabetes gewarnt werden.

Einzig mögliche Problemlösung: Ernährungsumstellung und Gewichtsreduktion unter ärztlicher Aufsicht!

Das heißt: Keine Änderung der vorgeschriebenen Broteinheiten und keine Änderung der Medikamente auf eigene Faust! Bei engmaschiger Blutzuckerkontrolle dürfen Änderungen der vorgeschriebenen Ernährung und der entsprechenden Behandlung nur mit ärztlicher Zustimmung erfolgen. Wenn etwa nach langen Reisen, nach Infektionen, bei plötzlichen Erkrankungen wie Durchfällen usw. der Blutzuckerhaushalt »aus den Fugen« gerät, helfen ausschließlich häufige Blutzuckerkontrollen, die so lange und so oft durchgeführt werden müssen, bis wieder eine stabile und sichere Stoffwechsellage erreicht ist.

Die heute von vielen Zentren empfohlene engmaschige Kontrolle des Blutzuckers mit der über den Tag verteilten, dem Bedarf angepassten fraktionierten Insulingabe hat zu einer generell verbesserten Einstellung der Blutzuckerwerte und damit auch zu einer Verringerung des kardiovaskulären Risikos für Diabetiker geführt. Das mit einer einfachen Blutuntersuchung erfassbare HbA 1 c ist ein verlässlicher Parameter für die Qualität der Blutzuckereinstellung. Stets sollte daran gedacht werden, dass der Diabetes der wichtigste Risikofaktor für die Entstehung und auch für das Fortschreiten der Gefäßerkrankung ist.

Ein regelmäßiges *Bewegungsprogramm* ist für jeden Diabetiker zu empfehlen, denn körperliche Bewegung verbrennt den Zucker – auch dabei ist regelmäßige Kontrolle notwendig. Viele Kliniken bieten ihren Patienten Kurse zum Erlernen der Selbstkontrolle an. Auch Selbsthilfegruppen für den Diabetiker haben sich sehr bewährt.

Regelmäßiges Bewegungsprogramm empfohlen: körperliche Betätigung verbrennt den Zucker

Gerade für den Infarktpatienten sind solche Schulungen sehr lehrreich; sein Bewegungsprogramm muss sowohl auf den Diabetes wie auf das Herz Rücksicht nehmen. Die einfachen Methoden der Blutzuckerkontrolle und die regelmäßigen Insulingaben lassen heute jedoch viele Beschränkungen wegfallen.

> **Eine gute Einstellung des Blutzuckers kann das Infarktrisiko des Diabetikers deutlich senken. Neben der regelmäßigen Blutzuckerkontrolle ist die Gewichtskontrolle dabei entscheidend!**

Risikofaktor Übergewicht

Die Weltgesundheitsorganisation stuft inzwischen Übergewicht und Adipositas (BMI >30, siehe ▶ S. 42) als enorme Herausforderung für die Gesundheit der Bevölkerung in vielen Nationen ein. In den USA hat bereits jede vierte Frau einen Body-Mass-Index von über 30 kg/m^2 und gilt damit als adipös (G. F. Fletcher, AHA). In Deutschland sieht es nicht besser aus. In den neuen Bundesländern sind sogar 27 Prozent der Frauen adipös, in den alten Bundesländern 19 Prozent. Zum Vergleich: Die Adipositasraten in Japan und China liegen zwischen 1 und 3 Prozent, mit einer entsprechend geringen Infarkthäufigkeit!

Übergewicht (BMI >30) weltweit enorme Herausforderung

Ist das Übergewicht tatsächlich ein echter Risikofaktor oder nur ein Zustand, durch den andere Risikofaktoren wie Bluthochdruck und erhöhte Blutfettwerte verstärkt werden?

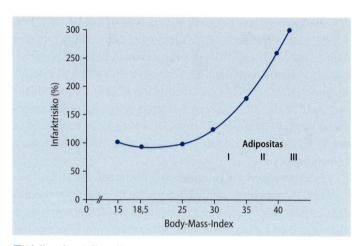

◘ **Risiko der Adipositas**

Klar ist, dass Menschen mit Übergewicht eine höhere Wahrscheinlichkeit für Fettstoffwechselstörungen und erhöhten Blutdruck haben. Dies trifft vor allem beim »abdominellen« Übergewicht zu, also dann, wenn die zusätzlichen Pfunde vor allem im Bauchbereich angesiedelt sind. Ihre Plasmaspiegel von freien Fettsäuren und Insulin sind höher, das HDL-Cholesterin ist häufig erniedrigt.

Fettpolster im Bauchbereich steigern Herzinfarktrisiko

Es gibt jedoch inzwischen immer mehr Belege dafür, dass die Fettpolster über diese Zusammenhänge hinaus das Infarktrisiko steigern [19].

Menschen mit Übergewicht entwickeln eine koronare Herzerkrankung auch in früherem Alter (siehe auch: ▶ Risikofaktor Bluthochdruck, S. 29). Andererseits lässt sich das Risikoprofil für eine kardiovaskuläre Erkrankung bereits durch eine moderate Gewichtsreduktion von 5 bis 10 Prozent deutlich senken. Dabei scheint der Effekt, der durch eine kalorienreduzierte Ernährung erreicht wird, stärker ausgeprägt zu sein als der durch vermehrte körperliche Aktivität.

Das Risiko für kardiovaskuläre Erkrankungen sinkt bereits bei einer Gewichtsreduktion von 5 bis 10 Prozent

Dein Gewicht – Dein Risiko lässt es sich leider treffend formulieren. Zudem fällt es schwer, die überflüssigen Pfunde zu bewegen.

Bewegungsmangel zusätzlicher Risikofaktor

Doch auch *Bewegungsmangel* ist ein Risikofaktor. Dazu kommt zu allem Unglück noch ein physikalisches Gesetz. Es ist nämlich nicht nur schwieriger, ein hohes Gewicht zu bewegen, sondern die Isolierung durch das Hautfett verhindert eine Wärmeabgabe an die Umgebung und trägt so dazu bei, die Kalorien zu erhalten – im Fettspeicher! Denn der Löwenanteil unseres Energiebedarfs wird zur Erhaltung der Körpertem-

Risikofaktor Übergewicht

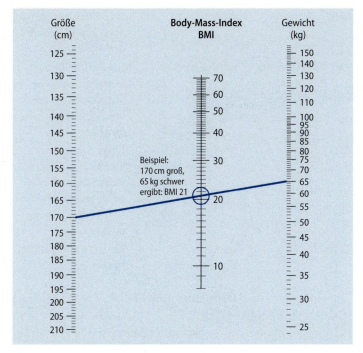

◘ Diagramm zur Ermittlung des BMI

peratur verbraucht – Bewegung spielt dagegen nur eine untergeordnete Rolle. Wie effektiv die Fettschicht isoliert, kann man an allen Tieren im kalten Wasser sehen – der Seehund hat die gleiche Körpertemperatur wie wir! Was ist nun die Folge? Wenn ein Dicker und ein Schlanker das Gleiche essen, bleibt der Schlanke schlank und der Dicke wird immer dicker, weil er wegen seiner besseren Isolierung weniger Kalorien braucht. Dies ist eine teilweise Erklärung für die guten und schlechten »Futterverwerter« – obwohl eine gewisse Veranlagung mittlerweile unumstritten ist.

▬ **Body-Mass-Index:** Das Normalgewicht bzw. das Zielgewicht wird heute nach dem Body-Mass-Index relativ genau bestimmt. Wie ermitteln Sie Ihren BMI? Dazu brauchen Sie Ihr Gewicht und Ihre Größe (siehe Diagramm, oben). Legen Sie nun links an Ihre Größe und gleichzeitig rechts an Ihr Gewicht ein Lineal oder ein Blatt Papier, dann können sie in der Mitte Ihren BMI ablesen. Doch wo fängt das Übergewicht an?

Body-Mass-Index (BMI) = Gewicht, geteilt durch die Größe im Quadrat [kg/m^2]

BMI-Bereiche

BMI < 20	Untergewicht	Sie sollten zunehmen! Auch Ihr Wohlbefinden wird zunehmen!
BMI 20–24 Frauen BMI 20–25 Männer	Normalgewicht	Dies sollte Ihr Zielwert sein, falls Sie übergewichtig sind und abnehmen möchten.
BMI 25–30	Übergewicht	Wenn Sie zuckerkrank sind, Gicht, Bluthochdruck oder zu hohe Blutfette haben, sollten Sie abnehmen.
BMI über 30	starkes Übergewicht	Sie sollten unbedingt abnehmen.

Empfehlungen für den täglichen Gesamtenergiebedarf

Empfehlungen der Deutschen Gesellschaft für Ernährung (DGE) zum Energiebedarf:

Beispiel: Gesamtenergiebedarf eines Mannes, 172 cm, 70 kg, körperlich leichte Arbeit

Alter	Gesamtenergiebedarf kcal	(kJ)
25–50 Jahre	2400	10 000
51–64 Jahre	2100	9000
65 Jahre und älter	1900	8000

Gesamtenergiebedarf einer Frau, 165 cm, 60 kg, körperlich leichte Arbeit

25–50 Jahre	2000	8000
51–64 Jahre	1800	7500
65 Jahre und älter	1600	7000

Wenn Ihr BMI über 25 liegt, sollten Sie Ihre Zufuhr an Energie = Kalorien vermindern.

Ursachen des Übergewichts

Eine *Hauptursache* für die Verbreitung des Übergewichts ist der *hohe Fettanteil* an der Nahrung. Durchschnittlich stammt mehr als die Hälfte der Gesamtkalorien Übergewichtiger aus zugeführtem Fett. Nach den Empfehlungen der deutschen Adipositas-Gesellschaft sollten jedoch nicht mehr als 30 Prozent der Gesamtkalorien durch Fett gedeckt werden. Mittelmeerdiät ist in diesem Zusammenhang der neue Trend – aber nicht mit Pasta und Pizza, sondern mit viel Obst, Gemüse, Fisch und Fetten, die ungesättigte Fettsäuren enthalten (siehe ▶ Kapitel »Essen nach Herzenslust«).

Hauptursache für Übergewicht: zu hoher Fettanteil in der Nahrung

Nicht die Kartoffel macht dick, sondern das Fett, in dem sie zubereitet wird:
- 200 Gramm Kartoffeln = 180 Kalorien
- 200 Gramm Pommes frites = 540 Kalorien
- 200 Gramm Kartoffelchips = mehr als 1000 Kalorien!

Die Alltagsbeobachtung, dass manche Menschen mehr essen können als andere, erklärt sich auch aus einer unterschiedlichen Regulierung des Energieumsatzes. Eine interessante Studie besagt, dass Menschen dann weniger an Gewicht zunehmen, wenn sie vermehrt unbewusst ihre Muskeln bewegen. Diese »nervösen Typen«, die nicht still sitzen können, verbrauchen offenbar einen größeren Teil ihrer aufgenommenen Kalorien mit solchen unwillkürlichen Bewegungen und nehmen deshalb weniger zu als die »ruhigen Typen«, die den Sessel ruhig und beharrlich ausfüllen.

Genetische Ursachen der Adipositas sind ebenfalls anzunehmen, obwohl beim Menschen die letzten Wege noch nicht aufgeklärt worden sind. Experimentell konnte gezeigt werden, dass eine Mutation des Leptingens eine wesentliche Rolle dabei spielt. Die Fettzelle sondert normalerweise einen Botenstoff ab, der einem bestimmten Abschnitt im Gehirn die Botschaft vermittelt: »Jetzt ist es genug.« Ist dieser Botenstoff defekt, fehlt diese Informationsübermittlung, und das Kommando, die Nahrungsaufnahme zu beenden, erfolgt verzögert oder gar nicht. An diesen Fragen wird derzeit intensiv geforscht, da die künstliche Herstellung eines solchen Botenstoffes das Problem auf elegante Weise lösen könnte.

Auch genetische Ursachen für krankhaftes Übergewicht (Adipositas) im Gespräch

Diäten – das Geschäft mit den Pfunden

Eine der beliebtesten Methoden, mit dem Übergewicht fertig zu werden, sind Diäten – von nur Obst über nur Eier, Trennkost, Haferkleie bis hin zu mystischen Kräutermixturen, Cambridge-, Semmel- und wer weiß was für Kuren. Ganze Verlage leben davon, und sie leben so gut dabei, weil das Ergebnis vorhersagbar eine komplette Pleite ist: *je stärker die kurzfristige Gewichtsabnahme durch eine Diät, desto sicherer der Rückschlag, der Treppen- oder Fahrstuhleffekt.* In einigen Wochen oder Monaten endet dieser Versuch nahezu unausweichlich in einem höheren Gewicht als zu Beginn der Diät. Der Grund dafür ist einleuchtend: In der Phase der Diät (= Mangel) reißt der Organismus jede Kalorie aus der Nahrung an sich, es wird nichts mehr ausgeschieden. Nach der Umstellung auf normales Essen behält er diese Eigenschaft zunächst bei – jede Kalorie wird gespeichert, denn es könnte ja wieder schlechter kommen! Dieses Verhalten haben wir in 500 000 Jahren in unseren Genen verinnerlicht – und werden es nicht so schnell verlieren. Entsprechend rasch verläuft die Zunahme nach Hungerkuren.

Abnehmen beginnt im Kopf. Das Allerwichtigste ist, Essen in kritischen Situationen nicht als Zuflucht oder Ausweichmöglichkeit zu betrachten. Bei Problemen, bei Verlusten wird die Ersatzdroge Essen herangezogen. Wird diese auch noch weggenommen, entwickelt sich häufig eine Depression, aus der wieder nur oraler Trost, sprich Essen herausführt – der Teufelskreis schließt sich, und der Fahrstuhleffekt ist die Folge.

Kurzfristige Gewichtsreduktionen erzeugen einen sicheren Rückschlag

Ernährungsumstellung

Ernährungsumstellung ist der einzige Weg aus diesem Dilemma. Vor allem heißt das eines: kein dauernder Verzicht!

Entscheidend ist, das eigene Essverhalten zu überprüfen, um weniger günstige Ernährungsgewohnheiten durch günstigere zu ersetzen. Ein Stück Obst als Zwischenmahlzeit ist eben besser als ein Wurstbrot, und der Geschmack kommt mit der Gewöhnung!

In vielen Nahrungsmitteln befinden sich drogenähnliche Stoffe, die Essen und Trinken zu einem lustvollen Abenteuer werden lassen. Sie regen die Produktion von »Wohlfühlstof-

Einziger Weg aus dem Dilemma: Nicht dauernder Verzicht, sondern dauerhafte Ernährungsumstellung!

fen«, den Neuropeptiden, an. Bei diesen Substanzen handelt es sich im Wesentlichen um vier Stoffklassen:
- Botenstoffe, die im Körper bereits vorhanden sind, zum Beispiel das Serotonin im Gehirn;
- Eiweißstoffe in Fleisch, Milch und Weizen, die ähnlich wie Opiate wirken;
- Aufputschmittel, die wie Amphetamine wirken;
- Substanzen, die den pflanzlichen Drogen Morphin und Koffein ähnlich sind.

Dies erklärt zwanglos die Naschsucht all der Frustesser, die von den süßen Freuden eigentlich Abstand halten sollten. Hat der Körper erst einmal die Erfahrung gemacht, dass Zucker sein Lebensgefühl heben kann, dann verlangt er immer wieder danach. Auf jede Zufuhr von Zucker, egal in welcher Form, reagiert der Körper mit einer Insulinausschüttung; als Folge wird im Gehirn mehr Serotonin gebildet. Dieses Hormon vermittelt das Wohlgefühl. Ganz ähnlich wirkt Kaffee. Das Koffein bewirkt beim Menschen einen Anstieg des Serotoninspiegels und hebt damit die Stimmung. Der Muntermacher am Morgen hat also eine ähnliche Funktion wie die Süßigkeit im Laufe des Tages.

Schokolade beispielsweise enthält wahrscheinlich mehr als sechs verschiedene Stoffe, die die Psyche beeinflussen. Ähnlich wie Zucker wirkt die Kakaobutter, und der Kakao liefert Koffein, einen weiteren Wohlfühlstoff. Zusätzlich finden sich in Schokolade Substanzen wie Theophyllin und Theobromin, die ähnlich wie Koffein wirken, sowie Phenylethylamin, das augenblicklich die Stimmung hebt und für seelische Ausgeglichenheit sorgt.

Zucker und Koffein heben die Stimmung durch die Ausschüttung des Hormons Serotonin

Damit wird klar, dass es nicht nur eine Schokoladeabhängigkeit gibt, sondern dass viele der täglich konsumierten Lebensmittel Wirkungen entfalten, die über die reine Sättigung weit hinausgehen. Eine Mahlzeit entspannt die Atmosphäre; daher die Beliebtheit der Arbeitsessen – nicht nur in der Politik.

Essen dient nicht nur der Sättigung, nicht nur dem biologischen Grundbedürfnis nach Nahrungsaufnahme. Genuss und Freude gehören zum Essen wie zu allen anderen Dingen, wenn sie gelingen sollen. Darum wäre es völlig falsch, eine Liste von Verboten aufzustellen, die zu täglichem Frust, zu einer Plage und schließlich zur Strafe werden, die in eine Depression führt.

Keine Verbotsliste aufstellen – die Freude am Essen soll erhalten bleiben!

Das Entscheidende an der Ernährungsumstellung ist: *Die Freude am Essen soll erhalten bleiben!* Nichts ist schlimmer, als mit ständig schlechtem Gewissen heimlich Kalorien hinunterzuschlucken. Ernährungsumstellung ist das Gegenteil: *Ungeeignete durch geeignete Lebensmittel ersetzen!* (▶ siehe ◘ Tabellen S. 156 ff.). Dies heißt auch nicht, dauernd auf etwas verzichten zu müssen. Wenn Schokolade das Problem ist: ein, zwei Riegel langsam mit Genuss essen – aber nicht eine ganze Tafel auf einmal. Genießen sollte man sparsam – der Verzicht auf das rasche, tägliche Konsumieren erhöht den Genuss! Immer mehr – das ist ein kindlicher Wunsch, der in der einen oder anderen Form immer noch in uns steckt. Aber Genüsse sollten Genüsse bleiben, und gerade dabei wird weniger mehr, so paradox das klingt.

> Übergewicht ist der Schrittmacher für viele Risikofaktoren wie Diabetes, hoher Blutdruck, Bewegungsmangel und zu hoher Cholesterinspiegel. Gewicht zu verlieren ist nur durch Ernährungsumstellung möglich – Bewegung spielt eine unterstützende Rolle.

Risikofaktor erbliche Belastung

Es existiert eine erbliche Veranlagung (genetische Prädisposition), einen Herzinfarkt zu erleiden

Neben den weitgehend vom eigenen Verhalten abhängigen Risikofaktoren gibt es auch eine ererbte *Veranlagung*, an einem Herzinfarkt zu erkranken. Meist geht dies über einen oder mehrere Risikofaktoren, beispielsweise über die Zuckerkrankheit, den hohen Blutdruck und die bei manchen Menschen genetisch »programmierte« Fettstoffwechselstörung. Dabei liegt ein Mangel an Enzymen vor, das heißt, es fehlen bestimmte Wirkstoffe in der Leberzelle, die zum Abbau des Cholesterins führen. Folglich entstehen sehr hohe Cholesterin- bzw. Blutfettwerte. Dies heißt aber keineswegs, dass damit das Schicksal des Betroffenen festgelegt ist. Ganz im Gegenteil, die Früherkennung ermöglicht heute eine Korrektur dieser gut erfassbaren Faktoren. Dem Entstehen und dem Fortschreiten der Krankheit kann so Einhalt geboten werden.

In den letzten Jahren fanden sich Hinweise auf eine erbliche Ursache (genetische Prädisposition) bei folgenden Faktoren:
- Bluthochdruck
- erhöhte Cholesterinwerte
- Zusammensetzung der Cholesterinanteile im Blut (HDL- und LDL-Spiegel, LDL-Subfraktionen, Lp (a))

- Neigung der Blutplättchen (Thrombozyten) zur Aggregation
- Neigung zur Thrombose
- Zuckerkrankheit (Diabetes mellitus)
- Adipositas
- Entwicklung von Plaques im Blutgefäß
- Fortschreiten der atherosklerotischen Veränderungen

Obwohl vielerorts intensiv an diesen Problemen gearbeitet wird, sind die Orte (Lokalisation) dieser Eigenschaften auf einem Chromosom nicht vollständig oder noch gar nicht bekannt. Von einer möglichen Beeinflussung dieser genetischen Eigenschaften sind wir daher noch weit entfernt. Dies heißt aber keineswegs, die Hände in den Schoß zu legen. Es ist deshalb um so wichtiger, die bekannten Risikofaktoren für die Krankheitsentstehung um so energischer anzugehen.

Orte dieser Veranlagung auf einem Chromosom bisher nicht oder nur unvollständig bekannt

Vieles, was bislang als »erbliche Belastung« angesehen wurde, muss jedoch neu überdacht werden: Wir ererben von unseren Eltern nicht nur die genetischen Bausteine, die uns innerlich und äußerlich prägen, sondern wir übernehmen über die Erziehung auch *Verhaltensweisen*, die unser eigenes Gesundheits- und Krankheitsverhalten prägen.

So kann ich nie die Familie vergessen, die mit ihrem jüngsten Sohn in die Sprechstunde kam, weil er nicht richtig gedeihen wollte. Die Mutter brachte ein stattliches Übergewicht von 50 Prozent auf die Waage, der Vater eines von 35 Prozent, das auch die älteste Tochter bereits erreicht hatte; lediglich der Jüngste war normalgewichtig, weigerte sich standhaft, mehr zu essen, und war beim Vergleich wohl als zu leicht befunden worden. Die Gewohnheiten in Hinsicht auf Essen, Trinken, Bewegung und Genussmittel sind offenbar doch sehr viel stärker vom Elternhaus geprägt, als man es sich selbst eingestehen möchte; damit bietet sich aber auch die Chance, ungünstige Entwicklungen zu unterbrechen, um den negativen Folgen nicht schicksalhaft ausgeliefert zu sein.

> **Es gibt eine erbliche Veranlagung für den Herzinfarkt. Fast immer finden sich dabei gut erkennbare Anhaltspunkte, meist eine Fettstoffwechselstörung. Dabei spielt die Früherkennung eine besonders wichtige Rolle; durch eine verhältnismäßig einfache Blutuntersuchung lässt sich die Gefährdung gut abschätzen. Unter diesen Umständen ist Vorbeugung besonders wichtig – und besonders wirksam!**

Risikofaktor Stress

Vielfältige Facetten des Begriffs »Stress«

Auf die Frage: »Was glauben Sie, hat bei Ihnen den Herzinfarkt ausgelöst?«, reagieren nur ganz wenige *nicht* mit der Antwort »Stress«. Aber – so einheitlich die Antwort ausfällt, so vielfältig ist die Bedeutung, die dieser Begriff für jeden Einzelnen hat. Glaubt man den Medien, dann sind wir von Stress umgeben: am Arbeitsplatz, in der Familie, im Verkehr, im Urlaub. Ein Leben ohne Stress ist nicht vorstellbar – wahrscheinlich gar nicht möglich. Seit die Menschheit existiert, hat es in der einen oder anderen Form immer Stressbelastungen gegeben. Im Laufe der Entwicklung sind Reaktionsweisen entstanden, die es ermöglichten, auf den jeweiligen »Stress« richtig zu reagieren. Diese Reaktionen waren früher sinnvoll, sie sind heute vielleicht zu einer Bedrohung geworden.

Das vegetative Nervensystem kann uns in kürzester Frist in Alarmbereitschaft versetzen und damit eine Kette von Reaktionen auslösen, die möglicherweise in die Entstehung des Herzinfarktes eingreifen. Der Stressforscher Hans Selye hat in seiner Arbeit, die er charakteristischerweise »The Stress of my Life« (Stress meines Lebens) nannte, die Mechanismen dargelegt, die unser Nervensystem bei diesen Belastungen in Gang setzt. Einerseits handelt es sich um das adrenerge System, das sein Zentrum im Nebennierenmark hat und durch Freisetzen von *Stresshormonen* wie *Adrenalin* unseren Blutdruck abrupt steigern, den Puls beschleunigen oder auch stocken lassen kann. Dieses System kann uns – in Gefahr – in Bruchteilen von Sekunden in die Lage versetzen, Höchstleistungen zu erbringen, sei es im Kampf oder bei der Flucht. Daneben steht das andere, etwas weniger schnell reagierende System der Nebennierenrinde, das über die Ausschüttung von *Kortisol*, einem anderen Hormon, unsere Energiereserven mobilisiert.

Normale Reaktionen des Körpers auf Belastungen: Ausschüttung der Stresshormone Adrenalin und Kortisol

Über diese beiden Systeme verfügt jeder Mensch, der Infarktgefährdete wie der nicht Gefährdete, der Entspannte, Gelassene ebenso wie der aggressiv gereizt Reagierende. So wie Tag und Nacht, Höhen und Tiefen aufeinander folgen, so folgt auf die Stresssituation die Entspannung – sie sollte es zumindest. In diesem Rhythmus kann Stress auch als etwas Wohltuendes empfunden werden, verbunden mit der Freude über die überstandene Gefahr. Bei diesem Wechsel spricht man auch von *Eustress*, vom wohltuenden Stress, der ein natürliches Element jeden Lebens ist.

Ganz anders jedoch die Entwicklung, wenn die Entspannung nicht mehr gelingt, wenn die Höchstbelastung zum Dauerzustand wird. Dann können die Reserven nicht wieder aufgefüllt werden, es bleibt ein Zustand von Anspannung und Belastung erhalten, der alle Energiereserven verschlingt, der *Disstress*.

Unsere Reaktionsweise ist die Summe unserer Erfahrungen. Es bedarf eigentlich nur eines kurzen Nachdenkens, um zu erkennen, dass es nicht das Ereignis selbst, sondern unsere Sichtweise ist, die unsere Reaktion darauf bestimmt. Sie entscheidet damit über das Ausmaß der Stressbelastung. Ist der Disstress die Ursache für den Infarkt, und ist dieses Verhalten, in welchem einige die Basis für Erfolg und Leistung sehen, der Schlüssel zum Verständnis des Krankheitsgeschehens?

Der amerikanische Herzspezialist Meyer-Friedman hat versucht, das Herzinfarktrisiko dieser Verhaltensweisen zu dokumentieren. Die eine Reaktionsweise nannte er das *Typ-A-Verhalten*, charakterisiert durch Ehrgeiz, aggressive Mimik und Sprechweise, Konkurrenzdenken, Kontrollambitionen, während die Reaktionsweise von *Typ B* eher Gelassenheit und innere Ruhe ausstrahlt. Friedman konnte zeigen, dass dieses Typ-A-Verhalten, das er als eine Erkrankung ansah, ein höheres Infarktrisiko mit sich brachte. Zahlreiche Versuche, dies zu bestätigen, haben jedoch unterschiedliche Resultate erbracht; ja sogar das Gegenteil wurde gelegentlich berichtet. Nimmt man jedoch die ursprüngliche Friedmansche Definition, so wird überraschend deutlich, wie nahe sich das von ihm als Typ A definierte Verhalten bei so zerstörerischen Eigenschaften wie Konkurrenzneid und Eifersucht findet.

In der Diskussion wird häufig übersehen, dass der innerlich ausgeglichene Mensch zweifellos zu der Gruppe zählt, die weniger vom Infarkt betroffen ist.

Aus seiner buddhistischen Sicht heißt dies, dass der Mensch, der mit sich selbst im Einklang lebt, damit die Basis zum Glücklich- und Gesundsein gelegt hat.

> **Ein Leben ohne Stress ist nicht denkbar – auf die Verarbeitung kommt es an. Es ist nicht das Ereignis selbst, sondern unsere Reaktion darauf, die über das Ausmaß der Stressbelastung entscheidet.**

Eustress und Disstress

If you are happy, you are healthy.
(Dalai Lama)

Gelassenheit ist die höchste Form von Souveränität.
(Marie v. Ebner-Eschenbach)

Neue Risikofaktoren

Neue »Ursachen des Herzinfarkts« finden sich fast jeden Monat in der Regenbogenpresse, und sie haben in aller Regel die Lebensspanne eines bunten Herbstblattes. Warum aber das große Interesse?

Meist wird mit der Neuankündigung gleich auch die Ursachenbekämpfung feilgeboten: Einfach ein neues Präparat einnehmen, von Mineralien über Vitamine, Aminosäuren, Spurenelemente – und schon ist die mühsame Umstellung der Lebensgewohnheiten nicht mehr erforderlich! In diesem ganzen Wirbel haben sich dennoch einige Risikofaktoren herauskristallisiert, die es lohnt, einmal unter die Lupe zu nehmen.

Die vermeintliche Entdeckung neuer Risikofaktoren zieht meist die Ankündigung neuer Wundermittel nach sich

Psychosoziale Risikofaktoren

Niedriger sozioökonomischer Status, soziale Isolation, berufliche und familiäre Belastung, Depressivität sowie Feindseligkeit und Neigung zu Ärger erhöhen einzeln oder in Kombination die Wahrscheinlichkeit für das Auftreten eines Herzinfarktes. Folgende orientierende Fragen werden empfohlen:

- **Niedriger sozioökonomischer Status:**
  Sind Sie Arbeiter oder Handwerker? Ist der Haupt- oder Volksschulabschluss Ihr höchster Bildungsabschluss?

- **Soziale Isolation:**
  Leben Sie allein? Vermissen Sie eine oder mehrere Personen, denen Sie vertrauen und auf deren Hilfe Sie zählen können?

- **Berufliche und familiäre Belastung:**
  Fühlen Sie sich bei Ihrer Arbeit häufig sehr stark gefordert? Vermissen Sie, auf die Gestaltung Ihrer Arbeitsaufgaben Einfluss nehmen zu können? Erhalten Sie deutlich zu wenig Bezahlung oder Anerkennung für Ihren Arbeitseinsatz? Machen Sie sich Sorgen um Ihren Arbeitsplatz oder Ihr berufliches Fortkommen? Haben Sie ernsthafte Probleme mit Ihrem Lebenspartner oder mit Ihren Kindern?

- **Depressivität:**
  Fühlen Sie sich häufiger niedergeschlagen, depressiv oder hoffnungslos? Haben Sie Interesse und Freude am Leben verloren?

Einzelne oder in Kombination auftretende psychosoziale Risikofaktoren erhöhen die Herzinfarktwahrscheinlichkeit

- **Feindseligkeit und Neigung zu Ärger:**
  Regen Sie sich häufig über Kleinigkeiten auf? Wenn jemand Sie ärgert, zeigen Sie ihm dies umgehend?

Ein »Ja« in einem oder mehreren dieser fünf Bereiche bedeutet das Vorliegen psychosozialer Risikofaktoren und sollte Anlass zu einer weiteren Erörterung des Themas im Rahmen des ärztlichen Gesprächs sein.

Homocystein

Seit einigen Jahren wurde immer wieder beobachtet, dass Patienten mit koronarer Herzkrankheit erhöhte Werte von *Homocystein* im Blut aufweisen. Aus dieser Substanz kann die Aminosäure Methionin entstehen; sie ist gleichzeitig ihr Abbauprodukt. Die Umwandlung von Homocystein in Methionin ist von den Vitaminen B 12 und Folsäure abhängig. Bei einem Mangel dieser Vitamine können sich die Homocysteinwerte im Blut erhöhen. Weiterhin gibt es seltene genetische Defekte, bei denen das Homocystein nicht mehr umgewandelt wird.

Auf welche Weise kann Homocystein die Entstehung einer Plaque beeinflussen? Es kann das Endothel (die Gefäßinnenwand) schädigen, und es trägt zur Bildung von Blutgerinnseln bei. Was kann man dagegen tun? Vitamin B 6 und B 12, insbesondere Folsäure lassen den Homocysteinspiegel im Blut sinken. Eine Verringerung des Herzinfarktrisikos durch die Einnahme solcher Substanzen konnte allerdings noch nicht nachgewiesen werden, obwohl die Diskussion zu diesem Thema schon eine ganze Weile anhält. Die Einnahme von Folsäure und Vitamin B_{12} senkt zwar den Homocysteinspiegel, hat aber keine günstigen Effekte auf Herz-Kreislauf-Erkrankungen. Möglicherweise ist ein hoher Homocysteinspiegel keine Ursache für Herz-Kreislauf-Krankheiten, sondern nur ein Marker für das Risiko.

Die Autoren der Studie raten Patienten mit einem hohen Homocysteinspiegel, konsequent ihre Medikamente einzunehmen, z. B. ASS, Statine, Hochdruckmedikamente, und ebenso konsequent den Lebensstil zu ändern. Das heißt: aufhören mit dem Rauchen, Übergewicht vermeiden, sich gesund ernähren und sich ausreichend bewegen.

Homocystein schädigt die Gefäßinnenwand und befördert die Bildung von Blutgerinnseln

Oxidation von Lipoproteinen

Ein weiterer Faktor bei der Entstehung der Gefäßkrankheit ist die chemische Umwandlung des LDL-Cholesterins in der Innenhaut der Gefäßwand in *oxidiertes Cholesterin*, kurz Ox-LDL-C genannt. Das oxidierte LDL-C – beim Ranzigwerden von Fett läuft der gleiche Vorgang ab – wird von den Fresszellen der Gefäßwand, den Makrophagen, aufgenommen. Diese verwandeln sich wiederum in Schaumzellen, die zu einem wichtigen Bestandteil der Plaques werden. Die Oxidation kann von außen ausgelöst werden, zum Beispiel durch den Zigarettenrauch oder die Abgase, die wir einatmen, sie kann aber auch im Körper durch entzündliche Prozesse oder durch Stoffwechselprodukte entstehen. Je länger das LDL-Cholesterin im Blut verbleibt, desto höher ist die Wahrscheinlichkeit, dass es oxidiert. Der fehlende oder verzögerte Abbau ist also eine entscheidende Voraussetzung für die Oxidation, und hohe LDL-Cholesterinspiegel sind ein wichtiger Faktor dafür.

> Die Umwandlung von Cholesterin in oxidiertes Cholesterin forciert die Plaqueentstehung

Wie kann man LDL-Cholesterin vor Oxidation schützen? Nichtrauchen ist der erste Schritt, aber ebenso wichtig ist es, für niedrigere Blutspiegel zu sorgen. Ein Schutz besteht auch in antioxidativ wirkenden Vitaminen, vor allem Vitamin C und E.

Es gibt viele Hinweise darauf, dass in Ländern, in denen die Menschen von Kindesbeinen an viel Obst und Gemüse essen und damit viel Vitamin C und E zu sich nehmen, die Herzinfarkte wesentlich seltener sind. Auf der anderen Seite ließ sich trotz vieler Bemühungen bis heute nicht nachweisen, dass Vitamine vor einem Herzinfarkt oder dem Fortschreiten der koronaren Herzerkrankung schützen – ganz im Gegensatz zu den gut belegten Untersuchungen, die dies für eine Cholesterinsenkung, eine gute Einstellung des Bluthochdrucks oder des Diabetes mellitus zeigen. Auf jeden Fall empfiehlt es sich aber, sich möglichst fettarm und vitaminreich zu ernähren, um einer koronaren Herzerkrankung vorzubeugen. Völliger Unsinn ist die Gabe von Riesendosen Vitamin C, wie gelegentlich propagiert; alles, was über 200 mg am Tag hinausgeht, wird sofort durch die Niere ausgeschieden und macht nur teuren Urin!

> Gegenmaßnahmen:
> - Nichtrauchen
> - normale Cholesterinwerte
> - antioxidativ wirkende Vitamine

Lp(a)

Das *Lipoprotein (a)* ist eine Substanz, die dem LDL-Cholesterin sehr ähnlich ist. Das Lp(a) kann wie das LDL-C durch die Innenhaut der Gefäßwand dringen und dort Cholesterin einlagern. Weiterhin hat es eine besondere Eigenschaft: Es bindet an Fibrin, also die kleinen Blutgerinnsel, die an der Gefäßwand sitzen und Schäden an der Innenwand der Gefäße verschließen. Damit trägt es aber auch zur Entstehung von Plaques in den Gefäßen bei, wie in biochemischen Untersuchungen nachgewiesen wurde.

Lipoprotein (a) trägt durch Fibrinbindung zur Plaqueentstehung bei

Die Höhe des Lp(a)-Spiegels im Blut ist genetisch vorbestimmt; hohe Blutspiegel sind mit einem höheren Risiko für die Entstehung einer koronaren Herzerkrankung verknüpft. Der Grenzwert liegt in den meisten Labors zwischen 25 und 35 mg/dl. Ein höherer Wert ist als eigenständiger Risikofaktor für die Entstehung eines Infarktes zu werten.

Hohe Lp(a)-Werte sind schwer zu beeinflussen, weder durch Diät noch durch eines der bekannten Medikamente. Die regelmäßige Einnahme von Nikotinsäure, einem Vitamin, in höheren Dosen kann den Lp(a)-Spiegel allerdings sinken lassen. Das Medikament Tredaptive® steht in Deutschland seit kurzem zur Verfügung. In den USA ist es schon seit vielen Jahren frei verkäuflich.

Infektionen mit Bakterien

Seit einigen Jahren wird diskutiert, ob und wie *bakterielle Infektionen* an der Entstehung von Herz- und Gefäßkrankheiten beteiligt sein können. Insbesondere Infektionen mit Chlamydien sind hier in Verdacht geraten. Die anfängliche Euphorie, nun endlich die Erklärung für den Herzinfarkt in der Hand zu haben, die »alle anderen Überlegungen alt aussehen lässt«, so ein bekanntes Nachrichtenmagazin, ist allerdings gewichen. Immerhin bleibt die Frage, ob diese Bakterien als Auslöser eines Gefäßverschlusses in Betracht kommen können, Gegenstand intensiver Forschung.

Eventuelle bakterielle Infektionen als Infarktursache noch in der Erforschung

Chlamydien sind Ursache von Infektionen, meistens der oberen Luftwege. Diese Erreger können zu chronischen Infektionen von langer Dauer führen. In eine durch Bluthochdruck oder hohe LDL-Cholesterinspiegel geschädigte Gefäßwand können bestimmte Blutzellen, die Monozyten, leichter eindringen. Monozyten können infektiöse Keime wie die erwähnten Chlamydien in sich bergen, die in der Gefäßwand eine lokale Infektion und Entzündung auslösen. Die dabei entstehenden Entzündungsfaktoren könnten eine Kettenreaktion in Gang setzen, die das Wachstum glatter Muskelzellen in der Gefäßwand auslöst. Damit werden weitere Blutzellen angelockt und die Entstehung von Blutgerinnseln angeregt. All das trägt zur schnellen Entstehung von Plaques und zu deren Wachstum bei. Es ist sogar denkbar, dass dieser Prozess die Oberfläche, die Kappe der Plaques sozusagen »aufweicht« und einreißen lässt, mit all den bereits beschriebenen Folgen der Ruptur. Die erhebliche Spannbreite der direkten Erregernachweise lässt freilich die Aussage, Chlamydien könnten als gesicherte Ursache der Arteriosklerose bezeichnet werden, als wissenschaftlich nicht haltbar erscheinen. Weiterer Forschungsbedarf ist jedoch unbestritten.

> **Die neuen Risikofaktoren verdienen es sicher, beachtet zu werden. Man sollte aber nicht den Fehler machen, die seit langem bekannten und sehr gefährlichen Risikofaktoren wie zu hohes Cholesterin, Bluthochdruck und Rauchen zu vernachlässigen. An der Bedeutung dieser »alten« Risikofaktoren und deren Behandlung kann es keinen Zweifel geben.**

Wie stark bin ich gefährdet?

Die Frage: »Warum gibt es heute so viele Herzinfarkte?«, findet ihre Antwort in der Häufung der Risikofaktoren.
- Wenn kein Risikofaktor vorhanden ist, beträgt das Risiko für einen Herzinfarkt 0,5
- Bei 1 Risikofaktor beträgt das Risiko 2,0 = das 4fache
- Bei 2 Risikofaktoren beträgt das Risiko 8,0 = das 16fache
- Bei 3 Risikofaktoren beträgt das Risiko 11,2 = das 22fache

Wenn alle Risikofaktoren ausgeschaltet sind, sinkt die Gefahr, einen Herzinfarkt zu erleiden, auf weniger als 10 Prozent.

Um die Gefährdung besser abschätzen zu können, wurden viele Tabellen entwickelt (S. 56, 57), in denen die meisten Risikofaktoren enthalten sind. Die Daten beziehen sich auf die Ergebnisse der Framingham-Studie, einer Langzeitbeobachtung in den USA. Daten aus Deutschland finden sich in der PROCAM®-Studie, die weitgehende Übereinstimmung zei-

Eine Häufung der Risikofaktoren steigert die Infarktwahrscheinlichkeit – das Ausschalten aller Risikofaktoren senkt diese Gefahr auf weniger als 10 Prozent

gen. Die Daten der PROCAM®-Studie einschließlich einer Anleitung zur Berechnung des eigenen Risikos sind unter www.chd.taskforce.de im Internet abrufbar.

Auch die Europäische Gesellschaft für Kardiologie hat neue Tabellen herausgegeben, in denen das Risiko mit Einschluss von Daten aus Deutschland berechnet wurde. Im Unterschied zu den vorher erwähnten Tabellen beschränken sie sich auf das tödliche Risiko. Um das eigene Infarktrisiko zu berechnen, gehen Sie bitte folgendermaßen vor:

Ermittlung des persönlichen Infarktrisikos

Kreuzen Sie in der folgenden Tabelle Ihre Risikofaktoren an und berechnen Sie das persönliche Resultat. Beispiel: Männlich, 60 Jahre (4 P), 5 kg Übergewicht (1 P), Ex-Raucher (1 P), LDL-C 160 (4 P), HDL-C 57 (–1 P), Blutdruck 135 (2 P), Blutzucker nüchtern 100 (2 P), ein Elternteil >60 mit KHK (1 P), sitzende Arbeit und wenig Sport (4 P). Summe: 18 Punkte!

Risikotabelle

	0	1	2			
Rauchen	Nie-Raucher	Ex-Raucher oder Zigarre oder Pfeife (nicht inhalieren)	Weniger als 10 Zigaretten	20 Zigaretten (8)	30 Zigaretten (9)	40 Zigaretten (10)
LDL-C mg/dl	<100 (0)	100–130 (1)	131–155 (2)	156–180 (4)	181–210 (8)	>210 (12)
HDL-C mg/dl	45–50 (0)	40–44 (1)	36–40 (2)	31–35 (4)	25–30 (6)	<25 (8)
HDL-C mg/dl	>75 (−5)	71–75 (−4)	66–70 (−3)	61–65 (−2)	56–60 (−1)	51–55 (0)
oberer Blutdruckwert (in mmHg) (=systolisch)	110–119 (0)	120–130 (1)	131–140 (2)	141–160 (6)	161–180 (9)	>180 (10)
Blutzucker (in mg%)	nüchtern unter 80 (0)	Zuckerkranke in der Familie (1)	nüchtern 100, 1 Stunde nach Mahlzeit 130 (2)	nüchtern 120, 1 Stunde nach Mahlzeit 160 (5)	behandlungsbedürftige Zuckerkrankheit (6)	schlecht eingestellte Zuckerkrankheit (10)
Vererbung	keine atherosklerotische Herzkrankheit in der Familie (0)	ein Elternteil über 60 mit atherosklerotischer Herzkrankheit (1)	beide Eltern über 60 mit atherosklerotischer Herzkrankheit (2)	ein Elternteil unter 60 mit atherosklerotischer Herzkrankheit (3)	beide Eltern unter 60 mit atherosklerotischer Herzkrankheit (7)	Eltern und Geschwister der Eltern unter 60 mit atherosklerotischer Herzkrankheit (8)

Wie stark bin ich gefährdet?

■ Risikotabelle (Fortsetzung)

		0	1	2	3	4	6
Körpergewicht in kg		mehr als 5 kg unter Normalgewicht	± 5 kg Normalgewicht	6–10 kg Übergewicht	11–19 kg Übergewicht	20–25 kg Übergewicht (7)	>26 kg Übergewicht (8)
körperliches Training		intensive berufliche und sportliche Bewegung	mäßige berufliche und sportliche Bewegung	sitzende Arbeitsweise und intensiver Sport	sitzende Arbeitsweise und mäßiger Sport	sitzende Arbeitsweise und wenig Sport	körperliche Inaktivität
Geschlecht und Alter		weiblich unter 40	weiblich 40–50	weiblich nach den Wechseljahren	jüngere Frauen mit entfernten Eierstöcken	Geschwister mit Herzinfarkt (5)	Frauen mit Zuckerkrankheit
		männlich und weiblich 20–30	männlich 31–40	männlich 41–45	männlich 46–50	männlich 51–60 (4)	männlich 61–70 und darüber

Auswertung:

1–8 Punkte: bei jährlicher Nachuntersuchung mit gleicher Punktzahl praktisch vor Infarkt geschützt (gilt nur, wenn Punktzahl aus den ersten 3 Kolonnen stammt)

9–17 Punkte: kein erhöhtes Risiko (gilt nur, wenn Punktzahl aus den ersten 3 Kolonnen stammt)

18–40 Punkte: mäßig erhöhtes Risiko

41–59 Punkte: unbedingt einen Arzt konsultieren

60–73 Punkte: erheblich erhöhtes Risiko

74–84 Punkte: maximale Gefährdung

Ihre Punktzahl ☐

Gibt es Schutzfaktoren?

Schutzfaktor körperliche Bewegung – 60

Empfehlungen für körperliche Aktivität – 62

Alkohol – 63

Antioxidative Flavonoide – 65

Ungesättigte Fettsäuren – 65

Vorsicht: Hormonersatztherapie bei Frauen – 66

Nach der ausführlichen Schilderung all der Risikofaktoren, die zur Erkrankung führen können, drängt sich die Frage auf: Gibt es nicht auch Faktoren, die das Auftreten eines Infarktes verhindern können? Lange Zeit ist Sport als ein Schutzfaktor angesehen worden, der möglicherweise einen oder gar mehrere Risikofaktoren neutralisieren könnte. Eine solche Betrachtungsweise ist jedoch fatal, weil ein Schutz zwar im »statistischen Mittel«, jedoch keineswegs im Einzelfall gegeben ist. Der Schutzfaktor ist daher keine Patentlösung zur Verringerung des eigenen Risikos, sondern nur ein Schritt – allerdings ein wichtiger – auf dem richtigen Weg, das persönliche Infarktrisiko zu vermindern.

Schutzfaktor körperliche Bewegung

Deutlich weniger Herzinfarkte bei Ausdauersport und gesunder Ernährung

Zu Beginn der dramatischen Zunahme der Herzinfarkte wurden das doppelte Spiegelei zum Frühstück und das fettdurchsetzte Steak zum Inbegriff kulinarischer Genüsse. Das beliebig zur Verfügung stehende Auto machte jegliche körperliche Bewegung überflüssig. Gleichzeitig fiel auf, dass Menschen, die von all diesen Segnungen bewusst Abstand nahmen, sich sparsam ernährten und viel Ausdauersport trieben, von dieser Krankheit weitgehend verschont blieben. Führende Ärzte trafen sogar die Feststellung: »Marathonläufer sind immun gegen Herzinfarkt«. Der amerikanische Kardiologe Paul Dudley White hat immer wieder auf die schützende Wirkung regelmäßiger Bewegung hingewiesen und dies durch seinen eigenen Lebensstil untermauert. Selbst im Alter von über siebzig Jahren stieg er während eines Interviews ohne Anstrengung die Treppe empor, während seine junge Interviewpartnerin die Rolltreppe benutzte, und dies nicht nur, weil sie das Mikrofon trug. Ein ähnliches »Aha«-Erlebnis war für mich die erste Begegnung mit einem über 80-jährigen Schweizer Bergführer, der uns, einer Gruppe von 40-Jährigen, völlig unbeeindruckt vorausschritt und auf dem Gipfel bemerkenswert geringere Anzeichen von Erschöpfung aufwies als wir alle.

Im Grunde war die Erkenntnis, dass körperliche Bewegung einen günstigen Einfluss auf die koronare Herzkrankheit hat, schon früher belegt. So hat der englische Arzt William Heberden schon vor 200 Jahren festgestellt: »Meine Herzbeschwerden verschwanden, nachdem ich einige Monate lang täglich mehrere Klafter Holz gesägt hatte!« Kann körperliche Bewegung als ein Schutzfaktor angesehen werden?

Nach etwa drei Jahrzehnten kritischer Beobachtungen gilt als sicher, dass regelmäßiges körperliches *Ausgleichstraining* die Wahrscheinlichkeit, einen Herzinfarkt zu erleiden, deutlich verringert. Zwischen dem 40. und dem 60. Lebensjahr steigt die Infarkthäufigkeit bei körperlich inaktiven Menschen um das Vierfache, während ein regelmäßiges Ausdauertraining sie auch noch für den 60-Jährigen auf dem niedrigeren Niveau eines 40-Jährigen hält. Dies gilt *auch* für das Risiko eines tödlichen Infarktes. Ausgleichstraining heißt dabei nicht ein anspruchsvolles Fitnessprogramm zum Erzielen von Höchstleistungen, sondern sportliche Betätigung wie Laufen, Radfahren, Schwimmen an mindestens drei Tagen in der Woche, wobei vorzugsweise diese Tage nicht zusammenhängen sollten. Diese Beobachtungen wurden mehrfach bestätigt. Es ist also nicht der nach Luft ringende Jogger, der uns auf dem Weg, einen Infarkt zu verhindern, als Leitbild dienen sollte, sondern der entspannte, die Sportart wechselnde Freizeitsportler, dem Bewegung Freude und Entspannung bereitet.

Diese Überlegung ist noch wichtiger für Patienten nach einem Infarkt. Übertriebenes Leistungsstreben, nun in wenigen Wochen wettmachen zu wollen, was in Jahrzehnten vorher versäumt wurde, ist der sichere Weg, aus Gutem etwas Schlechtes zu machen. Wie bei einem Medikament kommt es auch hier auf die richtige Menge an. Die Sportart sollte mit ihrem Bewegungsablauf und ihren Anforderungen auf den Einzelnen zugeschnitten sein. Wenn Bewegung vor einem Herzinfarkt schützen soll, dann sind Freude und Entspannung das Wichtigste dabei.

Paradoxerweise führt regelmäßiges körperliches Ausgleichstraining zu einer *Entlastung für das Herz* – ein scheinbarer Widerspruch, der nicht nur Laien, sondern auch anerkannten Kardiologen immer wieder Schwierigkeiten macht. Die körperliche Leistungsfähigkeit hängt nicht nur von unserem »Motor«, der Leistungsbreite unseres Herzens ab, sondern ebenso sehr vom Trainingszustand aller Muskeln. Die computerberechneten Trainingspläne unserer Hochleistungssportler sind ein beredtes Beispiel dafür. Was aber für den Spitzensportler auf der einen, gilt für den Infarktpatienten auf der anderen Seite ebenso: Regelmäßiges Ausgleichstraining führt zu einer besseren Leistungsfähigkeit, ohne dass das Herz dabei mehr arbeiten muss. Im Gegenteil, für die gleiche Leistung wird der Trainierte an sein Herz weniger Anforderungen stellen müssen. Was beim Sportler die Höchstleis-

Scheinbares Paradoxon: körperliches Ausgleichstraining führt zur Entlastung für das Herz

tung ermöglicht, schont das Herz des Infarktpatienten, da seine Leistungsfähigkeit durch den besseren Trainingszustand der Muskulatur ansteigt.

Über diesen Effekt hinaus hilft das Bewegungsprogramm, das Fortschreiten der Krankheit zu verhindern und Komplikationen zu vermeiden, wie finnische Ärzte eindrucksvoll gezeigt haben. 10 Jahre lang haben sie ihre Infarktpatienten beobachtet und dabei festgestellt, dass die körperlich aktive Gruppe deutlich besser abschnitt.

Ein vernünftiges Maß an Bewegung wirkt sich schützend gegen einen Herzinfarkt aus. Das Versprechen auf Immunität gegen Herzkrankheit kann daraus jedoch nicht abgeleitet werden, und es wäre gefährlich zu glauben, jeder Sportler erhielte das Recht auf ewige Gesundheit. Das rechte Maß ist wichtig, jenes Ausmaß, das Freude bereitet, von den anfänglichen, unvermeidlichen Wehwehchen einmal abgesehen.

> »Der Vogel fliegt, der Fisch schwimmt, und der Mensch läuft – warum läuft er eigentlich nicht?«
> (tschechischer Olympiasieger im Langstreckenlauf Emil Zatopek)

Empfehlungen für körperliche Aktivität
(Deutsche Gesellschaft für Kardiologie)

- Erwachsene: täglich > 30 min auf mittlerer Belastungsstufe
- Kinder: täglich > 1–2 h/Tag
- *Dynamische Ausdauersportarten* etwa 80%, Krafttraining bis zu 20% der vorgesehenen Zeit
- Die *metabolische Wirkung* des Trainings (Fettabbau, Anhebung des HDL-Spiegels, Verbesserung der Endothelfunktion) wird durch *längere Belastungen auf mittlerer Stufe* erreicht, die *maximale Leistungsfähigkeit* wird durch kurze Phasen auf hohem Niveau des Körpers gesteigert. Gesunde Personen können gefahrlos für kurze Zeit auch ihre maximale Herzfrequenz erreichen.
- Bei *Patienten mit kardiovaskulären Erkrankungen* müssen sich Trainingsintensität und -dauer an den geltenden Richtlinien orientieren.
- In die Freizeitgestaltung im *Urlaub* und an den Wochenenden sollten stets Phasen *körperlicher Aktivität* integriert werden. Gesunde Personen finden in diesen Freiräumen die Möglichkeit, den Grad ihrer Fitness durch längere Trainingseinheiten insgesamt anzuheben.
- Die *Einübung des aktiven Lebensstils* muss *im Kindesalter* beginnen und wird durch das Vorbild des Elternhauses bestimmt. Die Akzeptanz hängt wesentlich davon ab, ob es den Eltern gelingt, körperliche Aktivität in Form phanta-

> Die Einübung eines aktiven Lebensstils muss im Kindesalter beginnen!

sievoller und interessanter Unternehmungen anzubieten, ohne dabei die Leistungsfähigkeit der Kinder zu überfordern.

> Bewegung und Sport sind die schönste Nebensache der Welt, solange sie Nebensache bleiben. Es wäre falsch, in 6 Wochen nachholen zu wollen, was man 20 Jahren versäumt hat – für das rechte Maß ist es aber nie zu spät! Risikofaktoren können mit Sport *nicht* ausgeglichen werden. Wer regelmäßig Ausgleichssport betreibt, verringert sein Infarktrisiko jedoch erheblich.

Alkohol

Dem Alkohol wird eine vorbeugende Wirkung bei Herz- und Kreislaufkrankheiten zugeschrieben. Die Gründe hierfür liegen zum Teil sicher in der eigenen Vorliebe. Fest steht auch hier: Nicht das *Was*, sondern das *Wie* entscheidet über gut und schlecht. Der durchschnittliche Alkoholkonsum ist zum Beispiel in Italien und Finnland etwa gleich hoch; in Italien wirkt diese Alkoholmenge offenbar als Schutzfaktor, während sie in Finnland als Risikofaktor aufgefasst wird. Woran liegt das?

Wenn in Italien zur täglichen Mahlzeit ein mäßiges Quantum Wein gehört, so trägt das zu einer entspannteren Atmosphäre, zu einem langsameren und bewussten Essen und zu einer freudvolleren Lebens- und Grundeinstellung bei. In Finnland liegt der Alkoholkonsum wochenlang bei Null; oft wird dann jedoch alles auf einmal nachgeholt. In dieser Konzentration wirkt Alkohol direkt schädigend auf den Herzmuskel, darüber hinaus kann er schwerste Herzrhythmusstörungen auslösen, unter Umständen mit tödlichem Ausgang!

Zahlreiche Untersuchungen haben nachgewiesen, dass der gute Anteil des Cholesterins, das HDL-Cholesterin, durch regelmäßigen Alkoholkonsum ansteigt. Wo ein Glas Wein zur Entspannung, zur Lebensfreude beiträgt, wird kein Schaden gesetzt. Eine vorbeugende Wirkung des Alkohols auf die koronare Herzerkrankung ist jedoch auf jeden Fall eine Frage der Menge! Alle Langzeitstudien stimmen darin überein, dass der *maßvolle* Genuss, zum Beispiel ein Glas Wein (0,25 l) oder ein halber Liter Bier ein- bis siebenmal in der Woche, also maximal einmal am Tag, einen schützenden Effekt auf das Herzinfarktrisiko, ja sogar auf die Schlaganfallhäufigkeit hatte

Langzeitstudien attestieren maßvollem Alkoholgenuss einen schützenden Effekt

([36], US-Physicians Health Study an 22 000 Ärzten). Steigt der Verbrauch darüber, so erhöht sich das Risiko entsprechend. Dem roten Bordeaux mit seinen phenolischen Substanzen wird ein noch höherer Schutzwert zugemessen – hauptsächlich in Frankreich. Eine überzeugende Beweisführung dafür fehlt aus wissenschaftlicher Sicht; es gibt also keinen Grund, von der eigenen Vorliebe abzulassen.

Es sei aber nicht verschwiegen, dass es ernst zu nehmende Stimmen gibt, die erhebliche Zweifel an der schützenden Wirkung des Alkohols äußern. Bei so großen Studien, die erforderlich sind, um überhaupt eine Aussage machen zu können, ist es sehr schwer festzustellen, warum die »Kontrollgruppe« gar nichts trinkt. Es liegt auf der Hand, dass in dieser Gruppe zahlreiche Menschen sein können, die gesundheitliche Probleme mit dem Alkohol hatten und deshalb abstinent wurden. Dies wäre aber eine Verfälschung in dem Sinne, dass nicht die Alkoholabstinenz das gesundheitliche Problem darstellt, sondern beispielsweise eine vorher bestehende Abhängigkeit! Abgesehen davon sollte bedacht werden, dass es hierzulande jährlich zu etwa 40 000 Todesfällen kommt, die direkt oder indirekt mit Alkohol zusammenhängen.

Bestehen zusätzlich Gewichtsprobleme, so kommt dem Alkohol eine ausgesprochen negative Rolle zu. Alkoholische Getränke regen in aller Regel den Appetit an. Sie verführen dazu, über die Verhältnisse zu essen, eine Tendenz, die durch das gleichzeitig einsetzende Stimmungshoch noch begünstigt wird. Alkohol ist ein erheblicher Kalorienträger; ein Glas Bier enthält so viele Kalorien wie ein halbes Kalbsschnitzel, sodass die tagsüber oft mühsam eingesparten Kalorien durch das abendliche Bier leicht ersetzt werden. Wie bei vielen Genüssen muss auch hier das rechte Maß gewahrt werden – und das nicht im wörtlichen, sondern im übertragenen Sinne!

Bei Gewichtsproblemen kommt Alkohol jedoch negativer Einfluss zu, da er den Appetit anregt

> **Alkohol selbst hat *einen* vorbeugenden Einfluss auf die Herzkranzgefäßerkrankung – es ist aber eine Frage der Menge! Zu reichlich genossen, kann er schwere Herzrhythmusstörungen hervorrufen!**
> **1 g Fett liefert 9,3 kcal/38 kJ**
> **1 g Kohlenhydrate liefert 4,1 kcal/17 kJ**
> **1 g Eiweiß liefert 4,1 kcal/17 kJ**
> **1 g Alkohol liefert 7,0 kcal/30 kJ**

Antioxidative Flavonoide

Schwarzer Tee schützt vor schwerer Arteriosklerose, berichtet selbst die Fachpresse. Die antioxidative Wirkung der in ihm wie auch in Gemüse, Obst und Rotwein enthaltenen Flavonoide ist wiederholt Gegenstand interessanter Studien gewesen. Diese Substanzen hemmen die Zyklooxygenase, ähnlich wie Aspirin, und vermindern damit die Neigung der Blutplättchen zu verklumpen. In der »Zutphen Elderly Study« wurde versucht, den Zusammenhang zwischen Flavonoidaufnahme und Herzinfarktrisiko zu klären. Die Hauptquelle bestand in Schwarztee (61 Prozent), Zwiebeln (13 Prozent) und Äpfeln (10 Prozent). Und es zeigte sich Erstaunliches: Je höher die Flavonoidaufnahme, desto geringer die Gefahr eines tödlichen Herzinfarktes! Auch nach Korrektur hinsichtlich Alter, Body-Mass-Index, Zigaretten rauchen, Gesamt- und HDL-Cholesterin, Blutdruck, körperlichem Training, täglicher Kalorienzufuhr, Vitamin-C-, Vitamin-E-, Betakarotin- und Ballaststoffaufnahme war das Risiko immer noch signifikant niedriger. Flavonoide aus regelmäßig genossenen Nahrungsmitteln können offenbar das Risiko eines Herztodes bei älteren Männern senken.

Je höher die Flavonoidaufnahme, desto geringer die Gefahr eines tödlichen Herzinfarkts

Ungesättigte Fettsäuren

Die Gruppe von Fettsäuren unterteilt sich aufgrund ihres chemischen Aufbaus in einfach ungesättigte und mehrfach ungesättigte Fettsäuren, abhängig von der Zahl der Doppelbindungen in der langen C-Kette. Ein positiver Einfluss auf das Herzinfarktrisiko wurde schon lange vermutet. Zunächst wurden die mehrfach ungesättigten Fettsäuren, wie sie in verschiedenen pflanzlichen Ölen vorkommen, zur Vorbeugung empfohlen. Diese Substanzen haben jedoch eine oxydierende Wirkung, weshalb man mit dieser Empfehlung jetzt etwas zurückhaltender umgeht. Uneingeschränkt empfohlen werden jedoch die *einfach ungesättigten Fettsäuren*, wie sie zum Beispiel im Olivenöl oder in bestimmten Rapsölen vorkommen. Die regelmäßige Ernährung mit diesen Substanzen hat nach einem Infarkt außerordentlich positive Effekte [23], sodass manche Autoren in der Hauptsache diesem Umstand den Erfolg der »Mittelmeerdiät« zuschreiben.

Eine ganz ähnliche Wirkung haben auch die Omega-3-Fettsäuren (Eikosapentaensäure = EPS), die vor allem im

Der regelmäßige Genuss einfach ungesättigter Fettsäuren hat positive Effekte

Fischöl vorkommen. Populär geworden sind sie unter dem Begriff »Eskimoprinzip«. In verschiedenen Untersuchungen fiel immer wieder auf, dass die Eskimos trotz ihres außerordentlich hohen Fettverzehrs nur sehr selten Herzinfarkte haben. Fischöl, ein ganz wesentliches Fett in ihrer Ernährung, enthält sehr viel EPS und ist damit offenbar ein wirksamer Schutzfaktor. Unterstützt wird diese Beobachtung durch die Ergebnisse einer großen in Italien durchgeführten Studie (GISSI, Grupo Italiano per la Studia della Sopravivenza dell'Infarcto Miocardio), bei der sich herausstellte, dass die zusätzliche Gabe von EPS nach einem Herzinfarkt eine sehr günstige Wirkung hat. Als Medikament sind sie unter dem Namen Omacor®, Zodin® im Handel.

Vorsicht: Hormonersatztherapie bei Frauen

Zweifellos sind Frauen bis zu den Wechseljahren durch ihre Hormone weitgehend vor den Risiken eines Herzinfarktes geschützt. Die oralen Kontrazeptiva, die »Pille«, bringen zwar ein erhöhtes Risiko für thromboembolische Erkrankungen mit sich; das wirkt sich aber imgrunde erst in Verbindung mit dem Zigarettenrauchen richtig aus, weshalb von dieser Kombination vor allem jenseits des 30. Lebensjahres dringend abgeraten werden muss.

Körpereigene Hormone schützen Frauen bis zur Menopause vor Herzinfarkt

Von diesen besonderen Faktoren einmal abgesehen, sind Frauen durch ihre Hormone geschützt; was läge also näher, als nach den Wechseljahren, mit dem Nachlassen der eigenen Hormonproduktion, diese Substanzen von außen zuzuführen, zumal die unangenehmen Erscheinungen wie Hitzewallungen, Stimmungsschwankungen und auf jeden Fall die Osteoporose (Knochenschwund) dadurch günstig beeinflusst werden?

Bleiben wir bei den Fakten:

Nach den Wechseljahren steigt das Infarktrisiko für die Frauen deutlich an. Es entsteht das »metabolische Menopausensyndrom«, das sich aus folgenden Störungen zusammensetzt:
- Anstieg des Gesamtcholesterins, des LDL-Cholesterins und der Triglyzeride (Neutralfette)
- Verminderung des HDL-Cholesterins
- Gewichtszunahme und androide (männliche) Fettverteilung
- gesteigerte Insulinresistenz
- erhöhte Spiegel von Homocystein und Lp(a)

- Erhöhung von Fibrinogen und Faktor VII
- endotheliale Dysfunktion.

Östrogene bewirken – neben vielem anderen – eine Verbesserung des Lipidmusters, das heißt der Werte für Cholesterin und Triglyzeride.

Die großen amerikanischen Fachgesellschaften (AHA = American Heart Association, ACC = American College of Cardiology) empfehlen aber dennoch, bei Frauen zur Primärprävention von kardiovaskulären Erkrankungen Hormone *nicht* einzusetzen, da die nachgewiesenen thromboembolischen Komplikationen und das erhöhte Brustkrebsrisiko mögliche positive Auswirkungen mehr als aufwiegen!

> Positive Effekte einer Östrogentherapie durch erhöhte Thrombose- und Brustkrebsgefahr leider aufgehoben

> Eine Hormonersatztherapie zur Prävention von kardiovaskulären Ereignissen kann nicht empfohlen werden.

Vorboten eines Infarktes

Das akute Koronarsyndrom – 71

Untersuchungen zur Erkennung eines drohenden Infarktes – 72
Elektrokardiogramm – 72
Belastungs-EKG – 73
Myokardszintigraphie – 75
Echokardiographie – 75
Belastungsechokardiographie – 76

Neuere Verfahren – 76
Ultraschnelle Computertomographie – 76
Magnetresonanztomographie – 78
Koronarangiographie – 79

Häufig kündigt sich der Infarkt durch Beschwerden an, die zunächst als harmlos gedeutet werden: ein unbestimmtes Druckgefühl hinter dem Brustbein, ziehende, stechende Schmerzen, die in Schulter und Arm ausstrahlen; manchmal sitzen diese Beschwerden eher in der Magengegend oder im Halsbereich. Diesen *Angina-pectoris*-Symptomen ist gemeinsam, dass sie kurz sind, nur wenige Minuten dauern und von allein wieder verschwinden.

> Bei etwa der Hälfte der Infarktpatienten treten Warnzeichen als Hinweis auf einen drohenden Infarkt auf

Bei etwa der Hälfte aller Infarktpatienten finden sich diese *Warnzeichen*, Prodromalsymptome genannt, als Hinweise auf einen drohenden Infarkt. Die Beschwerden sind ähnlich wie bei einem Infarkt, nur sind sie weniger schwer, kürzer und für den Betroffenen nicht so eindrucksvoll! Sie treten häufig erstmals bei einer stärkeren Anstrengung auf und lassen gleich nach, wenn die Belastung vorüber ist. Als Vorboten eines Infarktes können diese Beschwerden aber auch in Ruhe auftreten, vor allem nachts. Sie halten dann meist länger an, oft bis zu einer halben Stunde; der Patient wird dabei wach und findet gelegentlich Erleichterung, wenn er aufsteht und ans Fenster geht.

Da die Schmerzen in den linken Arm, den Hals, den Rücken und die Schulter ausstrahlen, kommt es nicht selten zu Problemen, sie gegenüber anderen, etwa von der Brustwirbelsäule ausgehenden, Beschwerden abzugrenzen. Typischerweise treten vom Herzen ausgehende Schmerzen jedoch nur bei Belastungen auf, der Betroffene spürt sie eigentlich nur bei Anstrengungen. Ebenso typisch ist das prompte Nachlassen in Ruhe oder nach Gabe einer Nitrokapsel. Dieses Zeichen ist so wichtig, dass viele Ärzte diese »nitropositiven« Beschwerden als sicheren Hinweis auf Durchblutungsstörungen des Herzens deuten.

> Beobachten Sie solche Warnzeichen, sollte unverzüglich eine Untersuchung eingeleitet werden!

Machen sich solche Warnzeichen bemerkbar, dann sollten unverzüglich die Untersuchungen eingeleitet werden, die genauen Aufschluss über eine Infarktgefährdung geben, *bevor* der eigentliche Infarkt eingetreten ist. Je mehr Risikofaktoren vorliegen, desto wahrscheinlicher wird, dass diese Beschwerden Vorboten eines drohenden Infarktes sind.

> Die Hälfte aller Patienten hat vor dem Infarkt Warnzeichen:
- Schmerzen hinter dem Brustbein, vor allem bei Anstrengung
- Schmerzen, die in den linken oder rechten Arm, in den Nacken, Hals oder in die Magengegend ausstrahlen

Diese Zeichen können Tage und Wochen vor dem Infarkt auftreten. Bemerken Sie diese Symptome, gehen Sie unverzüglich zum Arzt!

Das akute Koronarsyndrom

Treten diese Beschwerden erstmalig auf oder machen sie sich als deutliche Verschlechterung eines ansonsten stabilen Krankheitsverlaufs bemerkbar, so spricht man von einem »akuten Koronarsyndrom«, das umgehend abgeklärt werden sollte.

Bei diesem Krankheitsbild ist es häufig nicht zu einem vollständigen Verschluss des Gefäßes gekommen, sondern zu einer hochgradigen Einengung, die noch eine minimale Durchblutung erlaubt. Bis zu 20 Prozent der Patienten mit einem akuten Koronarsyndrom entwickeln in den folgenden 30 Tagen einen Herzinfarkt oder andere, möglicherweise lebensbedrohende Komplikationen. Die umgehende Krankenhausaufnahme ist daher oberstes Gebot, denn die Gefahren, die von dieser Entwicklung her drohen, können durch eine frühzeitige Intervention deutlich vermindert werden.

Was versteht man unter frühzeitiger Intervention? Häufig wird zunächst eine Koronarangiographie durchgeführt (siehe ▶ S. 79). Je nach Ergebnis schließt sich dann eine Dilatation (PTCA, ▶ S. 97 ff.) an, meist mit einer STENT-Implantation (▶ S. 98) (PCI), die zum Ziel hat, die (zumeist) hochgradige Engstelle im Herzkranzgefäß dauerhaft zu beseitigen. Dies geschieht unter dem Schutz gerinnungshemmender Mittel, der sog. GPIIb/IIIa-Inhibitoren (z. B. Tirofiban, Abciximab und andere), z. T. in Kombination mit plättchenhemmenden Substanzen (Clopidogrel). Bei geringem Risiko kann man sich zunächst mit der Beobachtung begnügen, während in der Hochrisikogruppe unverzüglich eine interventionelle Strategie eingeschlagen werden sollte.

Das akute Koronarsyndrom geht mit einer hochgradigen Verengung eines Herzkranzgefäßes einher

20 Prozent der Patienten mit akutem Koronarsyndrom erleiden binnen 30 Tagen einen Infarkt oder eine andere, lebensbedrohliche Komplikation

Frühzeitige Intervention!

> Das akute Koronarsyndrom ist häufig der Vorbote eines Infarktes. Dabei ist die prompte Einlieferung in ein Krankenhaus wichtig, denn die modernen interventionellen Verfahren helfen heute, einen Herzinfarkt oder schwerwiegende Komplikationen zu verhindern.

Untersuchungen zur Erkennung eines drohenden Infarktes

Elektrokardiogramm

Das EKG registriert die Ströme, die während eines Herzzyklus entstehen

Als erster Schritt wird ein Elektrokardiogramm (EKG) angefertigt, eine *Aufzeichnung der Ströme, die während eines Herzschlages entstehen*. Das EKG zeigt recht gut, *ob* und möglicherweise auch *wann* ein Infarkt abgelaufen ist. Im Rahmen eines akuten Koronarsyndroms ist es zur Risikoabschätzung sehr wichtig. Eine ST-Streckenhebung beispielsweise wäre Grund zu frühzeitiger Intervention. *Über die Infarktgefährdung sagt es nichts aus.*

Es dokumentiert, ob und ggf. auch wann ein Infarkt stattfand

> Das EKG zeigt, ob ein Infarkt abgelaufen ist oder gerade abläuft.

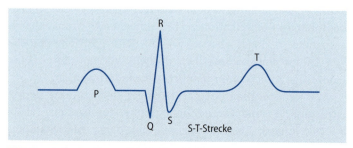

Schematische Darstellung des EKGs: Das EKG zeigt die Ströme an, die während der Herztätigkeit fließen. Die P-Welle zeigt die Erregung der Vorhöfe, der QRS-Komplex die der Hauptkammern und die T-Welle die »Repolarisationsphase«, das heißt die Rückkehr zur Ruhe, bevor sich dieser Vorgang beim nächsten Herzzyklus wiederholt. Normalerweise liegt die S-T-Strecke auf der gleichen Höhe wie der Abschnitt zwischen P-Welle und Q-Zacke, auf der so genannten isoelektrischen Linie.

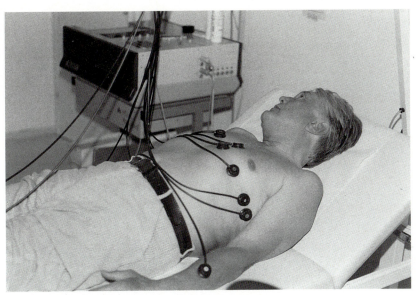

Ruhe-EKG: Die Abbildung zeigt, wie ein EKG abgeleitet wird. Die Saugnäpfe halten flache Metallplatten, die Elektroden, auf der Haut fest. Mit Verstärkern wird der geringe Strom, der beim Herzzyklus entsteht, sichtbar gemacht und auf laufendem Papier registriert.

Belastungs-EKG

Wenn nicht schon in Ruhe Beschwerden bestehen, kann die Frage »Droht ein Infarkt?« durch das Belastungs-EKG wesentlich besser beantwortet werden. Eine Infarktgefährdung liegt dann vor, wenn sich bereits Verengungen an den Herzkranzgefäßen gebildet haben. In Ruhe ist die Durchblutung noch ausreichend. Kommt es jedoch bei Belastung zu einem höheren Sauerstoff- und damit Blutbedarf des Herzmuskels, so kann das verengte Gefäß nicht mehr genügend Blut zum betroffenen Abschnitt des Herzmuskels transportieren, es entsteht *Sauerstoffnot*. Während des Belastungs-EKGs wird diese Situation provoziert: Meist wird der Patient auf einem Standfahrrad stufenweise höher und höher belastet; man kann diese Untersuchung jedoch auch im Liegen oder auf einem Laufband vornehmen. Ist die *Durchblutung nicht mehr ausreichend*, so verspürt der Patient dies als Schmerz hinter dem Brustbein, als Angina pectoris. Im Belastungs-EKG können sich dann charakteristische Veränderungen nachweisen lassen, zum Beispiel eine Senkung der S-T-Strecke, eines bestimmten EKG-Abschnittes. Manchmal ist auch ein mangelnder Anstieg von Pulsfrequenz und Blutdruck Ausdruck des

Eine Infarktgefährdung kann durch ein Belastungs-EKG besser beurteilt werden

Ist die Belastung zu hoch, entsteht Sauerstoffmangel im Herzmuskel mit einhergehenden Schmerzen

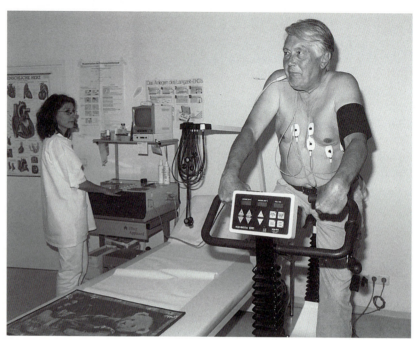

◘ **Belastungs-EKG:** Wie beim Ruhe-EKG werden die Herzströme mit Hilfe der Elektroden abgeleitet und registriert. Kommt es unter Belastung zu Durchblutungsmangel, das heißt Sauerstoffnot im Herzmuskel, so zeigt sich dies meist in einer Senkung der S-T-Strecke.

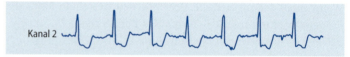

◘ **S-T-Streckensenkung unter Belastung:** Im Gegensatz zur vorangegangenen schematischen Darstellung des EKGs zeigt sich hier eine deutliche Senkung der S-T-Strecke unter die isoelektrische Linie. Wenn diese Senkung nur unter Belastung auftritt, so ist sie in aller Regel ein Hinweis auf eine Störung der Durchblutung im Herzmuskel, der wiederum Engstellen in einem oder mehreren Herzkranzgefäßen zugrunde liegen.

Durchblutungsmangels im Herzen. Die Beschwerden können aber auch fehlen, obwohl das Herz nicht genügend Sauerstoff erhält! In diesem Fall spricht man von einer »stummen Ischämie«, das heißt von einer Durchblutungsstörung, die ohne Beschwerden auftritt.

> Das Belastungs-EKG weist nach, ob das Herz auch bei Anstrengung noch genügend durchblutet wird. Ist dies nicht der Fall, so zeigen sich meist Veränderungen, die auf eine Infarktgefährdung hinweisen.

Myokardszintigraphie

Manchmal fällt das Belastungs-EKG noch ganz normal aus, obwohl sich bereits eines oder mehrere Herzkranzgefäße kritisch, das heißt hochgradig verengt haben. Um hier mehr Klarheit zu gewinnen, ist die Myokardszintigraphie manchmal hilfreich. Bei dieser Methode wird mit Hilfe winziger Mengen einer radioaktiv markierten Substanz ein *Bild von der Durchblutung des Herzmuskels aufgezeichnet.* Da die gesunde Herzmuskulatur die radioaktiv markierten Substanzen über die Blutgefäße gleichmäßig aufnimmt, finden sich beim normalen Herzen diese kleinen Partikel auch in allen Abschnitten gleichmäßig verteilt wieder. Wird nun unter Belastung ein bestimmter Teil des Herzens nicht mehr ausreichend durchblutet, so gelangen in diesen Abschnitt weniger Partikel. Im Bild des Herzens, das bei der Szintigraphie entsteht, stellt sich dann ein so genannter Defekt dar – ein Abschnitt, in den weniger Substanz gelangen kann, weil er insbesondere unter Belastung nicht ausreichend durchblutet wird.

Bei einer vorübergehenden Durchblutungsstörung wie der Angina pectoris füllt sich dieser Defekt in Ruhe wieder auf; dies ist ein sicherer Hinweis für die kritische Einengung eines Herzkranzgefäßes.

Eine Myokardszintigraphie ermöglicht durch radioaktiv markierte Substanzen ein Bild von der Durchblutung der Herzmuskulatur

> Die Myokardszintigraphie gibt ein Bild von der Durchblutung des Herzens. Kommt es bei verengten Gefäßen zu einer Mangeldurchblutung bestimmter Abschnitte, so stellt sich dies als »Perfusionsdefekt« dar.

Echokardiographie

Die Echokardiographie schaut mit Hilfe eines Ultraschallstrahls in das Herz hinein. Man könnte sie mit einer Taschenlampe vergleichen, die sonst unzugängliche Räume erschließt. Der Ultraschallstrahl wird vom Schallkopf auf die verschiedenen Strukturen des Herzens gerichtet und von diesen wieder

Eine Ultraschalluntersuchung stellt sicher fest, ob und in welchem Umfang die Herzleistung eingeschränkt ist

reflektiert. Damit entstehen Bilder der Bewegungen der Herzklappen, aber auch der Herzwände, die wiederum Aufschluss darüber geben können, ob ein Herzinfarkt abgelaufen ist. Das Echokardiogramm kann sehr gut feststellen, wie groß ein Infarkt gewesen und ob eine Einschränkung der Herzleistung entstanden ist. Die »Pumpfunktion« des Herzens wird zuverlässig erkannt. Kleine Narben können dem Echo entgehen.

Über die Gefährdung kann diese Untersuchung jedoch wenig aussagen. Das gelingt eher mit der Belastungs- bzw. Stressechokardiographie.

Belastungsechokardiographie

Die Belastungsechokardiographie, auch Stressechokardiographie genannt (in diesem Zusammenhang bedeutet »Stress« Belastung, sei es durch körperliche Anstrengung oder durch ein Medikament), zeigt die Funktion des Herzens unter Belastungsbedingungen, ähnlich wie das Belastungs-EKG. Dabei tritt im positiven Fall eine Mangeldurchblutung bestimmter Abschnitte auf, die dann eine Störung der Kontraktion in bestimmten Wandabschnitten sowie eine Aufhebung der Wanddickenzunahme zeigen. Wenn sich die Durchblutung wieder normalisiert hat, gehen diese Erscheinungen ebenfalls zurück. Erfahrene Untersucher erreichen mit dieser Methode eine höhere Genauigkeit als beim Belastungs-EKG. Besonders wertvoll ist diese Methode dann, wenn wegen einer gleichzeitig bestehenden Erkrankung der Beingefäße eine Untersuchung auf dem Fahrradergometer nicht möglich ist.

Die Belastungsechokardiographie dokumentiert Kontraktionsstörungen und Wandveränderungen des Herzmuskels, die in Ruhe noch verborgen sind

Neuere Verfahren

Ultraschnelle Computertomographie

Wie schon beschrieben, beginnen die Veränderungen in den Herzkranzgefäßen mit der Einlagerung von Fettsubstanzen in der Wand des Gefäßes. Diese so genannten »weichen Plaques« sind nur mit Hilfe einer Untersuchung mit Kontrastmitteln nachweisbar. Diese Plaques lagern aber oft schon sehr frühzeitig Kalzium, also Kalk in kleinsten Mengen ein.

Die ultraschnelle Computertomographie (UCT) ist derzeit das empfindlichste Verfahren zum Nachweis und zur genauen Quantifizierung solcher Kalkablagerungen. Die Untersuchung selbst ist nicht belastend; nach wenigen Minuten sind die Daten erstellt. Das Ausmaß der Verkalkung wird mit einer Zahl, dem so genannten Kalkscore, ausgedrückt. Die Kalkablagerungen sind ein empfindliches Kennzeichen für die früheste Form einer Koronarerkrankung. Es hat sich gezeigt, dass die Anzahl und Dichte der Verkalkungen gut mit dem Ausmaß der gesamten Plaqueausdehnung korreliert, wie sie zum Beispiel bei der Koronarangiographie festgestellt werden kann. Die Gesamtzahl der Plaques wiederum ist ein Ausdruck

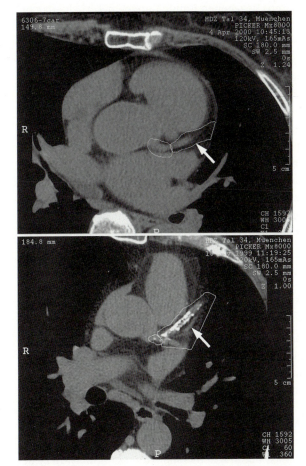

Diese Kalkablagerungen sind erste Anzeichen einer Koronarerkrankung

◘ **Normaler Befund eines 58-jährigen Patienten bei der ultraschnellen Computertomographie:** Im weiß umrandeten, mit Pfeil markierten Bereich kein Hinweis auf Kalkablagerung (obere Bildhälfte).
Deutliche Verkalkung bei einem 62-jährigen Patienten mit Bluthochdruck: Im weiß umrandeten, mit Pfeil markierten Bereich deutliche Aufhellungen als Zeichen der Kalkablagerung (untere Bildhälfte).

der Infarktgefährdung, denn je mehr Plaques vorhanden sind, desto höher ist die Wahrscheinlichkeit, dass sich ein Gefäßverschluss bilden kann. Damit ist der Nachweis von Koronarkalk ein wichtiger Risikomarker.

Wie in großen Studien gezeigt werden konnte, sind diese Ablagerungen ein erstes Anzeichen der beginnenden Koronarerkrankung. Damit können frühzeitig Maßnahmen eingeleitet werden, sich gegen ein weiteres Fortschreiten und damit die am meisten gefürchtete Komplikation, den Herzinfarkt, zu schützen. Unter diesem Aspekt bekommen die im Abschnitt »Risikofaktoren« gegebenen Empfehlungen natürlich ein ganz anderes Gewicht.

Warum hat diese Untersuchung dann noch keine weitere Verbreitung gefunden, wird man sich fragen. Wie bei allen Fortschritten in der Medizin gibt es natürlich auch für diese Methode Grenzen. Mit zunehmendem Alter wird die Verkalkung häufiger, weshalb es schwieriger wird, zwischen einem »normalen« und einem »krankhaften« Ausmaß der Verkalkung zu unterscheiden. Der Einwand, dass mit zunehmendem Alter das Infarktrisiko deutlich steigt, ist allerdings auch nicht von der Hand zu weisen. Die finanzielle Belastung ist angesichts der angespannten Budgets der Krankenkassen natürlich auch ein Argument, dem sich allerdings entgegensetzen lässt, dass es nichts Teureres gibt als einen neuen Fall von Herzinfarkt.

Magnetresonanztomographie

Bei diesem Verfahren können ohne Kontrastmittel und ohne Strahlenbelastung die zentralen Abschnitte der Herzkranzgefäße dreidimensional dargestellt werden. Für die Darstellung von Venenbypasses sind ebenfalls brauchbare Resultate erzielt worden. Für Schrittmacherträger ist dieses Verfahren nicht geeignet. Weiterhin kann man damit genauere Aussagen über Funktionszustand und Stoffwechsel des Herzmuskels machen. Ganz wichtig ist die Magnetresonanztomographie (MRT) bei der Frage, ob nach einem Gefäßverschluss der Infarkt vollständig, also nur noch Narbengewebe da ist, oder ob sich noch vitaler Herzmuskel findet, der von besserer Durchblutung nach PTCA oder Bypassoperation profitieren würde. Der Nachweis einer Ischämie ist damit ebenfalls möglich.

Die MRT kann beurteilen, ob nach einem Infarkt nur noch Narbengewebe oder funktionstüchtiger Herzmuskel anzutreffen ist

Koronarangiographie

Ergibt sich bei einer der beschriebenen Methoden der Verdacht auf eine ungenügende Durchblutung des Herzens, so wird häufig zu einer Koronarangiographie – einer *Herzkatheteruntersuchung* – geraten. Die Koronarangiographie ist eine *Röntgenuntersuchung* zur genauen Darstellung der Herzkranzgefäße. Dabei wird ein dünner Kunststoffschlauch, der Katheter, bis in den Anfangsteil der Herzkranzgefäße eingeführt, um röntgendichtes Kontrastmittel injizieren zu können. Während dieses Vorgangs werden die Bilder gespeichert, auf denen man das Gefäß in seinem ganzen Verlauf er-

Die Koronarangiographie stellt die Herzkranzgefäße mittels Kontrastmittel und Röntgenstrahlung genau dar

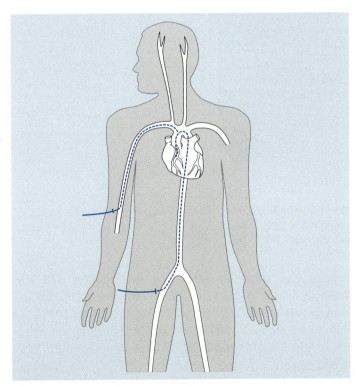

Koronarangiographie (Herzkatheteruntersuchung): Bei der Koronarangiographie wird ein dünner Katheter (Kunststoffschlauch von 2,5 Millimetern Durchmesser) über die Arterie in der Leiste (oder im Arm) bis zum Herzen vorgeführt. Die gestrichelte Linie zeigt den Verlauf des Katheters im Gefäß. Dann wird Kontrastmittel eingespritzt, um das ganze Herz in seiner Bewegung zu zeigen und damit Auskunft über Größe und Auswirkungen des Infarktes zu erhalten. Außerdem wird Kontrastmittel in die Herzkranzgefäße eingebracht, um eine genaue Darstellung der Engstellen und Verschlüsse zu ermöglichen.

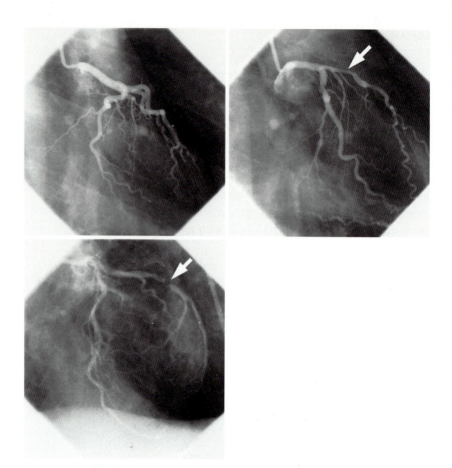

Koronarangiographie: Normale Herzkranzgefäße (links oben); beginnende Verengung (Pfeil) (rechts oben); Verschluss eines Herzkranzgefäßes (Pfeil) (links unten).

kennen und feststellen kann, wo Verengungen und Verschlüsse liegen. In der Hand eines erfahrenen Untersuchers sind die Risiken gering. Mit einer Häufigkeit von 1:1000 muss man damit rechnen, dass durch die Untersuchung ein erneuter Infarkt ausgelöst wird, meist durch den Verschluss eines schon vorher erheblich verengten Gefäßes. Ein Todesfall kommt heute, statistisch gesehen, einmal bei 5000 bis 10000 Untersuchungen vor. Beim akuten Infarkt oder wenn zusätzliche Erkrankungen der Herzklappen vorliegen, ist die Gefährdung jedoch höher.

Warum ist diese Untersuchung so wichtig?

Nur die Koronarangiographie zeigt die Einengungen und Verschlüsse der Herzkranzgefäße so genau, dass man über das weitere Vorgehen entscheiden kann, nämlich
- ob es ausreichend ist, mit Medikamenten zu behandeln;
- ob eine Aufdehnung der Engstellen erforderlich ist, die PTCA oder Dilatation mit STENT-Implantation (PCI);
- ob eine Bypassoperation erforderlich ist.

Während man früher die Koronarangiographie nur dann anwandte, wenn die Beschwerden des Patienten sehr stark waren, versucht man heute, durch eine rechtzeitige Diagnose einem drohenden Herzinfarkt zuvorzukommen. Darum ist es wichtig, dass Arzt *und* Patient die Vorboten eines Infarktes richtig deuten. Wenn an den Herzkranzgefäßen Engstellen vorhanden sind, ist es das Ziel, einen Infarkt abzuwenden.

Sowohl die Computertomographie (CT) als auch die Magnetresonanztomographie (MRT) sind in der Lage, auch ohne eine Herzkatheteruntersuchung Bilder von den Herzkranzgefäßen zu erzeugen. Die MRT ist die weniger robuste Methode mit geringerer Ortsauflösung, dafür kommt sie ohne Kontrastmittel und Strahlenbelastung aus. Über das weitere Vorgehen mit einer perkutanen koronaren Intervention (PCI) kann aber nur, wie oben ausgeführt, die invasive Koronarangiographie entscheiden.

Als Zwischenschritt, etwa zum Ausschluss höhergradiger Engstellen in den großen Kranzgefäßen kann die nicht-invasive Koronarangiographie aber durchaus Sinn machen.

Für die nachfolgende Therapiewahl (Medikamente, Dilatation, Bypass-OP) ist die Koronarangiographie von zentraler Bedeutung

Die Behandlung des Herzinfarktes

Kapitel 6   Wie kündigt sich ein Infarkt an? – 85
Kapitel 7   Wie wird ein Infarkt behandelt? – 93
Kapitel 8   Bypassoperation – 109
Kapitel 9   Neuere Operationsverfahren – 119

Wie kündigt sich ein Infarkt an?

Was tun im Notfall? – 86

Was sollen die Angehörigen tun? – 87

Warum so schnell wie möglich? – 88

Der schnellste Weg – 89

Der Anruf bei der 112 – 89

Wie erkenne ich den Herzinfarkt? – 90

Zu Fuß ins Krankenhaus? – 90

Herznotfallambulanz – 91

Die innere Blockade – 91

Hilfe durch den Nächsten – 92

Was tun im Notfall?

Ein Infarkt kündigt sich fast immer als starker, anhaltender Schmerz hinter dem Brustbein an

Ob vorher Warnzeichen aufgetreten sind oder ob der Infarkt ohne jegliche Vorboten kommt – er macht sich fast immer als *starker, anhaltender Schmerz hinter dem Brustbein* bemerkbar, der weder durch Ruhigstellung noch durch bestimmte Bewegungen beeinflusst wird. Oft ist es ein Druckgefühl, das sich ständig steigert, manchmal ein Ziehen, Brennen. Häufig strahlt der Schmerz in die linke Schulter und den linken Arm aus; er kann jedoch auch in der Magengegend oder im Halsbereich, im Kiefer und im Nacken auftreten. Häufig wird er als vernichtend empfunden und löst Angst bis hin zur Todesangst aus.

Keine Zeit verlieren! Notruf 112 kontaktieren!

Treten solche Beschwerden auf, sollte umgehend der *Notarzt unter der Notrufnummer 112* gerufen werden, um *so rasch wie möglich* den Transport in ein Krankenhaus zu veranlassen. Unter diesen Umständen ist keine Zeit zu verlieren; *dennoch geht oft kostbare Zeit verloren.* Aus Rücksichtnahme auf die Angehörigen, die Arbeitskollegen, die Umgebung versuchen viele Patienten, zunächst selbst mit dem Schmerz fertig zu werden – eine falsche Einstellung mit möglicherweise

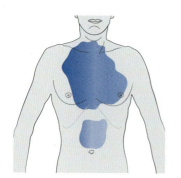 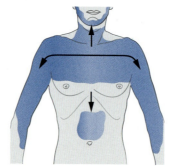 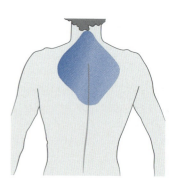

◘ Das sind die Alarmzeichen!
- schwere, länger als 5 Minuten anhaltende Schmerzen im Brustkorb, die in Arme, Schulterblätter, Hals, Kiefer, Oberbauch ausstrahlen können
- starkes Engegefühl, heftiger Druck im Brustkorb, Angst
- zusätzlich zum Brustschmerz: Luftnot, Übelkeit, Erbrechen Schwächeanfall (auch ohne Schmerz), evtl. Bewusstlosigkeit
- blasse, fahle Gesichtsfarbe, kalter Schweiß
- Achtung:
  Bei Frauen sind
  Luftnot, Übelkeit, Schmerzen im Oberbauch, Erbrechen nicht selten alleinige Alarmzeichen
  (Mit freundlicher Genehmigung der Deutschen Herzstiftung e.V.)

fatalen Folgen! Häufig entsteht eine lange Verzögerung durch die Weigerung, sich einzugestehen, dass es sich tatsächlich um einen Infarkt handeln könnte. So verständlich diese Reaktion ist, so bedauerlich ist sie. Für alle Beteiligten, einschließlich der Ärzte, ist es wesentlich leichter, nach 1–2 Tagen Beobachtung festzustellen, dass es ein vergleichsweise harmloser Angina-pectoris-Anfall war, als sehen zu müssen, dass man bei einem Infarkt zu spät gekommen ist.

Keine falsche Tapferkeit!

> **Zeichen eines Infarktes**
> - Starke, anhaltende Schmerzen hinter dem Brustbein, die in den Arm (meist den linken) ausstrahlen. Der Schmerz kann auch in der Magengegend sitzen, in den Hals und in die Nackenregion ausstrahlen
> - starkes Enge- und Druckgefühl in der Brust
> - blasse, fahle Gesichtsfarbe, verfallenes Aussehen, kalter Schweiß auf Stirn und Oberlippe
> - Luftnot, Unruhe, Übelkeit, Vernichtungsgefühl
> - Schwindel, Schwächeanfall mit oder ohne Bewusstlosigkeit

Was sollen die Angehörigen tun?

Es gilt, keine Zeit zu verlieren, wenn der Zustand bedrohlich erscheint – das starke Engegefühl in der Brust, plötzliche Blässe, fahle Gesichtsfarbe, Schweiß auf Stirn und Oberlippe. *Umgehend* sollte der *Notarzt* (112) gerufen werden. Halten Sie jetzt alle Aufregungen vom Patienten fern. Helfen Sie dem Arzt, die Wohnung rasch zu finden. Schalten Sie das Licht in der Wohnung, im Treppenhaus, an der Hausnummer und am Haustürschild an. Wenn möglich, sollte jemand auf der Straße dem Notarzt die Orientierung erleichtern.

Lagern Sie den Patienten mit erhöhtem Oberkörper, und entfernen Sie alles, was ihn beengt. Eine leichte Decke hilft, die Kreislaufreaktion nicht durch Kälte zu verstärken. Sind Nitrokapseln im Haus, so geben Sie 1–2 Kapseln, aber nicht mehr! Wichtiger vielleicht noch ist ein beruhigendes, zuversichtliches Wort, auch wenn Ihnen nicht danach zu Mute ist; eine Hand zu halten, kann viel Geborgenheit vermitteln. Die *rasche Krankenhauseinlieferung* ist jedoch der wichtigste Schritt, dem haben sich alle anderen Dinge anzupassen.

Auch wenn Ihnen nicht danach zu Mute ist: umsichtiges, beherztes Handeln durch Angehörige ist vonnöten

Die rasche Krankenhauseinlieferung ist der wichtigste Schritt!

> **Sofortmaßnahmen**
> - Rufen Sie sofort den Notarzt (112), wenn der Infarkt sich ankündigt! Keine Minute sollte verloren gehen!
> - Legen Sie den Patienten hin, den Oberkörper etwas erhöht.
> - Gabe von 1–2 Nitrokapseln, wenn zur Hand, sind gut; mehr nicht!
> - Erleichtern Sie es dem Arzt, Sie zu finden!

Warum so schnell wie möglich?

Zwei große Gefährdungen bringt der Herzinfarkt mit sich. In den ersten Stunden danach ist das Herz besonders anfällig für Störungen der Herzschlagfolge. Bedrohlich ist das sogenannte *Kammerflimmern*, bei dem das Herz mehr als 300 mal in der Minute schlägt. Wird diese Rhythmusstörung nicht sofort behoben, kommt es zu einem totalen Kreislaufzusammenbruch. Ursache ist eine unzureichende Füllung der Herzkammern durch die schnelle Herzschlagfolge. Diese Rhythmusstörung ist unabhängig von der Größe des Herzinfarkts und kann auch bei einem kleinen Infarkt vorkommen. Schnelle Hilfe bringt der Defibrillator, der die Herzrhythmusstörung elektrisch beseitigt. Sowohl dem Notarzt im Rettungswagen (112 oder örtliche Notrufnummer) wie in jeder Klinik stehen Defibrillatoren zur Verfügung.

Die andere Gefahr, die ein Herzinfarkt mit sich bringt, ist das *Pumpversagen des Herzens*. Je länger der Herzinfarkt andauert, desto mehr Herzmuskelgewebe geht unwiederbringlich verloren. Die heutige Medizin hat zwei Möglichkeiten, die Durchblutung im Herzen wiederherzustellen: Einmal dadurch, dass Medikamente das Gerinnsel auflösen, oder dass das verstopfte Gefäß mit einem Ballonkatheter wieder geöffnet und aufgedehnt wird. Heute weiß man, dass die Kathetermaßnahmen bei akutem Infarkt besser sind als die sogenannte Lysetherapie. Die Katheterintervention ist aber in Deutschland nicht überall verfügbar. An einem flächendeckenden Angebot, bei dem Rettungswagen beim Herzinfarkt nur Kliniken anfahren, die täglich eine 24-Stunden-Katheterbereitschaft haben, wird gearbeitet. Auf jeden Fall gilt – gleich welche Behandlungsmethode eingesetzt wird – *je früher eingegriffen wird, desto größer sind die Lebenschancen des Patienten*.

> Die beiden großen Risiken des Herzinfarkts, Kammerflimmern und Untergang von Herzmuskelgewebe, erfordern, dass der Patient so schnell wie möglich in eine Klinik eingeliefert wird.

Der schnellste Weg

Der Notarzt-Rettungswagen ist der schnellste Weg ins Krankenhaus. Er ist auf Notfälle spezialisiert und mit den Symptomen und Gefahren des Herzinfarkts vertraut. Der Rettungswagen steht Tag und Nacht, auch an Sonn- und Feiertagen, zur Verfügung. Er ist mit einem Defibrillator ausgerüstet, der jederzeit eine lebensbedrohende Herzrhythmusstörung beenden kann.

Wichtig ist, gegenüber der Leitstelle den Verdacht auf Herzinfarkt *deutlich* zu äußern und die Beschwerden klar zu beschreiben, damit die Leitstelle weiß, dass es sich wirklich um einen Notfall handelt und nicht einen normalen Krankenwagen statt eines Rettungswagens mit Notarzt schickt.

Mit einem Funkgerät kann vom Rettungswagen aus die Klinik schon benachrichtigt werden, so dass dort ein Kathetereingriff oder eine Lyse vorbereitet werden kann. In günstigen Fällen wird auf diese Weise schon in einer Stunde das Gerinnsel beseitigt.

Der Anruf bei der 112

- Nennen Sie Ihren Namen, danach Namen und Alter des Kranken, die Adresse mit genauer Wegbeschreibung, z. B. Hintereingang, 3. Stock, 2. Tür rechts, damit man schnell zu Ihnen findet (Wohnung nachts hell erleuchten).
- Äußern Sie deutlich den Verdacht auf Herzinfarkt. Kurze Beschreibung der Beschwerden. Die Leitstelle muss erkennen, dass ein Rettungswagen mit Notarzt geschickt werden muss, nicht ein einfacher Krankenwagen.
- Legen Sie erst auf, wenn das Gespräch von der Leitstelle beendet wurde. Die Leitstelle hat eventuell Rückfragen. Bitte nennen Sie Ihre Rückrufnummer.

Älteren Menschen, die allein leben, so dass ihnen im Fall eines Herzinfarkts niemand helfen kann, ist zu empfehlen, sich einem Hausnotrufsystem anzuschließen, wie es die Rettungsorganisationen (z. B. Deutsches Rotes Kreuz, Malteser Hilfsdienst, Die Johanniter) anbieten.

Wie erkenne ich den Herzinfarkt?

Das sind Alarmzeichen:
- schwere, länger als 5 Minuten anhaltende Schmerzen im Brustkorb, die in Arme, Schulterblätter, Hals, Kiefer, Oberbauch ausstrahlen können
- starkes Engegefühl, Brennen im Brustkorb, Atemnot
- zusätzlich: Übelkeit, Brechreiz, Angst
- Schwächegefühl (auch ohne Schmerz), evtl. Bewusstlosigkeit
- blasse, fahle Gesichtsfarbe, kalter Schweiß
- nächtliches Erwachen mit Schmerzen im Brustkorb ist ein besonderes Alarmzeichen.

Achtung:
- Bei Frauen sind Atemnot, Übelkeit, Schmerzen im Oberbauch, Brechreiz und Erbrechen häufiger als bei Männern alleinige Alarmzeichen.
- Wenn Brustschmerzen bei *minimaler Belastung* oder *in Ruhe* auftreten (instabile Angina pectoris), muss genauso schnell wie beim Herzinfarkt gehandelt werden.

> **Dann sofort den Rettungswagen rufen: 112**

Zu Fuß ins Krankenhaus?

Immer wieder beobachten wir in der Notaufnahme Patienten, die mit einem Herzinfarkt selbst in die Klinik gehen oder gar ihren eigenen Wagen gefahren haben. Davor kann nur gewarnt werden. Die körperliche Belastung verschlimmert die Folgen des Infarkts und durch Autofahren setzt der vom Herzinfarkt Betroffene nicht nur sein eigenes Leben, sondern auch das von anderen aufs Spiel.

Von Ausnahmefällen abgesehen muss auch davon abgeraten werden, dass Angehörige oder Freunde mit ihrem Auto den Patienten in die Klinik fahren, weil während des Transports Kammerflimmern auftreten kann.

Herznotfall-Amulanz

Neuerdings gibt es in einigen Kliniken Einrichtungen, die genau auf Patienten mit Beschwerden im Brustkorb ausgerichtet sind: Die sogenannte *Chest Pain Unit* (engl. für Brustschmerzeinheit) ist eine Notfallambulanz, die *allen* Patienten mit akuten Beschwerden offen steht. Sie können ohne ärztliche Überweisung und ohne Anmeldungsformalitäten sich direkt vorstellen. Es wird in Zukunft immer mehr Chest Pain Units geben. Eine Liste der Chest Pain Units kann in der Deutschen Herzstiftung angefordert werden.

Die Chest Pain Unit ist 24 Stunden geöffnet und mit allen modernen Geräten ausgerüstet, die zur sofortigen Versorgung von Herznotfallpatienten notwendig sind. Der Patient wird dort sofort untersucht und behandelt. Die Ärzte entscheiden anhand der Untersuchungsbefunde, ob der Patient nach Hause gehen kann, weil die Beschwerden harmlos sind, ob er mit Medikamenten therapiert wird oder ob ein Herzinfarkt durch eine sofortige Herzkatheteruntersuchung mit Wiedereröffnung des verschlossenen Herzkranzgefäßes oder Lyse-Therapie behandelt werden muss.

Die innere Blockade

Die Hemmschwelle, die 112 anzurufen, liegt sehr hoch. Zwar gaben bei einer Umfrage des Meinungsforschungsinstituts EMNID, die die Deutsche Herzstiftung in Auftrag gegeben hatte, 78% der Befragten an, bei Verdacht auf Herzinfarkt sofort den Notruf zu alarmieren. Aber die Wirklichkeit sieht anders aus. Die Menschen warten stundenlang.

Die Gründe dafür liegen tief. In einer Gesellschaft, in der ewige Jugend, Erfolg und Karriere die Leitbilder sind, hat der Gedanke an Krankehit keinen Platz.

Es ist schwer sich einzugestehen, dass man lebensbedrohlich krank ist. Daher kommt es zu Verleugnung: *Ich darf nicht krank sein, ich will nicht krank sein.*

Becker H.-J.: Was tun im Notfall? in: Medikamente, Stents, Bypass – Therapie der koronaren Herzkrankheit, S. 45 ff, 2007

Hilfe durch die Nächsten

Nicht immer sind Patienten, die einen Herzinfarkt erleiden, in der Lage, energisch zu handeln. Oft sind sie so von Schmerzen gepeinigt und von Schwäche übermannt, dass sie zu Entscheidungen nicht mehr fähig sind und nur in Ruhe gelassen werden wollen. Dann müssen die Lebensgefährten, die Familie, die Freunde oder wer gerade anwesend ist, sich für die schnelle Rettung des Patienten einsetzen.

Nach der Erfahrung der Ärzte sind Frauen meistens besser in der Lage, die Gefährdung ihres Partners zu erkennen. Allerdings kommt es auch immer wieder vor, dass Frauen sich von dem Wunsch ihres Partners »*Ich will keinen Arzt*« einschüchtern lassen und dadurch die Chance für eine schnelle Rettung versäumt wird.

Ein großes Problem ist es, dass viele Patienten *Warnzeichen* schon Wochen und Monate *vor* einem Infarkt nicht wahrnehmen. Oft haben Patienten, die ihren Herzinfarkt als Blitz aus heiterem Himmel schildern, wenn man sie genau befragt, schon längst vorher beim Treppensteigen, Bergwandern, Rennen zum abfahrenden Zug Schmerzen im Brustkorb oder Brustenge gespürt. Sie haben diese Herzbeschwerden verdrängt, sie auf ‚»*die Bronchien*« oder »*das Alter*« geschoben, weil sie sie als Herzschmerzen nicht wahrnehmen wollten. Wenn wir lernen, auf diese *Warnzeichen* aufmerksam zu achten, könnte ein großer Teil der Herzinfarkte vermieden werden.

Wie wird ein Infarkt behandelt?

Neue Rettungsinseln – 94
Immer mehr Herznotfallambulanzen (CPU) – 94

Sofortige Wiedereröffnung eines Herzkranzgefäßes – 97

Stent – 98
Beschichtete Stents – 99

Ein Blick in die Zukunft – Stammzelltransplantation – 99

Thrombolyse – 102

Die Rolle der Angehörigen – 103

Seelische Reaktionen auf den Infarkt – 104

Mobilisierung auf der Intensivstation – 105

Was bedeutet »stummer Herzinfarkt«? – 106

Neue Rettungsinseln

Immer mehr Herznotfallambulanzen (CPU)

Während des Transportes ins Krankenhaus sollte der Infarktpatient – auch beim Verdacht – stets vom Notarzt begleitet werden. In der Vergangenheit wurde die Notaufnahme des Krankenhauses angesteuert, die dann alle weiteren Schritte veranlasste.

In der letzten Zeit wurden aber vielerorts neue Rettungsinseln, die CPU, Chest Pain Units, wörtlich übersetzt Brustschmerzeinheiten, geschaffen. Die Deutsche Herzstiftung schlägt vor, sie Herznotfallambulanzen zu nennen.

Diese Abteilung versorgt alle Patienten mit akuten Brustschmerzen. Plötzlich einsetzende Schmerzen im Brustkorb, die länger als fünf bis zehn Minuten anhalten, können Zeichen eines Herzinfarkts sein, aber auch bei anderen Erkrankungen auftreten. Der Herzinfarkt ist jedoch die Erkrankung, bei der ein Zeitverlust die schlimmsten Folgen für den Patienten hat. Daher muss bei akuten Schmerzen in der Brust als erstes abgeklärt werden, ob ein Herzinfarkt vorliegt.

Trotz aller Aufklärungskampagnen darüber, wie lebenswichtig es ist, beim Verdacht auf einen Herzinfarkt sofort zu reagieren, sind die aktuellen Zahlen dazu ernüchternd: Die Zeit zwischen dem Auftreten der ersten Infarktzeichen und dem Anruf bei der 112 hat sich von zweieinhalb auf drei Stunden verlängert. Aus der Erfahrung wissen wir, dass viele Patienten Angst davor haben sich zu blamieren, wenn sich nachher herausstellt, dass es blinder Alarm war. Diese Hemmung ist aber grundfalsch. Sie sollten sich, wenn Sie davor zurückschrecken, den Notarztwagen zu rufen, von den Angehörigen oder vom Taxi in eine CPU fahren lassen, keinesfalls selber fahren!

> **Die Kernbotschaft lautet weiterhin:**
> **Beim Verdacht auf Herzinfarkt sollte man ohne zu zögern über die 112 den Notarzt rufen!**

Neue Rettungsinseln

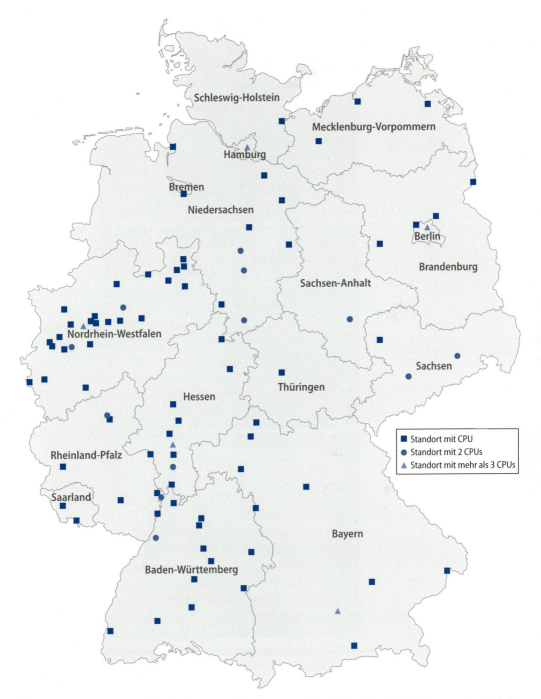

Zertifizierte Herznotfallambulanzen (CPU) in Deutschland. Um die Sterblichkeit am Herzinfarkt zu senken, wurden in den letzten Jahren in Deutschland zahlreiche Herznotfallambulanzen, so genannte Chest-Pain-Units (CPUs), eingerichtet. Sie dienen zur Versorgung von Patienten mit unklarem Brustschmerz. (Quelle: Deutsche Gesellschaft für Kardiologie Herz- und Kreislaufforschung e.V./Deutsche Herzstiftung e.V.). Zertifizierte CPUs: 132; Stand 8. 12. 2011

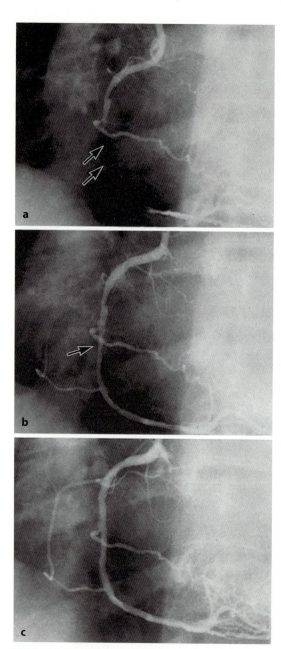

Wiedereröffnung eines verschlossenen Gefäßes: a Der Gefäßverschluss (Pfeil) wurde zunächst wiedereröffnet und anschließend mit einem Ballon weiter aufgedehnt (**b**), so dass ein weitgehend normaler Durchfluss resultiert (**c**).

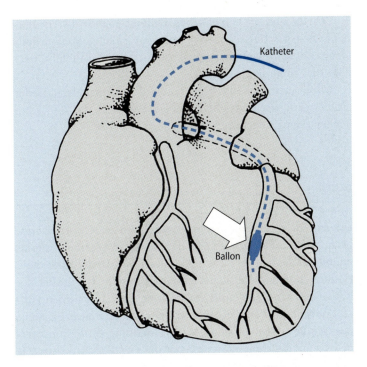

Schema der Ballondilatation: Findet sich bei der Koronarangiographie eine Engstelle, die einer Dilatation zugänglich ist, so wird zunächst wiederum das Herzkranzgefäß mit einem Katheter sondiert. Durch diesen so genannten Führungskatheter wird dann der kleinere, steuerbare Ballonkatheter bis in die Engstelle vorgeführt.

Sofortige Wiedereröffnung eines Herzkranzgefäßes

Bei der Wiedereröffnung wird zunächst wie bei der Koronarangiographie ein *Katheter*, ein dünner Schlauch, in den Anfangsteil des Herzkranzgefäßes gelegt. Dann wird durch diesen so genannten Führungskatheter ein zweiter, dünnerer Katheter, der an der Spitze einen *Ballon* trägt, über die Engstelle (Stenose) geschoben, sodass der Ballon genau im Verschlussabschnitt zu liegen kommt. Anschließend wird unter Druck eine Flüssigkeit eingespritzt, die den Ballon zur Entfaltung bringt. Die Größe des Ballons wird vorher genau festgelegt; die Engstelle kann so bis auf den durch die Ballonmaße genau festgelegten Durchmesser *aufgedehnt* werden. Meist wird der Ballon mehrere Male für kurze Zeit gefüllt. Während dieser Füllung ist die Durchblutung im Kranzgefäß unterbrochen, der Patient kann Schmerzen wie bei der Angina pectoris verspüren.

Ein Ballonkatheter wird genau im Verschlussabschnitt platziert

Der Ballon wird mehrere Male für kurze Zeit gefüllt und weitet so die Engstelle auf

Bei der speziell hergestellten Ballonmembran ist ein Riss nahezu ausgeschlossen. Selbst wenn der Ballon einreißen sollte, besteht keine Gefahr, da gleichzeitig der Druck abfällt, weshalb dies ohne Folgen bleibt.

Durch mehrfaches Aufdehnen wird der Verschluss wieder eröffnet und die Engstelle im Gefäß erweitert, das Blut kann wieder ungehindert fließen.

Stent

Um das Risiko einer erneuten Verengung (Rezidiv) zu verringern, wird heute eine Stütze in das Gefäß platziert, die als engmaschiges Gitter diesen Abschnitt von innen offen hält. Heute gehören diese Stents zu einem festen Bestandteil der Katheterbehandlung von Herzkranzgefäßen. Über einen Führungsdraht werden sie bis in die vorher dilatierte Engstelle des Gefäßes vorgeschoben. Durch Entfaltung des Ballons werden sie auf den Innendurchmesser des Gefäßes aufgedehnt. Je nach Bedarf stehen Stents von 4–40 Millimeter Länge zur Verfügung. Häufig ist der Stent auf dem Ballon vormontiert.

Langzeitbeobachtungen sprechen für die Verwendung von Stents, da es wesentlich seltener zu erneuten Verengungen kommt. Grundsätzlich gilt dies auch für die Wiedereröffnung von vollständigen Verschlüssen, ebenso für die Behandlung von Engstellen in den Bypassvenen.

Gefahren durch Stents bestehen vor allem dann, wenn die Metalloberfläche noch nicht mit Gewebe bedeckt ist. Dann können sich nämlich an den Metallmaschen Gerinnsel bilden, die das Gefäß ggf. erneut abrupt verschließen und damit im ungünstigen Fall einen neuen Infarkt hervorrufen. Daher werden in diesem Stadium sehr wirksame Medikamente gegeben, die ihre Wirkung vor allem auf die Blutplättchen entfalten. Durch diese Substanzen, Azetylsalizylsäure (Aspirin) in Kombination mit Clopidogrel (Plavix®, Iscover®, Clopidogrel, Efient®, Prasugrel, Brilique (Ticagrelor) und andere) werden die Blutplättchen daran gehindert, zusammenzuklumpen und damit ein Blutgerinnsel zu bilden bzw. auszulösen.

Im ersten Jahr nach dem Einsetzen ist es möglich, dass überschießendes Zellwachstum einsetzt und das Gefäß dadurch wieder verengt wird (In-Stentrestenose). Aus diesem Grund werden beim akuten Herzinfarkt oder Koronarsyndrom heute in aller Regel beschichtete Stents verwendet.

> Ein Stent verhindert durch ein engmaschiges Gitter den erneuten Verschluss des betroffenen Gefäßabschnitts

> Stents sind beschichtet, um die Gewebereaktion und damit die erneute Verengung zu verringern

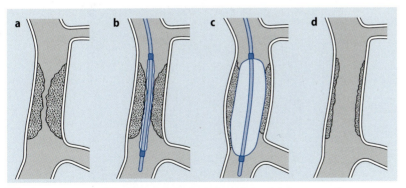

Schematischer Ablauf der Dilatation: Zunächst wird die Engstelle erneut dargestellt (**a**). Dann wird der Ballon ohne Füllung in die Engstelle platziert (**b**) und unter Druck ausgedehnt (**c**). Zurück bleibt in der Regel eine geringe Stenose (**d**) (ohne vormontierten Stent). Medikamenten-beschichtete Ballons sind in Erprobung.

Beschichtete Stents

Das Metallgerüst der Stents wird dabei mit einer porösen Kunststoffschicht umgeben, die das darin gespeicherte Medikament langsam freisetzt. Paclitaxel (Taxus®-Stent), Sirolimus (Rapamycin®, Cypher®-Stent) und andere Substanzen haben sich als außerordentlich wirksame Substanzen erwiesen. In den ersten Studien waren im ersten Jahr der Beobachtung praktisch keine In-Stentstenosen mehr zu beobachten, sodass die führenden Kardiologen davon ausgehen, in Zukunft nur noch medikamentenbeschichtete Stents zu verwenden.

Der Einsatz von medikamenten-beschichteten Stents verringert die Zahl von In-Stent Restenosen deutlich

Bei beschichteten Stents ist eine nachfolgende Behandlung mit der Kombination ASS/Clopidogrel unverzichtbar. In der Regel wird empfohlen, diese Behandlung für ein Jahr fortzuführen, damit die Endothelzellen trotz der freigesetzten Medikamente allmählich die Stentmaschen mit körpereigenen Zellen überziehen können.

In Entwicklung befinden sich derzeit Verfahren bioabbaubare Stents zu verwenden, um späte Stentthrombosen zu verringern. Erste klinische Erprobungen haben bereits stattgefunden.

Ein Blick in die Zukunft – Stammzelltransplantation

Die frühzeitige Eröffnung des beim Infarkt verschlossenen Herzkranzgefäßes ist deshalb so wichtig, weil die (sehr stark

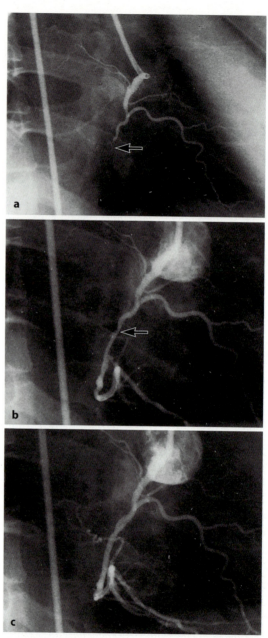

Wiedereröffnung eines verschlossenen Herzkranzgefäßes:
a Oben das verschlossene Gefäß (Pfeil); b nach der PTCA bleibt eine Restenose (Pfeil), die erst nach Stentimplantation nahezu völlig verschwindet (c).

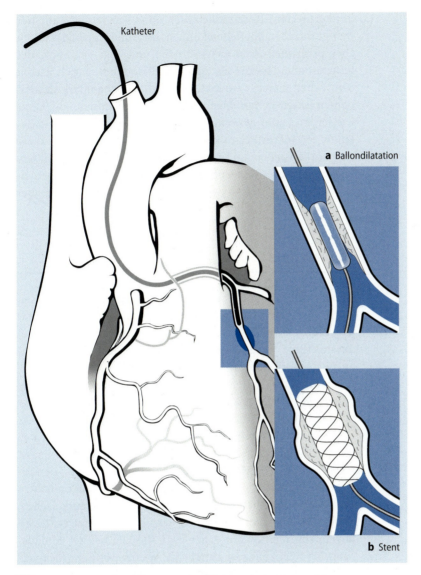

◘ Schema einer Ballondilatation **a** (Aufdehnung einer verengten Herzkranzarterie mit einem aufblasbaren Ballon); **b** Stentimplantation (ein von innen die Gefäßwand abstützendes Drahtgeflecht hält die aufgedehnte Herzkranzarterie offen).
Mit freundlicher Genehmigung aus: Kerstin Bauer, Jürgen Ennker: Herzkranzgefäße. Ein Patientenratgeber. 2., aktualisierte Auflage, Steinkopff Verlag 2003

differenzierten) Herzmuskelzellen ohne Sauerstoffzufuhr nur wenige Stunden überleben können. Das Infarktgefäß lässt sich aber prinzipiell auch viele Stunden und Tage später wieder öffnen, ohne dass die Herzmuskelzellen damit jedoch wieder zum Leben erweckt werden. Aus dem Knochenmark des Patienten lassen sich problemlos Stammzellen entnehmen. Diese werden im Labor gezüchtet und über das wiedereröffnete Gefäß in den Infarktbezirk gespritzt, in der Hoffnung, dass diese sich dort ansiedeln und neue Muskel- und Gefäßzellen bilden. Bislang ist dieses Konzept noch im Stadium der experimentellen Forschung. Erste Anwendungen am Patienten hat es aber schon gegeben.

Stammzellen zur Neubildung von Muskel- und Gefäßzellen sind noch im Stadium der experimentellen Forschung

Thrombolyse

Ist es nicht möglich, innerhalb einer angemessenen Zeit (< 120 min) ein Herzkatheterlabor (auch »chest pain unit«) zu erreichen, dann sollte eine Thrombolyse (kurz Lyse) durchgeführt werden, entweder als prae-hospitale oder in-hospitale Thrombolyse.

Das Ziel dieser Behandlung ist es, das *verschlossene Herzkranzgefäß wieder zu eröffnen*, um dem geschädigten Herzmuskel neues Blut und damit neuen Sauerstoff zuzuführen. Dies geschieht durch die Gabe eines Medikaments, das den verschließenden Pfropf im Gefäß auflöst, z. B. Streptokinase, r-tpA, Reteplase®, Alteplase® und ähnliche. Ziel ist es, den Infarkt noch zu verhindern oder ihn möglichst klein zu halten. Der Infarkt, das heißt der Untergang der Herzmuskelzellen, findet nämlich nicht plötzlich statt, sondern erstreckt sich über mehrere Stunden; daher auch die Eile bei der Einlieferung ins Krankenhaus. Durch die Wiedereröffnung des verschlossenen Herzkranzgefäßes will man schon im Stadium der Infarktentstehung die Durchblutung dieses Herzmuskelabschnittes wiederherstellen.

Bei einer Thrombolyse wird ein Medikament verabreicht, das den verschließenden Propf im Gefäß auflöst, um den Infarkt noch zu verhindern oder klein zu halten

Ist die Thrombolyse nicht erfolgreich, so sollte innerhalb von 12 Stunden eine Rettungs-PCI (Dilatation und Stent-Implantation) angestrebt werden. Ist sie erfolgreich, wird innerhalb von 24 Stunden eine Herzkatheteruntersuchung in PCI-Bereitschaft empfohlen (Empfehlungen der Europäischen und Deutschen Gesellschaft für Kardiologie).

> Den Infarkt möglichst klein zu halten, ist ein wichtiges Behandlungsziel. Dazu dient die Wiedereröffnung des verschlossenen Gefäßes durch die Thrombolyse (Auflösung des verschließenden Gerinnsels) bzw. die direkte Wiedereröffnung durch einen Ballonkatheter. Die Behandlung ist umso erfolgreicher, je eher sie einsetzt. Eine frühe Behandlung ist nur möglich, wenn der Patient auch frühzeitig kommt. Jeder sollte daher die Symptome eines Herzinfarktes kennen – und sie auch äußern!

Die Rolle der Angehörigen

Auf der Intensivstation fühlen sich nicht nur der Patient, sondern naturgemäß auch seine Angehörigen stark verunsichert. Alle Entscheidungen liegen plötzlich in der Hand von Spezialisten, alle Lebensvorgänge werden genau überwacht – bis hin zur elektronischen Registrierung jedes Herzschlages. Was kann, was soll der Lebenspartner in dieser Situation tun? Gerade weil der Schock so groß ist, weil plötzlich alles auf dem Spiel steht, ist der persönliche Kontakt zum Patienten besonders wichtig. Jetzt wird sich die Stärke der Bindung zeigen, beispielsweise in der Fähigkeit, emotionale Unterstützung zu gewähren und das häufig angeschlagene Selbstwertgefühl zu stärken. Dem kommt besondere Bedeutung zu, denn plötzlich fehlt ein entscheidender Pfeiler, nämlich Gesundheit und die Gewissheit, »sich auf sich selbst verlassen zu können«. Selbstverständlich müssen alle Probleme ferngehalten werden, auch gegen anderslautende Anweisungen, die befehlsgewohnte Streiter gerne geben. *Zuversicht, Trost und Nähe* sind jetzt die Hauptsache. Es ist wichtig zu wissen – und zu vermitteln –, dass die überwiegende Zahl aller Infarktpatienten das vorherige Leistungsniveau ganz oder weitgehend wieder erreicht. Dennoch wird es nicht völlig gelingen, eine depressive Phase zu vermeiden, in welcher der Leidensdruck besonders stark wird. Eine spezielle *psychotherapeutische Behandlung* ist jedoch nur in Ausnahmefällen erforderlich. Menschliche Zuwendung von Seiten der Ärzte und des Pflegepersonals kann viel ausrichten.

Persönlicher Kontakt zum und emotionale Unterstützung des Patienten wichtig

Seelische Reaktionen auf den Infarkt

Der Herzinfarkt ist ein einschneidendes Erlebnis im Leben jedes Betroffenen. Die *Bewältigung* dieses Ereignisses ist für die weitere Gesundung ganz entscheidend. Die Grundzüge der Bewältigungsstrategie entsprechen im Wesentlichen der Persönlichkeitsstruktur, wie sie vor dem Infarkt bestand. Im Umgang mit Problemen werden die gewohnten Verhaltensweisen beibehalten. Aus psychologischer Sicht gibt es den »Verleugner«, den »Dominierenden« und den »Labilen, Depressiven, Machtlosen«.

> Die Bewältigungsstrategie ist wesentlich von der Persönlichkeitsstruktur des Patienten abhängig

Eine angemessene seelische Reaktion auf das Infarktgeschehen ist schwer zu definieren, da die Voraussetzungen von Mensch zu Mensch zu unterschiedlich sind. Wichtig erscheint, die bislang erfolgreich eingeübten Lösungswege vorsichtig zu unterstützen, auf die Gefahren bei Übertreibungen aber aufmerksam zu machen.

Die *Verleugner* mit ihren extrovertierten Zügen gehören zu denen, die aufgrund ihrer Persönlichkeitsstruktur die Krankheit am besten verarbeiten; sie weisen auch den kürzesten Krankheitsverlauf auf, sowohl nach dem Infarkt als auch nach der Bypassoperation. Sie sind davon überzeugt, Ereignisse in ihrem Leben selbst beeinflussen und etwas zur Genesung beitragen zu können. Während des akuten Verlaufs treten bei ihnen die wenigsten Komplikationen auf. Zur Bewältigung der akuten Problematik ist die Verleugnung also eher günstig – aber ist sie es auch auf lange Sicht?

> Der *verleugnende Patient* hat den kürzesten und komplikationsärmsten Krankheitsverlauf – langfristig ist diese Strategie jedoch kritisch

Ungünstig wird diese Reaktionsweise dann, wenn sie daran hindert, Risikoverhaltensweisen zu ändern. Diese Patienten müssen lernen, die Realität anzuerkennen, sich mit ihren Fehlern konfrontieren zu lassen und ihre eigenen Grenzen zu erkennen!

Der *dominante Typ* hat Angst vor Risiko und Wandel. Er vermeidet alles Neue, Unbekannte und Unübersichtliche und versucht, neuen Erfahrungen auszuweichen. Er ist auf dauernde Selbstbestätigung angewiesen. Der Infarkt stellt für ihn häufig eine schwere seelische Kränkung dar, die seine Selbstsicherheit erschüttert. Einer solchen Persönlichkeit fällt es schwer, sich vertrauensvoll auf eine Situation einzulassen und Hilfe anzunehmen. Mit viel Einfühlungsvermögen muss man ihr die Möglichkeit geben, gefürchtete und deshalb verdrängte Impulse und Gedanken überhaupt zuzulassen. Ihre gewohnt hyperaktive, stressreiche Bewältigungsstrategie stellt

> Der *dominante Typ* ist in seiner Selbstgewissheit erschüttert – mit viel Einfühlungsvermögen müssen nicht eingestandene Ängste thematisiert werden

auch für die Zukunft eine Gefahr dar, die nur ganz allmählich abgebaut werden kann.

Manche Patienten reagieren auf den Infarkt mit *Labilität, Machtlosigkeit und depressiven Phasen.* Sie leiden unter starken Stimmungsschwankungen, sind sehr verletzbar und haben oft eine unrealistische Erwartungshaltung. Häufig prophezeien sie sich selbst Negatives – und suchen sich die jeweils dazu passende Information aus. Da sie eher zur Passivität neigen, glauben sie auch nicht, zu ihrer Gesundung etwas beitragen zu können. Für diese Patienten ist beständige Zuwendung, Anteilnahme und dauerhafte Unterstützung ganz entscheidend.

Diese Trennung in unterschiedliche Reaktionsweisen hat jedoch nur begrenzte Gültigkeit, da sich beim Einzelnen Züge dieser oder jener Reaktionsweise mischen. Für das rechte Wort zur rechten Zeit ist es wichtig, den Verdränger vorsichtig auf seine Grenzen und den Dominanten auf die von ihm selbst ausgehende Stressbelastung hinzuweisen. Für alle, besonders aber für den labilen Patienten, bedeutet die bedingungslose emotionale Unterstützung eine wesentliche Hilfe.

Der *labile, depressive Typ* glaubt nicht, etwas zu seiner Genesung beitragen zu können – er benötigt beständige Zuwendung und Anteilnahme

> So verschieden die Menschen sind, so unterschiedlich wird ihre seelische Reaktion auf den Infarkt sein. Ein seelisches Tief ist jedoch eine natürliche Reaktion. Unterstützung durch die Angehörigen ist ein wesentlicher Schritt zur Besserung. Fast alle Infarktpatienten können ihr vorheriges Niveau weitgehend wieder erreichen – auch wenn es zunächst nicht den Anschein hat.

Mobilisierung auf der Intensivstation

Inmitten all der ausgefeilten Technik, der Leitungen und Schläuche tut der Infarktpatient bereits auf der Intensivstation den ersten Schritt in das »zweite Leben«. Unter Anleitung der Krankengymnasten beginnt das genau überwachte und dosierte *Bewegungsprogramm,* das sich zunächst auf einige passive Bewegungen und Atemübungen beschränkt. Dies geschieht in der Vorstellung, den venösen Blutstrom in Gang zu halten und die Atmung zu verbessern. Schritt für Schritt wird das Bewegungsprogramm umfangreicher, um den Konditionsverlust durch die erzwungene Bettruhe so gering wie möglich zu halten. Die schrittweise Frühmobilisierung ist heute fester Bestandteil der Infarktbehandlung.

Noch auf der Intensivstation beginnt der erste Schritt in das »zweite Leben«

Mancher muss buchstäblich lernen, sich wieder zu bewegen. Sternstunden sind es dann, wenn er das erste Mal aufstehen kann, ohne gleich in den Armen des Krankengymnasten zu landen, und die ersten Schritte ohne Begleitung bewältigt. Dies geschieht meist nach der Verlegung auf die reguläre Station, es schließt sich dann ein leichtes, aufbauendes Bewegungsprogramm bis hin zum Treppensteigen an. Die Fortschritte werden variieren. Je nach der Schwere des Infarktes, der Zusatzerkrankungen, nach den vorher vorhandenen sportlichen Fähigkeiten und vielem mehr braucht der Patient mehr oder weniger Zeit, bis er wieder ganz auf eigenen Füßen steht. Die »volle« Mobilisierung bleibt meist der *Rehabilitation* vorbehalten, und sie sollte – entweder als Fortsetzung der stationären Behandlung oder als Anschlussheilmaßnahme, die in Ballungszentren auch ambulant möglich ist – zügig in die Wege geleitet werden. Neben der vollen Mobilisierung ist es Aufgabe der Rehabilitation, die weitere Lebensführung des Betroffenen so zu gestalten, dass der eingetretene Schaden möglichst gering gehalten wird, und dafür zu sorgen, dass sich das Ereignis nicht wiederholt.

> Schon nach einer kurzen Zeit der Ruhe beginnt auf der Intensivstation die »Mobilisierung« nach einem festgelegten Plan, und innerhalb weniger Tage wird der Patient wieder auf eigenen Füßen stehen. Die weiterführenden Maßnahmen, beispielsweise Bewegungs- und Trainingsprogramme, werden zumeist in Rehabilitationseinrichtungen übernommen.

Was bedeutet »stummer Herzinfarkt«?

In der Regel macht sich der Infarkt durch den Schmerz bemerkbar. Dieser fehlt jedoch manchmal, ohne dass dafür eine Erklärung vorhanden ist. Manche Menschen nehmen Schmerzen einfach weniger wahr, sei es, dass sie von Natur aus robuster sind und ihnen Schmerzen weniger ausmachen, sei es, dass sie es sich nicht gestatten, auf Schmerz zu reagieren. Dies unterschiedliche Empfinden wird mit dafür verantwortlich gemacht, dass einige Patienten gar nichts wahrnehmen. Für den wirklich stummen Herzinfarkt ist dies allerdings keine ausreichende Erklärung. Hier liegt wohl ein Defekt im Übertragungsweg vom Herzen zum Zentrum der Schmerzempfindung im Gehirn vor, wie man es gehäuft bei

Eine auch ambulant durchführbare Rehabilitation sollte zügig in die Wege geleitet werden

zuckerkranken Patienten beobachtet. Der wirklich stumme Infarkt ist selten, er trägt jedoch die gleichen Risiken wie der symptomatische Infarkt. Da hier auch Warnsymptome wie die Angina pectoris fehlen, raten die Experten besonders gefährdeten Personen, beispielsweise Diabetikern, die noch weitere Risikofaktoren wie erhöhte Blutcholesterinwerte oder einen erhöhten Blutdruck haben, zu regelmäßigen Kontrollen des Belastungs-EKGs. Bei dieser Untersuchung können Hinweise auf eine Durchblutungsstörung und damit kritische Engstellen in den Herzkranzgefäßen erfasst werden, auch wenn keine Beschwerden vorliegen.

> Ein Infarkt kann auch ohne Beschwerden auftreten – ohne dass man die Gründe dafür im Einzelnen kennt. Bei gefährdeten Personen, zum Beispiel Diabetikern mit mehreren Risikofaktoren, ist es daher ratsam, in regelmäßigen Abständen ein Belastungs-EKG durchführen zu lassen. Die frühzeitige Erfassung von Koronargefäßveränderungen ist unter diesen Umständen besonders wichtig.

Der ohne Schmerzwahrnehmung abgelaufene, stumme Infarkt ist selten, birgt aber dieselben Risiken wie der symptomatische Infarkt

Bypassoperation

Operationstechniken – 110

Nach der Bypassoperation – 113

Untersuchungen und Medikamente – 116

Aneurysmektomie – 117

Operationstechniken

Wird nach einem Herzinfarkt festgestellt, dass zusätzlich zum Infarktgefäß mehrere Kranzgefäße kritisch eingeengt sind und eine Dilatation nicht in Betracht kommt, so wird man eine Bypassoperation empfehlen. Der Bypass – wörtlich: die Umgehung – wird als neues Gefäß von der Hauptschlagader bis hin zu den Abschnitten der Kranzgefäße geführt, die hinter den Engstellen bzw. Verschlüssen liegen. Meist werden dazu Venen aus dem Unter- und Oberschenkel entnommen. Außerdem besteht die Möglichkeit, die Arterien der inneren Thoraxwand freizulegen und direkt mit einem Kranzgefäß zu verbinden.

Ein Bypass (Umgehung) überbrückt den Gefäßverschluss von der Hauptschlagader bis zum nachfolgenden Gefäßbereich

Die Operation verfolgt zwei Ziele:
- Die Durchblutung des Herzmuskels zu verbessern und damit die Beschwerden, das heißt die Angina pectoris, zu beseitigen.
- Einen Infarkt bei drohendem Verschluss eines eingeengten Gefäßes zu verhindern und die Lebenserwartung zu verbessern.

90 Prozent der Patienten sind nach einer Bypassoperation beschwerdefrei oder doch deutlich gebessert.

90 Prozent der Patienten sind nach einer Bypassoperation deutlich verbessert oder gar beschwerdefrei

Je stärker der Herzmuskel durch den Infarkt geschädigt ist und je mehr Kranzgefäße kritisch eingeengt sind, desto mehr ist der Patient gefährdet. Kann durch die Bypassoperation eine bessere Durchblutung erreicht werden, so steigt seine Lebenserwartung – selbst bei Befall aller drei Herzkranzgefäße entspricht die Lebenserwartung eines erfolgreich Operierten der seiner Altersgruppe. Die zusätzliche Gefährdung durch die koronare Herzerkrankung konnte durch die Bypassoperation ausgeglichen werden.

Wenn der Patient vorbeugende Lebensregeln beherzigt, entspricht die Lebenserwartung der seiner Altersgruppe

Imgrunde sind die Verhältnisse nach der Operation stabil – wenn der Betroffene die Lebensregeln beherzigt, die sich bei der Vorbeugung bewährt haben. Als neues, zusätzliches Gefäßsystem sind die verpflanzten Venenabschnitte offenbar etwas empfindlicher als die an den hohen Druck gewöhnten Arterien. Sie reagieren eher mit Verengung und Verschlüssen als etwa die bei der gleichen Operation verwendete Arterie der inneren Thoraxwand. Die »Sekundärprävention«, das heißt die Vorbeugung vor neuen Gefäßveränderungen, ist daher für diese Patienten ganz besonders wichtig.

Verwendete Venen reagieren angesichts des hohen Drucks eher mit Verengung oder Verschluss als Arterien

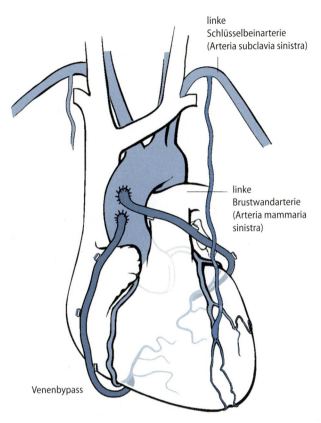

◘ **Bypassschema:** Aus dem Bein entnommene Venen (grau) werden mit der Hauptschlagader verbunden und zu *den* Abschnitten der Herzkranzgefäße geführt, die *hinter* den Engstellen bzw. den Verschlüssen liegen. Wenn möglich, wird gleichzeitig die Brustwandarterie verwendet.

Der größte Gewinn aus der Bypassoperation ist die *Lebensqualität:* keine Angst mehr vor dem nächsten Angina-pectoris-Anfall, die zurückgewonnene Sicherheit und das Gefühl, sich wieder auf sich selbst verlassen zu können. In den ersten Tagen nach der Operation sieht das zunächst einmal nicht so aus. Ähnlich wie beim Infarkt werden alle Lebensfunktionen auf der Intensivstation überwacht, die operationsbedingten Schmerzen im Brustbereich sind den bekannten Beschwerden sehr ähnlich. Die Besserung wird aber auch jetzt durch Frühmobilisation und Bewegungstherapie unterstützt und in der Regel wird die alte Leistungsfähigkeit rasch wieder erreicht. Mit großer Freude haben wir die Karte eines Teilnehmers einer deutschen Nanga-Parbat-Expedition aus sechstausend Meter Höhe erhalten – *nach* seiner Bypass-

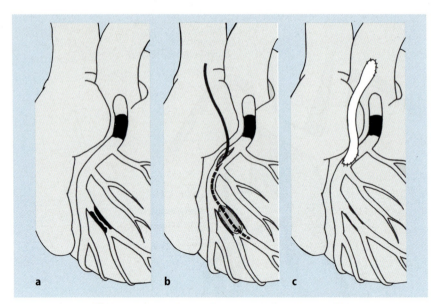

Kombinierte Anwendung von Dilatation und Bypass: a Verschlussstelle am Anfang des Gefäßes und Engstelle weiter abwärts. **b** Aufdehnung der abwärts gelegenen Engstelle. **c** Bypass zur Überbrückung der Verschlussstelle

Es bestehen gute Chancen, die eigenen Möglichkeiten wieder voll ausleben zu können

operation. Er war allerdings schon vorher ein guter Bergsteiger, ein besserer als die meisten von uns es je mit oder ohne Operation sein werden. Unrealistische Hoffnungen können auch vom besten Herzchirurgen nicht erfüllt werden; für die Aussichten, die eigenen Möglichkeiten wieder voll ausleben zu können, besteht jedoch eine gute Chance.

Allein im Jahr 2005 wurden in Deutschland rund 70 000 Bypassoperationen durchgeführt. Zu den wichtigen Entwicklungen der Bypass-Chirurgie in den letzten Jahren zählen vor allem

- die große Erfahrung der Operateure mit diesem Eingriff,
- die zunehmende Verwendung von Arterien als Gefäßbrücken,
- die zunehmende Verwendung von *zwei* Arterien als Gefäßbrücken (T-Graft, Y-Graft, u.a.),
- die schonende Entnahme von Venen aus dem Bein (endoskopische Entnahme),
- die verbesserte Technik und Überwachungsmöglichkeit der Herz-Lungen-Maschine,
- die Möglichkeit, unter besonderen Umständen auch ohne Herz-Lungen-Maschine zu operieren.

Man sollte meinen, dass eine so häufig durchgeführte Operation kein Diskussionsthema mehr sei. Ganz im Gegenteil: Immer wieder erscheinen Berichte und reißerisch aufgemachte Nachrichten, die eine Bypassoperation als gefährliches, im besten Fall nutzloses Unternehmen anprangern, das die Erwartungen in keiner Weise erfülle.

Hier begegnen sich Denkweisen, die eine unterschiedliche Auffassung von der Medizin haben. Auf der einen Seite steht die so genannte technische oder Apparatemedizin, die trotz oder vielleicht gerade wegen ihrer unbestrittenen, oft brillanten Erfolge von Kritikern immer wieder angegriffen wird – sei es aus Kostengründen, sei es aus mangelndem Sachverstand oder sei es aus Frustation über die eigenen Misserfolge. Auf der anderen Seite wird gern der Vorteil einer ganzheitlichen Betrachtungsweise betont, die die im Menschen vorhandenen Selbstheilungskräfte in körperlicher wie auch in seelischer Hinsicht mobilisieren möchte, um damit dem Herzinfarkt nicht auf technische, sondern auf psychosomatische Weise beizukommen. Dabei wird von den Vertretern beider Seiten gern übersehen, dass es sich nicht um zwei konkurrierende Verfahren, sondern um sich ergänzende Aspekte handelt. Der Irrtum entsteht, wenn der eigene Ansatz zum Selbstzweck erhoben und damit das Spektrum der Heilungsmöglichkeiten verkürzt wird.

> **Mehr Lebensqualität – mehr Sicherheit und weniger Beschwerden – ist das wichtigste Ziel der Bypassoperation. Es wird bei ca. 90 Prozent aller Patienten erreicht. Damit daraus ein Langzeiterfolg wird, gehört ein Lebensstil dazu, der alle Risiken für das Herz vermeidet. Im Zusammenwirken liegt der eigentliche Erfolg.**

Bei den Methoden der Apparatemedizin und denen der Psychosomatik handelt es sich nicht um konkurrierende, sondern sich ergänzende Therapieaspekte!

»Die Moral ist nicht in dem Instrument, sondern in dem Arm, der es führt.«
(Peter Bamm)

Nach der Bypassoperation

Die Herzoperation wird von fast allen Patienten als *tiefer Einschnitt* im Leben empfunden; Sie kann jedoch durchaus positiv verstanden werden. Viele berichten, dass ihr Leben danach besser und intensiver geworden sei. Falsch wäre es, sich nach der Operation nur noch bedienen zu lassen und auf direkte oder indirekte Weise von den übrigen Familienmitgliedern äußerste Schonung, Rücksichtnahme und ein hohes Maß an Zuwendung zu verlangen. Auch die Angehörigen neigen nicht selten dazu, den Herzoperierten übermäßig zu schonen. Ob-

Die Herzoperation ist ein tiefer Einschnitt, der in 90% positive Effekte zeitigt

Keine übermäßige Schonung!

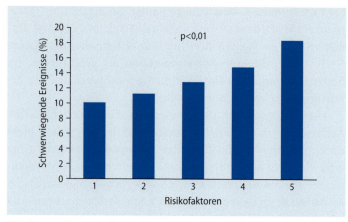

◘ **Schwerwiegende Ereignisse nach einer Bypass-Operation** (Infarkt, Schlaganfall, plötzl. Herztod) pro Jahr in % in Abhängigkeit von der Zahl der Risikofaktoren (Mehta et al., EHJ, 2008, p. 3055)

wohl es für den Betroffenen zunächst ganz reizvoll sein kann, sich umsorgen zu lassen, empfindet er wahrscheinlich den goldenen Käfig bald ebenso sehr als Gefängnis wie die tatsächliche Einschränkung seiner Belastbarkeit vor der Operation.

Eine Berufsausübung ist nach dem Infarkt und der Bypassoperation prinzipiell möglich

Ähnliches gilt für die berufliche Situation. Grundsätzlich können Patienten nach einer Bypassoperation eine berufliche Tätigkeit wieder aufnehmen. Körperlich anstrengende Berufe sollten nach Möglichkeit gemieden werden. Eine regelmäßige körperliche Bewegung im Beruf ist aber von Vorteil. Schweres Heben, Tragen und abrupter Wechsel von Belastungen sind zu vermeiden. Sollte der alte Beruf zu anstrengend sein, ist eine Umschulung über das Berufsförderungswerk möglich (näheres hierzu unter Leistungen in der Rehabilitation, ▶ S. 131). Die Kosten werden von den Arbeitsämtern übernommen.

Empfohlen sind moderat betriebene Ausdauersportarten

Die Frage nach der empfohlenen sportlichen Betätigung kann mit einem Wort beantwortet werden: *Ausdauersportarten*. Bei ihnen bleibt das Tempo so gemächlich, dass man die Pulsfrequenz jederzeit selbst kontrollieren kann. Flottes Gehen, Walking, Wandern, langsames Laufen, Rad fahren in der Ebene und gemütliches Schwimmen sind solche Belastungen, die nach dem eigenen Gefühl gut dosiert werden können.

Die deutlich gesteigerte Belastbarkeit und die dadurch gewonnene Sicherheit werden die seelische Situation rasch stabilisieren. Eine depressive Phase nach der Operation ist ganz natürlich; sie wird auf ebenso natürliche Weise wieder abklingen. Einige Überlegungen können dabei ganz hilfreich sein: Die Bypassoperation lindert nicht nur die Beschwerden, sondern beseitigt die unzureichende Durchblutung des Herzmuskels. Damit ist nicht nur eine symptomatische Linderung erzielt, sondern der Kern des Problems behoben.

Wenn nicht schon vor der Operation geschehen, so ist es spätestens jetzt an der Zeit, die *Risikofaktoren auszuschalten* bzw. *optimal zu kontrollieren*. Generell gilt, dass die eingesetzten Venen empfindlicher reagieren als die Arterien. Dies bedeutet »Schluss mit der Zigarette«, denn jede einzelne Zigarette führt zu einer Steigerung der Gerinnungsneigung des Blutes, die für mehrere Stunden anhält. Die im Rauch enthaltenen Substanzen, beispielsweise Kohlenmonoxyd, schädigen außerdem die Innenauskleidung der Gefäße: Sie verführen die kleinen Blutplättchen dazu, sich an der Innenwand der Bypassgefäße anzusiedeln, weshalb der Prozess der Engstellenentwicklung hier seinen Anfang nimmt.

Die Essgewohnheiten beeinflussen den Cholesterinspiegel, der ganz entscheidend für den weiteren Verlauf der Krankheit ist. Es steht völlig außer Zweifel, dass die Ernährungsgewohnheiten wesentlich für das weitere Schicksal des Bypasses verantwortlich sind.

Um die optimalen Werte für den Cholesterinspiegel zu erreichen, wird oft ein Medikament erforderlich sein (näheres hierzu im Kapitel »Medikamente zur Senkung erhöhter Blutfettspiegel«, ▶ S. 153).

Viele schlechte Gewohnheiten haben mit Stress zu tun. Dabei ist die kritische einfache Frage: »Muss es denn wirklich sein?« oft überraschend hilfreich, wenn es gilt, zeitliche Freiräume für sich und seine Angehörigen zu erhalten. Überhaupt ist die Frage: »Will ich das denn wirklich?« oft der Schlüssel zu einem entspannteren Leben. Ständige berufliche Überforderung, gepaart mit anhaltender häuslicher Konfliktsituation, kann auf Dauer niemand aushalten. Wichtig ist, die eigene Perspektive zurückzugewinnen und Abstand zu wahren. Dazu gehört eine kritische und realistische Einschätzung der eigenen Stärken und Schwächen. Auf keinen Fall darf der Stress dazu führen, mehr Zigaretten zu rauchen, übermäßig viel zu essen oder den Alkoholkonsum anzukurbeln. Noch nie hat eine dieser Methoden ein Problem gelöst, sondern im Gegenteil noch andere geschaffen.

Unverzichtbar: Ausschalten von Risikofaktoren!

Untersuchungen und Medikamente

Nach der Entlassung sollten Untersuchungen so selbstverständlich sein wie der TÜV für das Auto. Als Routinekontrolle sollte ein halbes Jahr nach der Bypassoperation ein Belastungs-EKG durchgeführt werden. Danach sind weitere Kontrollen in einjährigen Abständen anzuraten. Sie ergeben ein verlässliches Bild der Durchblutung des Herzens. Veränderungen der Belastbarkeit sind Anlass dazu, sich die Situation genauer anzusehen, denn gelegentlich zeigen sich schon im ersten oder zweiten Jahr Engstellen am Bypass, ohne dass Beschwerden auftreten müssen.

Zunächst regelmäßige Untersuchungen (Belastungs-EKG) bis zu einem halben Jahr nach dem Infarkt; danach jährliche Kontrollen

Selbstverständlich sollte dann *sofort* ein Belastungs-EKG durchgeführt werden, wenn die Beschwerden typisch für ein Wiederauftreten der Angina pectoris, also für Durchblutungsstörungen des Herzens, sind. Kontrollen der Blutwerte, des LDL- und HDL-Cholesterins, der Triglyzeride etc. sind selbstverständlich und sollten im Rahmen dieser turnusmäßigen Ergometrie stattfinden, um den »TÜV« abzurunden.

Einige Medikamente können allen Patienten empfohlen werden. Dazu gehört heute die Azetylsalizylsäure (Aspirin), die in der Regel als kleine Dosis von 100 mg pro Tag gegeben wird. Für magenempfindliche Personen gibt es Präparate, die besser verträglich sind, meist mit dem Zusatznamen »protect«. Werden auch die nicht vertragen, so wird heute Clopidogrel (Iscover®, Plavix®) empfohlen. An zweiter Stelle stehen Substanzen zur Senkung des Cholesterinspiegels, die sich gerade nach der Bypassoperation als wirksam erwiesen haben, auch wenn die Cholesterinspiegel scheinbar »normal« sind.

Azetylsalizylsäure und Präparate zur Senkung des Cholesterinspiegels stets angeraten Betablockergabe abhängig vom individuellen Risiko

Die Gabe von Betablockern wird sich nach dem persönlichen Risiko richten. Patienten mit hohem Blutdruck, mit der Tendenz zu Rhythmusstörungen oder verbleibender Angina pectoris profitieren zweifellos davon. Die individuell erforderliche Dosis lässt sich am besten mit Hilfe des Belastungs-EKGs feststellen. Bei hohem Blutdruck hat sich die Gabe von ACE-Hemmern (s. Kapitel 12) durchgesetzt; neueste Befunde sprechen sogar für eine ausgesprochen günstige Wirkung selbst bei normalem Blutdruck. Dieser »kardioprotektive« Effekt ist in seiner Ursache noch nicht geklärt; vielleicht spielt das auch in den Herzkranzgefäßen vorhandene lokale Angiotensinsystem eine Rolle. Werden diese Substanzen nicht vertragen oder sind die Nebenwirkungen zu stark, so stehen heute dafür die so genannten AT-I-Blocker (Sartane) zur Verfügung.

Ein Wort zu den Wirkstoffen, die nicht genommen werden müssen: Knoblauchextrakte, Vitamine, Mineralstoffe gehören nicht zu den Substanzen, deren Wirksamkeit nachgewiesen wurde, ganz im Gegensatz zu den oft lauthals vorgebrachten Beteuerungen über deren Effekt. Eine vitamin- und ballaststoffreiche, vegetarisch ausgerichtete Ernährung ist ein Grundpfeiler der Lebensweise nach der Operation. Aber es sollte schon der ganze Apfel sein – und nicht der Extrakt in Pillenform.

Medikamente nach der Bypassoperation sind also ein verhältnismäßig komplexes Kapitel; sie müssen vom behandelnden Arzt unter ständiger Kontrolle der entsprechenden Werte festgelegt werden. Auf keinen Fall sollte der Patient von sich aus ein Medikament weglassen oder zusätzlich nehmen. Bei allen Änderungen ist vorher unbedingt die Konsultation des Arztes erforderlich.

Eine vitamin- und ballaststoffreiche, tendenziell vegetarische Ernährung empfohlen

Vertiefende Literatur zum Thama Bypassoperationen: Kerstin Bauer, Jürgen Ennker: Herzkranzgefäße. Ein Patientenratgeber. 2., aktualisierte Auflage. Steinkopff Verlag 2003.

Aneurysmektomie

Was passiert, wenn der Infarkt zu groß geworden ist, wenn er sich ausgedehnt hat und eine Erweiterung der linken Herzkammer zur Folge hatte? In dieser Situation kann das Herz nicht mehr die erforderliche Leistung aufbringen und der Betroffene verspürt schon bei leichter Anstrengung Atemnot. Zeigt sich bei der Darstellung eine Ausbuchtung der linken Herzkammer, ein so genanntes *Aneurysma*, so kann auch hier durch eine *Operation* Abhilfe geschaffen werden. Der Chirurg wird diesen Abschnitt, der alle Funktion verloren hat und sich nur noch nachteilig auf die Arbeit des Herzens auswirkt, entfernen oder verkleinern. Dadurch kann das Herz seine Funktionsfähigkeit im Wesentlichen zurückerhalten. Häufig wird durch eine gleichzeitige Bypassoperation die Mangeldurchblutung in den angrenzenden Abschnitten behoben. Manchmal wird die Aneurysmektomie auch wegen schwer behebbarer Herzrhythmusstörungen empfohlen, wenn diese lang anhaltend sind und das Leben des Patienten bedrohen. Dazu gibt es noch spezielle Eingriffe, die den »Fokus«, das heißt den Herd ausschalten, der für die immer wieder auftretenden

Ist infolge des Infarkts die linke Herzkammer erweitert, kann dieser Abschnitt chirurgisch entfernt oder verkleinert werden

Rhythmusstörungen verantwortlich ist. Diese Operationen werden in dafür besonders eingerichteten Zentren vorgenommen.

> Bei der Aneurysmektomie wird die linke Herzkammer um den Abschnitt verkleinert, der sich beim Infarkt zu stark ausgedehnt hat. Damit kann das Herz seine Funktionsfähigkeit weitgehend zurückerhalten.

Neuere Operationsverfahren

Minimalinvasive Bypass-Chirurgie – 120

Herzschrittmacherimplantation – 120

Grundzüge der Wiederbelebung – 123
Anzeichen des Herz-Kreislauf-Stillstandes – 123

Minimalinvasive Bypass-Chirurgie

Zwei unterschiedliche Verfahren werden als minimal-invasive Bypass-Chirurgie bezeichnet:
- die sogenannte MIDCAB-Operation (*Minimally Invasive Direct Coronary Artery Bypass*), auch Schlüssellochchirurgie genannt. Der Zugang zum Herzen wird nicht durch die Durchtrennung des Brustbeins eröffnet. Ein fünf bis sieben cm langer Schnitt zwischen den Rippen genügt. Allerdings können auf diese Weise nur die Gefäße an der Vorder- und Seitenwand des Herzens erreicht werden.
- die sogenannte OPCAP-Operation (*Off-Pump Coronary Artery Bypass*). Hier wird das Brustbein wie bei der herkömmlichen Bypass-Operation durchtrennt, aber auf die Herz-Lungen-Maschine verzichtet. Die Operation wird am schlagenden Herzen durchgeführt. Das Operationsfeld wird mit speziellen Techniken stabilisiert.

Diese Operationen haben besonders dann einen Vorteil, wenn bestimmte Umstände bei dem Patienten vorliegen: MIDCAB z.B. bei Verengungen in nur einem Gefäß, die OPCAB-Operation bei alten Patienten und bei Patienten mit umfangreichen Begleiterkrankungen. In diesen Fällen würde man im Einzelfall auch eine eingeschränkte Bypass-Versorgung vorziehen, um das Risiko des Eingriffs zu minimieren.

Studien haben gezeigt, dass bei erfahrenen Chirurgen die Ergebnisse der Bypass-Operationen ohne Herz-Lungen-Maschine sehr gut sind (Sterblichkeit 0,5–2%; Komplikationsraten 2–8%). Durch dieses Verfahren lassen sich im Einzelfall Probleme nach der Operation vermindern, wie z.B. eingeschränkte Lungenfunktion, Embolien oder anderes.

Herzschrittmacherimplantation

Neben den Kammern und Klappen gibt es im Herzen ein so genanntes Reizleitungssystem, das die elektrischen Impulse vom Sinusknoten, dem »Schrittmacher« im eigentlichen Sinn, in die verschiedenen Abschnitte des Herzens leitet und so für einen geregelten Ablauf der Kontraktion sorgt. Nun kann es sein, dass der Infarkt zu einer Unterbrechung dieses Leitungssystems geführt hat und infolgedessen Vor- und Hauptkammern unabhängig voneinander schlagen – eine Situation,

Ein Infarkt kann das Reizleitungssystem unterbrechen

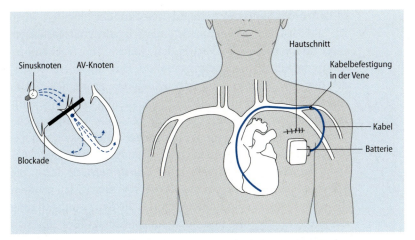

◘ **Schema eines Herzschrittmachers:** Kommt es durch eine Unterbrechung des »elektrischen Leitungssystems« im Herzen zu einem Aussetzen der Herztätigkeit (AV-Block, linkes Schema), so wird ein künstlicher Herzschrittmacher eingepflanzt. Der Impulsgenerator wird mit einem kleinen Schnitt unter die Haut gelegt, die Sonde, ein dünner, elastischer, mehrfach gewendelter Draht, in die rechte Hauptkammer platziert. Damit kann der Schrittmacher erkennen, ob die eigene Herztätigkeit ausreichend ist, und unverzüglich einspringen, wenn sie ausbleibt.

die umgehend korrigiert werden muss. Im Akutstadium, auf der Intensivstation, wird dazu über die Armvene ein sofort einsatzbereiter, so genannter passagerer Schrittmacher gelegt. Ist jedoch auch auf Dauer ein Schrittmacher erforderlich, wird dieser mit einem kleinen chirurgischen Eingriff unter der Haut im Brustkorbbereich eingesetzt.

Der Schrittmacher besteht aus dem elektrischen Impulsgeber in einem flachen Metallgehäuse von circa 5 cm Durchmesser sowie aus ein oder zwei Elektroden – elastischen, mehrfach gewendelten Drähten mit speziellem Kopf –, die in der rechten Hauptkammer und bei Bedarf auch in der rechten Vorkammer verankert werden. Der Schrittmacher leitet über die Elektrode das EKG ab und erkennt so die Eigenaktivität des Herzens. Bleibt diese aus, setzt er den notwendigen Impuls. Man könnte dieses Verfahren mit dem Einbau neuer Zündkerzen vergleichen, die den Motor wieder zuverlässig laufen lassen. Häufig bleiben die Schrittmacheraktionen vom Patienten unbemerkt, gelegentlich spürt er jedoch, wenn der Impulsgeber einsetzt.

Im Allgemeinen wird ein *Zwei-Kammer-Modell* implantiert, dessen Funktion ausreicht, um die kritischen Phasen,

Ein Schrittmacher erkennt die Eigenaktivität des Herzens und gibt nur bei Bedarf einen Impuls

in denen der Sinusknotenimpuls ausfällt oder blockiert wird, zu überbrücken. Zunehmend werden aktivitätsgesteuerte *Zwei-Kammer-Modelle* verwendet, welche die Vorkammer mit in die künstliche Erregung einbeziehen, um so ein Ansteigen der Pulsfrequenz bei Anstrengungen zu ermöglichen. Damit kann auch bei den Patienten, die ständig auf die Schrittmacheraktion angewiesen sind, eine bessere körperliche Leistungsbreite erreicht werden. Eine andere Möglichkeit, um das Ansprechen der Pulsfrequenz auf Belastungen zu erhalten, besteht bei den *aktivitätsgesteuerten Schrittmachern* darin, die verschiedenen Funktionen des Körpers messen. Dazu gehören die Atemfrequenz, die Bluttemperatur, die Sauerstoffsättigung des Blutes, Bewegung und noch andere Messgrößen, die sich bei Anstrengung ändern. Der im Schrittmacher eingebaute Sensor bemerkt diese Veränderung und verursacht einen Anstieg der Stimulationsfrequenz, das heißt die elektrischen Impulse folgen rascher aufeinander – ganz ähnlich dem normalen Pulsanstieg unter Belastung.

Für viele Menschen bedeutet »der Schrittmacher« ein einschneidendes Ereignis, das ihr ganzes Leben verändert. Sie glauben, nun dem Ende nahe zu sein, wohl weil der Herzschlag und damit das Weiterleben von der Funktion dieses kleinen Gerätes abhängig ist; eine verständliche Befürchtung, die jedoch unbegründet ist. Der Schrittmacher dient lediglich als zusätzliche Sicherung, die bei Bedarf einspringen kann; er gibt also imgrunde eher Anlass, sich wieder sicher zu fühlen. Die neuen Geräte mit sehr langlebigen Batterien und regelmäßige, verlässliche Kontrollen tun ein Übriges dazu, solche Bedenken zu zerstreuen.

Unter körperlicher Belastung zu spüren, wie zuverlässig beide Systeme, das körpereigene und das implantierte, arbeiten, kann sehr hilfreich sein. Damit kann ein ganz wesentlicher Schritt getan werden, um diese »Sicherung« auch wirklich zu akzeptieren. Ein Patient berichtete mir amüsiert, wie er als Schrittmacherträger im Flughafen um die elektronische Kontrolle herumgeleitet wurde: »Man kann sich dabei wirklich als VIP fühlen. So viel Aufmerksamkeit wird mir selten zuteil, und das Weiterreichen der Gepäckstücke wird für mich im Handumdrehen erledigt.« So können aus einer scheinbar ungünstigen Situation ausgesprochene Annehmlichkeiten entspringen.

Manche Patienten erleben die Abhängigkeit von der Funktion des Schrittmachers als einschneidendes Erlebnis

> Der Schrittmacher arbeitet wie eine Zündkerze im Auto – wenn der eigene Impuls ausfällt, springt der kleine »Ersatzgenerator« ein. Er verhilft zu mehr Sicherheit und Unabhängigkeit!

Grundzüge der Wiederbelebung

Was tun, wenn es zum Schlimmsten kommt, zum *Herz-Kreislauf-Stillstand?* Wenn bei einem Herzstillstand in der Zwischenzeit nichts geschieht, kommt der Notarzt auf jeden Fall zu spät, da der menschliche Organismus einen Herzstillstand nur wenige Minuten überleben kann. Aus zahlreichen Erfahrungen ist belegt, dass auch Laien sehr wirksame Wiederbelebungsmaßnahmen einleiten und weiterführen und so die Zeit bis zum Eintreffen des Notarztes überbrücken können.

Anzeichen des Herz-Kreislauf-Stillstandes

Anzeichen des Herz-Kreislauf-Stillstandes

- Ein Erwachsener bricht plötzlich ohnmächtig zusammen.
- Er/Sie reagiert nicht auf lautes Zurufen, auf Zwicken oder Kneifen
- Er/Sie atmet nicht normal

Dann liegt in der Regel ein Herzstillstand vor. Eine Überlebenschance hat die betreffende Person nur, wenn Sie sofort helfen.

Jetzt: Sofort handeln!

- Rufen Sie als erstes den Rettungsdienst über die Nummer 112.
- Vergewissern Sie sich, dass die betroffene Person nicht auf Zurufen, auf Zwicken oder Kneifen reagiert und nicht normal atmet.
- **Wichtig:** Schnappen und Röcheln gelten nicht als normale Atmung!
- Jetzt beginnen Sie sofort mit der Wiederbelebung.
- Verschwenden Sie keine Zeit damit, nach dem Puls zu suchen!
- Legen Sie die betroffene Person auf den Rücken auf eine harte Unterlage, am besten auf den Boden.
- Greifen Sie mit einer Hand an die Stirn der bewusstlosen Person und heben Sie mit der anderen das Kinn leicht an. Prüfen Sie, ob Speisereste oder etwas anderes im Mund

sind und die Atemwege blockieren. Entfernen Sie Fremdkörper.
- Für Laien gilt: Führen Sie sofort die Herzdruckmassage durch. Dazu knien Sie sich neben die bewusstlose Person. Legen Sie einen Handballen in der Mitte zwischen den Brustwarzen auf das Brustbein. Dann legen Sie den Handballen der anderen Hand auf Ihre erste Hand und strecken den Ellbogen durch. Jetzt drücken Sie mit Unterstützung durch Ihr eigenes Gewicht das Brustbein 4–5 cm tief ein und lassen dann den Druck sofort wieder nach. Dabei muss das Brustbein wieder ganz in seine Ausgangslage zurückkehren. Darauf folgt die nächste Herzdruckmassage.
  - Das Tempo ist richtig, wenn Sie das Brustbein pro Minute etwa 100mal eindrücken. Das sind fast 2 Kompressionen pro Sekunde.
  - Setzen Sie die Herzdruckmassage fort, bis der Rettungsdienst eintrifft. Sind mehrere Helfer anwesend, wechsen Sie sich alle 2–3 Minuten ab, denn Herzdruckmassage ist anstrengend.
- Wenn Sie in Herz-Lungen-Wiederbelebung ausgebildet sind und die Mund zu Mund-Beatmung sicher beherrschen: Beginnen Sie sofort mit 30mal Herzdruckmassage und geben Sie dann 2mal Atemspende, darauf folgen erneut 30 Kompressionen des Oberkörpers, wieder gefolgt von 2 Atemspenden.
  - Wiederholen Sie diese beiden Schritte aus 30mal Herzdruckmassage und 2mal Atemspende so lange, bis der Rettungsdienst eintrifft.

Wiederbelebungsmaßnahmen

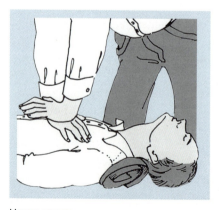

Herzmassage

- Das wichtigste: Haben Sie keine Angst davor, etwas falsch zu machen, denn:

> **Jede Hilfe die Sie leisten, ist besser als keine Hilfe!**

Jede Hilfe die Sie leisten, ist besser als keine Hilfe!

Scharmer U.: Herz-Lungen-Wiederbelebung ganz einfach, Deutsche Herzstiftung, 2009

Wie geht es nach dem Infarkt weiter?

Kapitel 10   Ein neuer Lebensabschnitt – 129

Kapitel 11   Essen nach Herzenslust – 151

Kapitel 12   Hilfen durch Medikamente – 167

Kapitel 13   Lebensgestaltung nach dem Infarkt – 191

Kapitel 14   Urlaub und Sport – 207

Ein neuer Lebensabschnitt

Leistungen während der Rehabilitation – 131

Anschlussheilverfahren – 132

Soll ich Sport treiben oder gilt das Motto »Sport ist Mord« – 134
Auswirkungen auf die Psyche – 138

Telemedizinische Überwachung – 138

Entspannung – 139

Das »Aus« für die Zigarette – 141

Medikamente zur Entwöhnung – 143
Psychologische Entwöhnungsmethoden – 144
Passivrauchen – 149

Die Zeit nach dem Herzinfarkt ist für jeden Betroffenen ein neuer Lebensabschnitt, gleichgültig, ob eine Dilatation bzw. Stentimplantation erfolgt sind oder nicht. Der Infarkt ist kein Betriebsunfall; die Konsequenzen daraus werden für den weiteren Lebensweg entscheidend sein. Wie die Kursänderung eines Schiffes um ein paar Grad erhebliche Unterschiede für den Ankunftsort bringen kann, so wird die *Lebensweise* entscheidenden Einfluss auf *Lebensqualität* und *Lebenserwartung* haben. Fast alle Patienten können ihr vorheriges Leistungsniveau wieder erreichen – und für manchen kann der Infarkt den Beginn eines glücklicheren Lebens bedeuten, wenn es gelingt, die Ursachen zu erkennen und daraus Konsequenzen zu ziehen. Dieser Prozess kann schmerzhaft sein – für den Betroffenen und für seine Umgebung! Die »Zeit zur Umkehr« sollte aber jeder Patient für sich in Anspruch nehmen dürfen, auch wenn laufend neue Rekorde aufgestellt werden, um die stationäre Behandlung nach dem Infarkt abzukürzen.

> Nach einem Infarkt hat die Lebensweise entscheidenden Einfluss auf Lebensqualität und Lebenserwartung

Dieser Lebensabschnitt ist nicht nur Nachsorge nach dem Infarkt mit ein paar Trainingseinheiten auf dem Fahrradergometer, sondern bildet die Grundlage für den zukünftigen Lebensstil, der über Fortschreiten oder Nichtfortschreiten der Erkrankung und damit über Wohl und Wehe des Betroffenen entscheidet.

Ein solcher Prozess braucht Zeit *und* Ruhe, für Manchen braucht er auch das Herauslösen aus der gewohnten Umgebung, um Distanz zum eigenen Umfeld zu gewinnen. Dieser Abstand ist erforderlich, um klarer sehen zu können, wo die Weichenstellungen hin zum Infarkt lagen. Er lässt sich normalerweise im Akutkrankenhaus nicht herstellen; die Weiterbehandlung in einer Klinik oder einem Rehabilitationszentrum hat sich allein schon aus diesem Grunde bewährt. Davon abgesehen bietet sie die Möglichkeit, Experten aus allen für den Infarktpatienten wichtigen Gebieten wie Ärzte, Schwestern, Bewegungstherapeuten, Psychologen, Sozialarbeiter, Diätassistentinnen und weitere Berater zusammenzuziehen und ihm aus der Fülle der Erfahrung die notwendigen Mittel an die Hand zu geben, seine Zukunft selbst aktiv zu gestalten.

> Gelegentlich sind Herauslösen aus der gewohnten Umgebung und Distanz nötig

> Die wohnortnahe ambulante Rehabilitation erleichtert es, die Familie mit einzubeziehen und das Erlernte besser zu transferieren

Leistungen während der Rehabilitation

Nach der Entlassung aus dem Akutkrankenhaus, der herzchirurgischen Klinik oder nach der Dilatation erfolgt die Weiterbehandlung in einer Rehabilitationseinrichtung entweder als Fortsetzung der stationären Behandlung oder als Anschlussheilbehandlung. Steht der Patient im Arbeitsprozess, sind im Allgemeinen die *Rentenversicherungsträger* (siehe Anschriftenverzeichnis) zuständig, bei Rentnern tritt in der Regel die *Krankenversicherung* ein. Seit dem 1. 7. 2001 regelt das SGB IX Rehabilitation und Teilhabe behinderter Menschen. In der Regel bereitet schon der Sozialarbeiter/Sozialpädagoge im Krankenhaus diesen *Antrag* vor und leitet ihn an den zuständigen Kostenträger weiter. Zunehmend bestimmen die Kostenträger den Ort, an dem die Anschlussheilbehandlung stattfinden wird; er wird in der Regel telefonisch terminiert.

Die Weiterbehandlung erfolgt in ambulanten oder stationären Rehabilitationseinrichtungen

Neben dieser medizinischen Rehabilitation gibt es Leistungen zur Teilhabe am Arbeitsleben: Einarbeitungs- oder Eingliederungshilfe für eine behinderungsgerechte Tätigkeit, für die neue berufliche Kenntnisse im gleichen oder in einem neuen Betrieb nötig sind, Anlernmaßnahmen, Arbeitserprobung/Berufsfindung, Arbeitsversuch zur tatsächlichen Belastungsfeststellung, Berufsvorbereitung, berufliche Anpassung, Fort- und Weiterbildung, Umschulung auf einen neuen Beruf usw. Als ergänzende Leistungen werden Übergangsgeld mit Versicherungsbeiträgen, Reisekosten für Heimfahrten, Behindertensport (= Teilnahme an einer ambulanten Herzgruppe), Betriebs- oder Haushaltshilfe und Kinderbetreuungskosten (wenn im Haushalt ein Kind lebt, das bei Beginn der Haushaltshilfe das 12. Lebensjahr noch nicht vollendet hat oder das behindert und auf Hilfe angewiesen ist, und keine andere im Haushalt lebende Person den Haushalt weiter führen kann) und weitere Leistungen zum Erreichen des Rehabilitationszieles übernommen. Der Sozialarbeiter in der Rehabilitation kann diesen Fragenkomplex kompetent beantworten.

Es werden auch Maßnahmen zur Teilhabe am Arbeitsleben durchgeführt

Alle Fragen hierzu werden vom Sozialarbeiter in der Rehabilitation kompetent beantwortet

> **Die Rehabilitationsmaßnahme, entweder als Fortführung der stationären Behandlung (Selbstständige, Beamte) oder als Anschlussheilbehandlung (RVO-Versicherte), sollte frühzeitig beantragt werden. Den Antrag stellt der Sozialarbeiter im Krankenhaus oder der Stationsarzt. Neben den medizinischen Maßnahmen werden zahlreiche Leistungen zur Wiedereingliederung in das Berufsleben erbracht.**

Anschlussheilverfahren

In Ballungsgebieten wird ein ambulantes Heilverfahren in einer Tagesklinik angeboten

Neben dem bewährten Heilverfahren in der Rehabilitationsklinik wird heute vor allem in Ballungsgebieten ein ambulantes Heilverfahren in der Art einer Tagesklinik angeboten, das dem Patienten ermöglicht, daheim zu bleiben. Nach einem ausführlichen Aufnahmegespräch wird im Belastungs-EKG unter ärztlicher Aufsicht die persönliche Leistungsgrenze ermittelt. Dies ist Voraussetzung für eine maßgeschneiderte *Bewegungstherapie*, die heute anerkannter Bestandteil der Betreuung jedes Herzpatienten ist. Wie überall entscheidet auch hier das Maß über Erfolg oder Misserfolg. Leicht lässt sich beim Versuch, 20 Jahre Versäumtes in sechs Wochen intensiven Trainings nachholen zu wollen, das vorgeschädigte Herz überlasten. Entscheidend sind Aufbau, Dauer, Intensität der Bewegungstherapie – und die Freude daran. Denn auf lange Sicht wird man nur dann bei seinem Programm bleiben, wenn sich das Gefühl einstellt: Es lohnt sich!

Zentraler Bestandteil der Betreuung von Herzpatienten ist ein maßgeschneidertes Bewegungsprogramm

Es lässt sich nicht auf die Schnelle nachholen, was 20 Jahre versäumt wurde!

Selbstverständlich wird die Bewegungstherapie auch ein Element von *Ausdauerbelastung* enthalten, um den verloren gegangenen Trainingszustand wieder zu erreichen und möglicherweise zu verbessern, denn damit wird das Herz entlastet.

Hier soll aber nicht einem einseitigen Trainingsfetischismus das Wort geredet werden. *Gezielte Entspannung* ist genauso wichtig. Imgrunde geschieht in der Natur alles in einem bestimmten Rhythmus: Schlaf und Wachsein, Spannung

Ebenso wesentlich: gezielte Entspannung

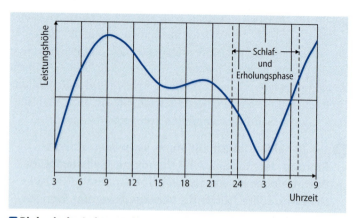

◘ **Biologische Leistungskurve:** In den Morgenstunden findet sich ein Hoch, zur Mittagszeit ein leichtes Tief und zu den frühen Abendstunden wieder ein abgeschwächtes Hoch. In der Nacht kommt das eigentliche Tief im Schlaf.

und Entspannung. Unser Lebensrhythmus lässt solche Phasen häufig nicht zu; die konstante Anspannung fordert jedoch ihren Preis! Normalerweise hat jeder Mensch am frühen Vormittag ein Hoch, das allmählich abnimmt, in der frühen Nachmittagsphase – besonders nach dem Essen – ein Tief, das vor allem in südlichen Ländern ausgiebig als Siesta genossen wird, und am späten Nachmittag wieder ein Hoch. Gerade nach dem Infarkt sollte man die persönliche Hoch- und Tiefphasen kennen, um Spannung und Entspannung entsprechend zu verteilen. Dieser Rhythmus sollte auch dann aufrecht erhalten werden, wenn der berufliche Alltag wieder begonnen hat; am besten setzt man diese neue Lebensregel gleich bei der Wiederaufnahme der Tätigkeit um. Vielleicht ist der Hinweis auf autogenes Training hilfreich. Japanische Manager sind ein gutes Beispiel für Konzentration auf die Sache, und vielen Spitzensportlern wird autogenes Training vor Höchstleistungen empfohlen. Warum nicht nach einem überstandenem Herzinfarkt zur Bewältigung des täglichen Pensums?

Bewegung und Entspannung sind wichtige Bestandteile der frühen Rehabilitation, vor allem dann, wenn als Folge des Infarkts eine eingeschränkte Belastbarkeit zurückbleibt. Der Patient sollte *seine Leistungsgrenze kennen* – und sie akzeptieren. Es ist aber genauso wichtig, die vorhandenen Möglichkeiten für Sport, Bewegung und Spiel zu nutzen, um die eigenen Fähigkeiten voll zur Entfaltung zu bringen. Der Mensch ist von der Anlage her zur Bewegung geschaffen, und ein gewisses Maß ist zur Erhaltung dieser Funktion stets notwendig. Da sich die persönlichen Erfahrungen aber überwiegend auf die geringen Erfordernisse des Alltags beziehen, fehlt vielfach das Gefühl für das, was man dem Organismus beim Sport zumuten kann. Andererseits werden unsere Maßstäbe häufig an »Spitzencracks« gewonnen, daher ist beim Erfahrungsversuch mit Sport und Bewegung das »Zuviel« fast die Regel. Dazu kommt die weit verbreitete Ansicht: Es muss schon ein bisschen weh tun (das heißt anstrengend sein), wenn es richtiger Sport sein soll. Gerade nach einem Infarkt ist aber nichts falscher als das! Autodidaktisch, das heißt ohne kompetente Anleitung, erreichen daher nur wenige durch Bewegung eine positive Körpererfahrung, obwohl dies für den Infarktpatienten außerordentlich wichtig ist. Die *richtige* Einschätzung der beginnenden Angina pectoris, der Überlastung des Herzens, ist das zentrale Thema. Beide Extreme sind fatal – der übervorsichtige Neurotiker, der als Pascha seine ganze

Ist die Belastbarkeit nach dem Infarkt eingeschränkt, muss der Patient seine Leistungsgrenze kennen

Umgebung und sich selbst tyrannisieren kann, wie der stets heldenhafte Verdränger, der seine Grenze zum eigenen Schaden überschreitet.

»Den Willigen führt das Geschick – den Störrischen schleift es mit.«

> Dies sind die Behandlungsziele der Rehabilitation:
– Die eigenen Fähigkeiten zu nutzen und die eigenen Grenzen zu erkennen.
– Die Ursachen des Infarktes zu erkennen – und sie zu meistern.
– Zu erkennen, welche Ziele den Einsatz lohnen – und welche nicht.

Soll ich Sport treiben oder gilt das Motto »Sport ist Mord«

»A drink – a cigar – women – and no sports«, antwortete Winston Churchill, als er anlässlich seines neunzigsten Geburtstages von Reportern nach dem Rezept für sein langes Leben gefragt wurde. »Wenn ich den Drang fühle, Sport zu treiben, lege ich mich einfach hin und warte, bis der Anfall vorüber ist«, sagte sein prominenter Landsmann W. C. Fields. Ist das die richtige Einstellung? Oder sind Bewegung, Spiel und Sport dazu angetan, etwas von der verloren gegangenen Lebensfreude wiederzugewinnen?

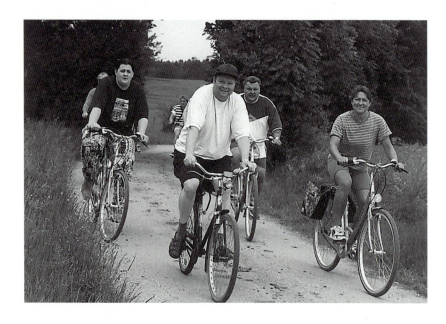

Die *richtig dosierte* und ausreichen *kontrollierte Ausdauerbelastung* führt beim Herzpatienten zu einer Besserung der Leistungsfähigkeit – und des Befindens. Dies trifft für alle Arten von Herzerkrankungen zu, auch für solche, die zu einer starken Funktionseinschränkung geführt haben. Besondere Betonung liegt dabei auf den Worten »dosiert« und »kontrolliert«, denn für den Herzpatienten ist Bewegungstherapie wie ein Medikament, das seine positiven Auswirkungen hat, vorausgesetzt, es wird in der richtigen Menge gegeben. Die Risiken sind denkbar gering: »Wir hatten in 15 Jahren Bewegungstherapie mit Herzgruppen keinen einzigen relevanten Zwischenfall«, berichten Frankfurter Ärzte, die mit dieser Behandlungsform in Deutschland die längste Erfahrung haben. Bei 1,6 Millionen Trainingsstunden ist es zu insgesamt 8 ernsthaften Zwischenfällen gekommen – die Gefährdung bei der Bewegungstherapie entspricht also ungefähr dem Risiko im Alltagsleben.

> Eine richtig dosierte und kontrollierte Ausdauerbelastung steigert Wohlbefinden und Leistungsfähigkeit

Müssen nun alle Patienten besonders vorsichtig sein, um ihr Risiko niedrig zu halten? Müssen sie ständig den Finger am Puls haben, um zu erfassen, wann der Rhythmus gestört oder die Herzfrequenz zu hoch ist? Viele erfahrene Ärzte halten nichts von einer solchen Neurotisierung des Patienten. Viel wichtiger ist, dass der Betroffene lernt, auf die Signale seines Herzens zu achten, auf das Engegefühl der Angina pectoris, auf die beginnende Luftnot bei Überbelastung – und dass er ehrlich zu sich ist, aufhört und bei Bedarf eine Nitrokapsel nimmt, lieber einmal zu viel als zu selten.

> Übertriebene Vorsicht ist überflüssig und neurotisiert den Patienten eher

Um auf das Kreislaufsystem einen angemessenen Reiz auszuüben, sollte mindestens ein Drittel der gesamten Muskulatur bewegt werden – das gelingt ohne weiteres beim Laufen oder Gehen. Zügiges, ebenerdiges Gehen entspricht einer Belastung von 75 Watt. Auf nassem Lehmboden, im Schnee oder im tiefen Gras kann die Belastung auf 125 bis 150 Watt steigen. Auch wenn es bergauf geht, kann diese Belastungsintensität schnell erreicht werden. Damit sind viele Infarktpatienten an der Grenze ihrer Leistungsfähigkeit – wie ihre untrainierten Altersgenossen ohne Herzerkrankung übrigens auch. Neben dem Wandern, dem langsamen Laufen sind Radtouren, Skiwandern und Golf zu bevorzugen, also Sportarten ohne Wettkampfcharakter, die ein langsames Ausdauertraining zum Ziel haben (siehe Kapitel »Urlaub und Sport«, ▶ S. 207). Spontane, ungewohnte Belastungen wie Volksläufe und Fitnessmärsche sollten vermieden werden, ebenso Sportarten mit betontem Wettbewerbscharakter wie Fußball, Handball,

Tennis und Hockey. Darüber hinaus sind Sprints und Übungen, die mit Pressatmung einhergehen, wie Gewichtheben, Ringen, Tauchen, Geräteturnen und isometrisches Krafttraining ungünstig. Bodybuilding ist also out! Der Effekt auf das Kreislaufsystem ist bei diesen Übungen zudem sehr gering.

Ein warnendes Wort auch zum *Schneeschaufeln*: Die Kälte und die schwere Arbeit sind eine ungünstige Kombination; dasselbe gilt für alle schweren Arbeiten, die abrupt begonnen und unter Zeitdruck verrichtet werden.

Die »Energiekosten« der einzelnen Sportarten sind sehr unterschiedlich. Darüber hinaus ist natürlich auch das »Wie« entscheidend dafür, wie viel Schweiß, das heißt Energie verbraucht wird. Einige *Grundregeln* für das Trainingsprogramm sollten beherzigt werden:

- Vor jeder körperlichen Betätigung eine Aufwärmphase in Form von Lockerungsübungen und Aufwärmgymnastik.
- Nach der Belastung auch eine Abklingphase mit Lockerungsübungen.
- Das Tempo langsam steigern; erst wenn der Körper warm geworden ist, die volle Leistung ausschöpfen.

> Grundregeln des Trainingsprogramms:
> - Aufwärmung
> - Tempo langsam steigern
> - Abklingphase mit Lockerungsübungen

Die beste Tageszeit für das Training hängt davon ab, ob man ein »Morgenmensch« oder ein »Morgenmuffel« ist. Wer morgens leicht und schnell aus dem Bett kommt, soll noch vor der Arbeit üben, für die anderen ist der späte Nachmittag geeigneter.

Weitere *Empfehlungen*:
- Keine Belastung bei Müdigkeit, körperlicher Erschöpfung, Fieber oder Krankheitsgefühl.
- Nicht mit vollem Magen trainieren.
- Nicht verkrampfen oder überanstrengen.
- Bei Beschwerden das Training sofort abbrechen!
- Nicht plötzlich aufhören, die Belastung langsam ausklingen lassen.
- Nach dem Training *warm* duschen und etwa 30 Minuten ruhen.

> Trainingsprogramm nur bei Wohlbefinden

Soll ich Sport treiben oder gilt das Motto »Sport ist Mord«

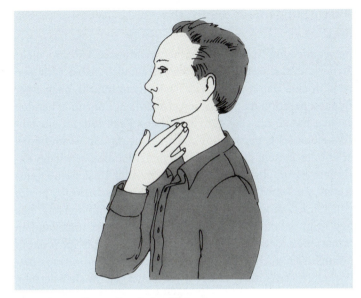

◘ **Pulskontrolle an der Halsschlagader**

Die *Pulskontrolle* während der Belastung verlangt eine andere Technik als das Pulsfühlen durch den Arzt (mit 3 Fingern an der Daumenseite des Unterarmes). Besser sind folgende Methoden:
- Auflegen der flachen Hand auf die linke Brustseite.
- Betasten der Halsschlagader an der linken oder rechten Halsseite mit 3 Fingerkuppen.

Dazu braucht man eine Uhr mit Sekundenzeiger. Die Pulsschläge 15 Sekunden lang zählen und mit 4 multiplizieren, das ergibt die Pulsfrequenz pro Minute.

Welche Form der Ausdauerbelastung man auch wählt, die Ergebnisse sind sehr ähnlich. Puls und Blutdruck steigen bei Anstrengung nicht mehr so stark an, weil die Muskulatur nicht mehr so viel Sauerstoff braucht, sie arbeitet effektiver.

Darüber hinaus wirkt sich Ausdauerbelastung günstig auf den Stoffwechsel aus:
- Der Blutfettspiegel sinkt.
- Das gute HDL-Cholesterin steigt an.
- Der Blutzuckerspiegel sinkt.
- Der Insulinbedarf wird verringert (besonders wichtig für den Diabetiker).
- Die Neigung der Blutplättchen zu verkleben (Aggregationsneigung), nimmt ab.

Eine Pulskontrolle ist sinnvoll!

Ausdauersport zeitigt günstige Stoffwechseleffekte

Auswirkungen auf die Psyche

Das Bewegungsprogramm hat auch auf die Psyche einen positiven Einfluss

Bewegung und Sport bringen als wichtigsten Gewinn mehr Sicherheit, das Gefühl, »sich wieder auf sich selbst verlassen zu können«. Das seelische Tief nach einem Infarkt, nach einer Bypassoperation ist nahezu unvermeidlich; imgrunde handelt es sich dabei um eine ganz natürliche Reaktion auf ein einschneidendes Lebensereignis. Bei Bewegung, Sport und Spiel erlebt der Patient gemeinsam mit anderen, dass er wieder aktiv sein kann, ohne dass Beschwerden oder Unsicherheit auftreten. Zu sehen, dass man keinem Einzelschicksal anheim gefallen ist, sondern viele die gleiche Problematik erfolgreich bewältigt haben, nimmt viel von der Angst vor unbekannten Situationen. Bewegung und Spiel machen einfach Spaß; damit können sich auch wieder Lebensfreude und Optimismus entwickeln. Letztendlich findet man Sicherheit in den eigenen Grenzen wieder und hat damit ein neues Fundament, auf dem sich stehen lässt.

> Einige Grundregeln für Bewegung und Sport nach dem Herzinfarkt:
> - Auf das Maß kommt es an – vor allem beim Sport!
> - Ausdauersportarten bevorzugen: Wandern, Laufen, Rad fahren, Schwimmen, Skilanglauf.
> - Keine Wettkämpfe – und keinen Sport mit Wettkampfcharakter (Fußball, Tennis-Einzel).
> - Pausieren, wenn Beschwerden auftreten – im Zweifelsfall lieber öfter!
> - Kein Zeitdruck, kein abrupter Beginn!
> - Vorher eine Aufwärmphase und hinterher in Ruhe ausklingen lassen.
> - Kein Muss! Die Freude daran ist das Wichtigste!

Telemedizinische Überwachung

Bewegung und Sport nach dem Infarkt lösen bei vielen Patienten doch immer noch leise Befürchtungen und Ängste aus. »Kann ich das leisten?«, »Vertrage ich soviel Sport?«, »Kommt es nicht doch zu einer Gefährdung durch Rhythmusstörungen?« sind die häufig (un)ausgesprochenen Fragen. Obwohl die Befürchtungen in den allermeisten Fällen völlig unbegründet sind, gibt es hin und wieder doch Situationen, in denen eine kurze EKG-Kontrolle durchaus nützlich und beruhigend wirken könnte, z. B. wenn Beschwerden auftreten, wenn man sich nicht sicher ist, ob alles in Ordnung ist. Diese Fragen treten ja nicht nur während des Trainings, sondern auch ganz spontan während des ganzen Tages und selbstverständlich auch während der Nacht auf.

Da kann das neue Verfahren »Telemedizin« eine sehr nützliche Rolle spielen. Der Patient legt in einer solchen Situation ein Ableitungssystem wie einen Gürtel um die Brust, hält seinen Telefonhörer in einer bestimmten Stellung daran und wählt die Nummer seines Überwachungszentrums, das 7 Tage in der Woche 24 Stunden am Tag besetzt ist. Dieses vergleicht das telefonisch übertragene EKG mit einem vorher registrierten Kontroll-EKG und kann damit sofort feststellen, ob sich eine Abweichung ergibt. Ist alles »im grünen Bereich«, kommt prompt die Entwarnung. Wenn nicht, kommt die Empfehlung was zu tun ist, bis hin zum Warten auf die vom Zentrum benachrichtigte Ambulanz. Noch einfacher geht es, wenn in einem Handy die Ableitungspunkte auf der Rückseite angebracht sind und der Patient das Gerät einfach an die Brust halten und einen Knopf drücken muss.

Eine telemedizinische EKG-Überwachung schafft schnell Sicherheit

Die Überwachungsmöglichkeit ist auch für das Ausland gegeben, sodass sich ein solches Verfahren bei (Urlaubs-)Reisen ins europäische Ausland vor allem in den ersten Monaten nach einem überstandenen Infarkt anbietet. Gerade in Ländern, in denen die medizinische Versorgung nicht so dicht ist wie hierzulande, kann es sehr wertvoll sein, auf dem schnellsten Weg in das nächstgelegene Zentrum gebracht zu werden.

Entspannung

Ebenso wichtig wie das richtige Ausmaß an Bewegung und Sport ist die *gezielte* Entspannung. So wie ein Gummiband nicht ungestraft immer weiter gedehnt werden kann, so ist nach Phasen der Anspannung für den menschlichen Organismus die Entspannung notwendig.

Übungen zur Entspannung sind deshalb so wichtig, weil unter Entspannung keine Angst möglich ist. Viele Patienten neigten vor dem Infarkt zur Angstverdrängung oder -verleugnung. Sie erleben nach dem Infarkt die Angst sehr akut, haben aber dagegen kaum passende Strategien entwickelt.

Entspannungsmethoden dienen der Stressbewältigung

Entspannungsmethoden sind auch hilfreich bei Einstellungs- und Verhaltensänderungen. Sie dienen der *Angst- und Stressbewältigung*. Spannungszustände wie Nervosität, innere Unruhe und deren Begleitumstände, zum Beispiel Labilität, Schlafstörungen, Schweißausbrüche, Herzjagen, falsche Atmung, Konzentrationsschwäche und erhöhter Blutdruck, werden reguliert. Dieser Rückgang der allgemeinen Erregung hat seinen Grund in der Verbindung zwischen vegetativen, kognitiven und motorischen Ebenen menschlichen Verhaltens, also in der Verbindung von bewusster Wahrnehmung, dem vegetativen Nervensystem, das unser Innenleben reguliert, und dem gesamten Bewegungsapparat. Das Gefühl angenehmer Entspannung wird am besten nach einer Anspannung der gesamten Muskulatur empfunden. Die Wahl der Entspannungsmethode ist abhängig von praktischen Gesichtspunkten, beispielsweise Einzel- und Gruppenbehandlung, sowie von der individuellen Situation des Patienten.

Autogenes Training

Grundsätzlich gibt es zwei Richtungen: einerseits das mehr mit dem Kopf arbeitende »autogene Training« nach J. H. Schulz, andererseits die primär die Muskulatur ansprechenden Methoden. Alle Übungen haben die Funktion, zunächst die Aufmerksamkeit auf äußere Reize einzuschränken. Sowohl beim autogenen Training als auch bei der Muskelentspannung wird versucht, die Aufmerksamkeit des Übenden auf bestimmte Körpergefühle wie Schwere und Wärme oder auf den Spannungszustand der Muskulatur zu richten. Bei korrekter Übung tritt der Effekt ein, dass die allgemeine Erregung zurückgeht und dann auf einem gleichmäßig tiefen Stand gehalten wird, ohne dass der Übende einschläft.

Die Vorteile des autogenen Trainings liegen darin, dass es speziell abends und nachts gut anwendbar, im Sitzen und im Liegen praktikabel ist. Bei Schlafstörungen wird diese Methode favorisiert, vielerorts werden Kurse angeboten. Die Nachteile liegen wohl eher darin, dass ständige Übung und Kontinuität erforderlich und autogenes Training für Manchen schwer erlernbar sind, da Introspektions-, Konzentrations- und Abstraktionsfähigkeit beim Lernenden erforderlich sind. Bei schweren Neurosen und Psychosen sollte das autogene Training nicht durchgeführt werden, beim Koronarkranken ist von der Herzübung abzuraten.

Aktive Muskelentspannung, Yoga und Eutonie

Die Vorteile der muskulären Relaxation, zum Beispiel nach Jacobson, oder der Eutonie sind, dass die Methode schnell erlernbar ist, keine lange Erfahrung nötig und zum Erlernen keine geschlossene Gruppe erforderlich sind. Allerdings ist die Methode weniger bekannt; die Erfolge sind in der deutschsprachigen Literatur weniger dokumentiert. Bei Epilepsie ist von muskulären Entspannungsübungen abzuraten.

Alle Entspannungsmethoden, seien es nun autogenes Training, die progressive Muskelentspannung nach Jacobson, Yoga, Meditationsübungen oder Eutonie, sollten nur von einem Fachmann vermittelt werden.

> **Gezielte Entspannung ist eine wesentliche Hilfe bei Einstellungs- und Verhaltensänderungen. Sie dient der Angst- und Stressbewältigung. Eine Reihe verschiedener Verfahren wie autogenes Training, progressive Muskelentspannung nach Jacobson, Eutonie, Yoga und Meditation stehen zur Verfügung; sie sollten nur unter Anleitung eines Fachmannes erlernt werden.**

Das »Aus« für die Zigarette

*Drei Tage war der Frosch nun krank,
jetzt raucht er wieder – Gott sei Dank!*
Wilhelm Busch

Diese Art der Gesundung ist nichts für den Infarktpatienten – spätestens der Infarkt sollte der Startschuss zur Nichtraucherkarriere sein! Keine andere Maßnahme zur Verhinderung eines erneuten Infarktes ist so wirksam wie das endgültige »Aus« für die Zigarette. Weder Medikamente noch Operation noch Dilatation üben einen so nachhaltigen Effekt auf das Risiko aus, wieder einen Infarkt zu erleiden. Zwar sind die Risiken für das Herz bei Pfeife und Zigarre geringer, dafür gibt es aber eine Menge Krankheiten im Nasen-Rachenraum, die dadurch begünstigt bzw. überhaupt erst hervorgerufen werden. Trotz der Gefahren, vor denen der Gesundheitsminister auf jeder Zigarettenpackung warnt, wird immer noch geraucht – weil der Raucher glaubt, es nicht lassen zu können, und weil er glaubt, *ihn* werde es schon nicht treffen. Ein Irrtum!

Nach der letzten Zigarette dauert es
- 20 Minuten, bis sich Herzschlag und Körpertemperatur wieder normalisiert haben;
- 8 Stunden, bis sich das Kohlenmonoxid ganz aus der Blutbahn verflüchtigt hat;
- 24 Stunden, bis das Herzinfarktrisiko sinkt;
- 2 Tage, bis sich der Geruchs- und Geschmackssinn verfeinert;

Spätestens der Infarkt sollte der Startschuss für eine Nichtraucherkarriere sein!

Nach der letzten Zigarette dauert es ein Jahr bis zur Halbierung des Herzinfarktrisikos

- 3 Tage, bis sich die Atmung bessert;
- 3 Monate, bis sich die Lungenkapazität um 30 Prozent gebessert hat;
- 1 Jahr, bis sich das Infarktrisiko halbiert hat.

Verschiedene Rauchertypen: Gelegenheits-, Genuss- und Suchtraucher

Man unterscheidet verschiedene *Rauchertypen*: den Gelegenheitsraucher, den Genussraucher und den Suchtraucher. Den ersten beiden Gruppen fällt es verhältnismäßig leicht, nach einem Infarkt das Rauchen einzustellen; für den Suchtraucher, der eine echte Abhängigkeit von der Zigarette entwickelt hat, kann dies jedoch zu einem ernsten Problem werden. Folgender Gedanke scheint dabei wichtig: *Einmal* muss es sein, ob nach dem ersten Infarkt, dem zweiten oder dem dritten Reinfarkt. Nur – je später aufgehört wird, desto größer ist der Schaden und desto weniger lohnt es sich.

Diese 3 Worte sind ganz wichtig: Es *muss* sein. Es kann und darf nicht den geringsten Zweifel daran geben – dann wird aus dem Muss auch ein »Ich will«. Dazu sind kleine Hilfen sinnvoll: Bewegung, Sport, Spiel. Wenn das Verlangen nach einer Zigarette kommt – Bewegung, zum Beispiel ein flotter Spaziergang, Teilnahme an einem Spiel.

Wichtig: Aus dem persönlichen Rhythmus begeben, am besten in fremde, rauchfeindliche Umgebung – intensive Beschäftigung und Ablenkung in den ersten Wochen.

- *Selbstmotivation:* Die ganze Umgebung denkt wahrscheinlich: »Die oder Der schafft das ja doch nicht!« Denen *will* und *kann* ich es zeigen!

Hilfestellungen:
- Selbstmotivation
- Entspannung
- ausreichender Schlaf
- oraler Trost
- Ernährungsumstellung
- mehr trinken

Bei Aufregung kann eine Zigarette beruhigen. Man kann das gleiche Ziel aber auch mit anderen Mitteln erreichen:

- *Entspannung:* autogenes Training, Yoga, Eutonie. Diese Techniken können unter Anleitung erlernt werden und bieten eine echte Hilfe.
- *Schlaf:* Übermüdung verleitet zum Rauchen. Ausreichender Schlaf verstärkt die Abwehrmöglichkeiten.
- *Oraler Trost:* Immer etwas zum Kauen bereithalten – Kaugummi, Pfefferminz (ohne Zucker!). Keine Süßigkeiten – eventuell eine *kalte Pfeife*, auf der man herumbeißen kann, wenn es zu schwierig wird.
- *Ernährungsumstellung:* Viel rohes Obst, Gemüse, Salate, damit sinkt der Reiz, sich eine Zigarette anzuzünden, außerdem wird die sonst häufige Verstopfung bekämpft, unter der viele Exraucher leiden.

- *Trinkgewohnheiten*: Deutlich mehr trinken als sonst, Mineralwasser, ungezuckerte Fruchtsäfte, Tee; *nicht* die Getränke, mit denen das Rauchen sonst assoziiert war, wie Kaffee und Alkohol!

Medikamente zur Entwöhnung

Entwöhnungswillige Raucher haben größere Chancen, wenn sie sich in den ersten Wochen mit *Nikotinersatzstoffen* helfen (lassen). Das heißt nicht, dass damit der eigene Entschluss oder feste Wille eingespart werden kann – sie sind lediglich eine Hilfe in den kritischen ersten Wochen und Monaten. Mehrere Präparate stehen zur Verfügung:

Medikamentöse Hilfestellung durch Nikotinersatzstoffe

Nikotinkaugummi, Lutschtabletten werden in die Backentasche gelegt und gekaut. Beißt man zu stark darauf, tritt scharfer Cayennepfeffer aus, der so eine Bremse gegen zu viel Nikotin bildet. Viele klagen allerdings über Magenbeschwerden; der Abhängigkeitsprozess verlängert sich.

Nikotinpflaster werden einfach auf die Haut geklebt, Nikotin wird konzentriert in den Kreislauf abgegeben. Am Anfang größere, später kleinere Pflaster verwenden, so lässt sich die Nikotindosis allmählich senken bis zur vollständigen Unabhängigkeit.

Nikotinsprays werden in die Nase gesprüht. Über die Nasenschleimhaut gelangt das Nikotin rasch in den Kreislauf. Damit soll der Heißhunger auf die Zigarette gestoppt werden. In einer englischen Studie werden sie als wirksamste Form des Nikotinersatzes dargestellt.

Bupropion, in Deutschland unter dem Namen Zyban® vom britischen Pharmakonzern Glaxo-Wellcome auf den Markt gebracht, hat einen ganz anderen Ansatz. Diese *Pille gegen das Rauchen* (verschreibungspflichtig) therapiert erstmalig die Nikotinsucht im Gehirn. Angriffspunkt sind verschiedene Zentren, die das Suchtverhalten steuern. Die stimulierende Wirkung von Nikotin beruht auf einer erhöhten Noradrenalinausschüttung in diesen Bereichen. Ein Absinken der Dopamin- und Noradrenalinkonzentration führt zum Heißhunger (craving) und den systemischen Entzugserscheinungen. In diesen Mechanismus greift Bupropion ein. Weiterhin unterbindet es oft die von den Rauchern gefürchtete Gewichtszunahme. Das Gefühl von Sucht nach einer Zigarette, das jeder frisch gebackene Nichtraucher kennt, das ihn nervös, reizbar, unkonzentriert macht, soll durch dieses Medikament verschwinden oder doch auf ein erträgliches Maß gemindert werden. In den USA und in Holland wird es mit gutem Erfolg eingesetzt. Es enthält kein Nikotin. Rauchern, die das Medikament bereits mehrere Tage vor dem Aufhören erhielten, schmeckte die Zigarette nicht mehr. An Nebenwirkungen kann es zu Zittern, Schlaflosigkeit, Konzentrationsstörungen kommen; selten zu generalisierten Krampfanfällen.

Champix® (Varineclin) hat einen ähnlichen Ansatz: Das Verlangen nach der Zigarette wird einfach weniger. Auch dabei treten Nebenwirkungen auf: Schlaflosigkeit, intensive Träume, gesteigerter Appetit. Als »Lifestyle«-Medikament werden die Kosten von der Krankenkasse derzeit nicht übernommen.

Ganz wichtig ist ein begleitendes Motivationsprogramm, denn auch dieses Medikament wirkt nicht »von allein«. Allerdings blieben in einer kontrollierten Studie im Vergleich zum Nikotinpflaster doppelt so viele Teilnehmer nach einem Jahr rauchfrei! Insbesondere Vielraucher, die mehr als 20 Zigaretten täglich qualmten und bei denen andere Methoden fehlgeschlagen sind, seien Kandidaten für dieses Medikament. Ein Wermutstropfen: Die Kosten pro Tag betragen so viel wie eine Schachtel Zigaretten.

Psychologische Entwöhnungsmethoden

Nichtraucherkursangebote

Zahlreiche Methoden wurden als Hilfe beim Aufhören entwickelt. Die Bundeszentrale für gesundheitliche Aufklärung hat beispielsweise ein Kursprogramm »Nichtraucher in 10 Wochen« entwickelt, das von Volkshochschulen und Krankenkassen angeboten wird. Wer keinen Kurs besuchen möchte, findet Hinweise und ausführliche Ratschläge in der Broschüre »Ja, ich werde Nichtraucher«, die bei der Bundeszentrale für gesundheitliche Aufklärung Telefon (02 21) 80 12 0 31 erhältlich ist. Weitere Adressen: Hotline zur Raucherentwöhnung (0 62 21) 42 42 00; Nichtraucher-Initiative Deutschland e.V.: (0 89) 3 17 12 12, Carl-von-Linde-Str. 11, 95716 Unterschleißheim; Ratgeberliteratur: Alan Carr: Endlich Nichtraucher, Goldmann Verlag.

Weitere Methoden zur Raucherentwöhnung sind:
- *Verhaltenstherapie:* Die Verhaltenstherapie ist eine Methode, um »Verführungssituationen« zu kontrollieren, die Einstellung des Rauchers zu ändern und Rückfällen vorzubeugen. Sie kann mit der Antirauchpille kombiniert werden und wird unter anderem von Psychotherapeuten angeboten, oft als Gruppentherapie.

    Verhaltenstherapie

- *Hypnose:* Dabei versetzt der Therapeut den Raucher in Trance, um auf das Unterbewusstsein einzuwirken. Er verknüpft das Rauchen mit unangenehmen Vorstellungen, zum Beispiel mit dem Geschmack von Asche im Mund. Die Erfolgsraten sind stark schwankend. Manche Erfolge sind frappierend. Einer meiner Patienten wollte sich zunächst nur nach den Gebühren erkundigen, nahm dann einen freien Termin wahr und bemerkte auf der Rückfahrt nicht einmal mehr die angebrochene Schachtel im Auto! Manche Therapeuten nehmen für sich eine Erfolgsrate von 80 Prozent in Anspruch; Studien sprechen eher für einen geringeren Prozentsatz.

    Hypnose

- *Akupunktur*: Nach diesem traditionellen Verfahren werden die Nadeln in die »Suchtpunkte« gestochen. Dies dämpft beim Raucher die Gier nach der Zigarette und soll die Entzugserscheinungen mildern. Die Reaktion ist unterschiedlich. Manche Raucher fassen von Stund an keine Zigarette mehr an; anderen hilft es gar nichts.

    Akupunktur

- *Antiraucherkurse nach Alan Carr:* Der englische Autor fördert in seinem Bestseller »Endlich Nichtraucher« beim Raucher die Einsicht, endlich aufzuhören. Die Zigarette wird so ihres »Mythos« entkleidet. Weiterhin werden Kurse angeboten, die eine eindrucksvolle Erfolgsbilanz haben. Bei Misserfolg gibt es die Kursgebühr zurück! Informationen: Tel. 0 80 00 / 7 28 24 36.

    »Endlich Nichtraucher« mit Alan Carr

Die psychologische Abteilung des Max-Planck-Institutes für Psychiatrie hat ebenfalls ein Programm erarbeitet, um Gewohnheitsrauchern das Rauchen abzutrainieren. Der ganze Entwöhnungsprozess wird als ein Berg angesehen, der erstiegen werden muss – Schritt für Schritt in 37 Stufen. Mehrere Wochen muss der Zigarettenkonsum notiert werden, dann folgen die *37 Stufen zum Nichtraucher*:

37-Stufen-Programm zum Nichtraucher

1. Kaufen Sie immer nur eine kleine Schachtel Zigaretten, niemals mehrere auf einmal.
2. Lehnen Sie alle angebotenen Zigaretten ab.
3. Stecken Sie nach jeder Zigarette die Schachtel weg.

4. Rauchen Sie nur noch Zigaretten mit Filter.
5. Rauchen Sie die erste Zigarette am Tag erst nach dem Frühstück.
6. Lassen Sie sich keine Zigaretten von den Kollegen geben, wenn Sie selbst keine mehr haben.
7. Wechseln Sie nach jeder Packung die Zigarettenmarke.
8. Stecken Sie die Differenz zwischen dem Geldbetrag, den Sie früher verraucht haben, und dem, den Sie jetzt für Zigaretten ausgeben, in eine besondere Sparbüchse.
9. Rauchen Sie nicht mehr auf der Straße.
10. Rauchen Sie nicht mehr im Bett, weder morgens noch abends.
11. Rauchen Sie niemals, um das Hungergefühl zu unterdrücken. Zur Ablenkung ist Obst auf jeden Fall Süßigkeiten vorzuziehen.
12. Leeren Sie nach jeder Zigarette den Aschenbecher.
13. Legen Sie nach jedem Zug die Zigarette aus der Hand.
14. Legen Sie die Schachtel immer so weit weg, dass Sie bei jeder Zigarette aufstehen und in ein anderes Zimmer gehen müssen.
15. Warten Sie jedes Mal 3 Atemzüge lang, bevor Sie sich eine Zigarette anzünden.
16. Lassen Sie Ihr Feuerzeug oder Ihre Streichhölzer zu Hause und bitten Sie bei jeder Zigarette jemanden um Feuer.
17. Rauchen Sie nicht beim Autofahren.
18. Machen Sie sich vor jeder Zigarette bewusst, dass Sie jetzt 1 Zigarette rauchen werden, und warten Sie dann noch 2 Minuten, ehe Sie sich eine anzünden.
19. Rauchen Sie nicht, wenn Sie auf das Essen warten.
20. Unterlassen Sie während manueller Arbeit das Rauchen, etwa beim Schreiben oder Aufräumen.
21. Rauchen Sie jede Zigarette nur noch bis zur Hälfte.
22. Wenn Sie gerade eine Zigarette rauchen wollen, schauen Sie auf die Uhr und warten Sie noch 5 Minuten, bevor Sie sich eine anzünden.
23. Leeren Sie den Aschenbecher immer selber und räumen Sie ihn nach jeder Zigarette aus dem Gesichtsfeld.
24. Wenn Sie eine Zigarette rauchen wollen, rauchen Sie unter keinen Umständen sofort, sondern warten Sie damit noch 10 Minuten.
25. Stehen Sie gleich nach dem Essen auf, ohne eine Zigarette anzuzünden, und beginnen Sie mit einer anderen Beschäftigung.
26. Rauchen Sie nicht, wenn Sie auf jemanden warten.

27. Drücken Sie jede Zigarette nach dem ersten Zug aus, und zünden Sie diese dann erneut wieder an.
28. Rauchen Sie in Gesellschaft nur 1 Zigarette pro Stunde.
29. Inhalieren Sie nur nach jedem zweiten Zug.
30. Rauchen Sie zu Hause nur noch an einem bestimmten Platz, aber nicht in Ihrem Lieblingssessel, sondern auf einem unbequemen Stuhl.
31. Rauchen Sie nie während eines Gesprächs mit Kollegen oder Bekannten.
32. Wenn Sie rauchen, beschäftigen Sie sich mit nichts anderem, nicht lesen, fernsehen oder trinken.
33. Rauchen Sie nicht bei geschäftlichen Besprechungen oder Konferenzen.
34. Rauchen Sie nie, wenn andere Leute in Ihrer Gegenwart gerade rauchen.
35. Versuchen Sie beim Rauchen überhaupt nicht mehr zu inhalieren.
36. Rauchen Sie nicht mehr während der Arbeitszeit.
37. Rauchen Sie nicht, wenn Sie sich nach Feierabend zur Entspannung zu einem Glas Bier oder Wein niederlassen.

Jede Woche müssen 4 der 37 Regeln zusätzlich beachtet werden. Kommt es zu einem Rückfall, so muss nicht der ganze Berg von neuem bestiegen werden; meistens genügt es, 2 Wochen, das sind 8 Stufen, im Programm zurückzugehen.

Tipps für die Zeit unmittelbar nach der letzten Zigarette

- Anstatt nach dem Essen zu rauchen, putzen Sie Ihre Zähne.
- Holen Sie tief Luft und achten darauf, wie sauber Ihr Atem ohne den Geruch nach altem Zigarettenrauch ist.
- Vermeiden Sie in der ersten Zeit Situationen, in denen Sie mit Rauchern in Kontakt kommen – Clubabende, Parties und Ähnliches. Gehen Sie stattdessen ins Theater, ins Kino, in Ausstellungen oder Ähnliches.
- Achten Sie darauf, wie verführerisch und hinterhältig die Zigarettenreklame ist.
- Viel trinken; Kaugummi; Hände beschäftigen; mit Glasmurmeln spielen, türkische Ketten etc.
- Verdauungsfördernde Mittel nehmen (Trockenpflaumen, Früchtewürfel, Darmbakterien, Lactulose).
- Achten Sie auf Ihr Aussehen und Ihre Kleidung. Bemerken Sie, wie viel besser Sie seither aussehen. Denken Sie im-

Akutphase der Entwöhnung

mer an die Falten und an die graue Hautfarbe, die der Tabak verursacht.

Tipps für den gelegentlichen Heißhunger auf eine Zigarette

- Machen Sie 10 tiefe Atemzüge – und halten Sie den letzten so lange wie möglich. Dann – beim Ausatmen – stellen Sie sich vor, Sie hätten das Streichholz ausgeblasen, und denken Sie daran, wie herrlich es ist, die Sucht überwunden zu haben!
- Essen Sie rohes Obst, einen Apfel, eine Apfelsine oder nehmen Sie einen Kaugummi oder ein Pfefferminz.
- Denken Sie niemals: »Eine schadet nicht!«. Sie wird schaden, denn Sie haben wieder begonnen zu rauchen!

Tipps für eine Dauerlösung

- Belohnen Sie sich selbst. Gehen Sie jeden Monat an dem Tag, an dem Sie aufgehört haben, zum Essen aus; oder gehen Sie ins Theater, ins Konzert, laden Sie Freunde ein (die Kosten dafür haben Sie an den Zigaretten gespart!).
- Notieren Sie sich, warum Sie froh sind, aufgehört zu haben – und lesen Sie diese Notizen regelmäßig.
- Machen Sie sich einen besonderen Kalender für die ersten 90 zigarettenfreien Tage. Markieren Sie jeden einzelnen Tag. Werfen Sie das Geld, das Sie sonst für Zigaretten ausgegeben hätten, in eine Extrasparbüchse (durchsichtig!).
- Erzählen Sie allen Freunden und Bekannten, wie lange Sie schon ohne Zigaretten auskommen und wie froh Sie darüber sind!
- Entwickeln Sie Mitleid gegenüber Rauchern!

Es ist nicht alles verloren, wenn Sie in einer Situation voller Stress und Spannung wieder einige Zigaretten rauchen. Gehen Sie beim Besteigen zwei Wochen zurück und sehen Sie sich all die Gründe an, die Sie notierten, warum Sie das Rauchen eingestellt haben – und denken Sie daran, wie gut Sie sich danach fühlen!

Viele fürchten eine Gewichtszunahme, doch tatsächlich nimmt nur etwa ein Drittel der Exraucher zu. Zwei Drittel bleiben bei ihrem Gewicht oder verlieren sogar einige Pfunde. Ein bisschen zuzunehmen, ist auf jeden Fall gesünder, als weiter zu rauchen. Ernährungsumstellung und Bewegung können mit diesen Pfunden fertig werden!

Passivrauchen

Ein besonderes Kapitel ist das Passivrauchen. Sowohl am Arbeitsplatz als auch im häuslichen Bereich ist der Infarktpatient damit *auf doppelte Weise gefährdet*. Einerseits hat das Passivrauchen seine eigenen Gefahren; so berichtet des Bundesgesundheitsamt, dass Passivrauchen hundertmal gefährlicher als Asbeststaub sei, was das Risiko einer bösartigen Erkrankung des Brustfells (Mesotheliom) anbetrifft. Insgesamt erscheine die Aussage gerechtfertigt, so das Bundesgesundheitsamt, dass das Risiko, durch Passivrauchen an Krebs zu erkranken, etwa hundermal höher sei als das zitierte Asbestrisiko. Darüber hinaus hat es aber für den Infarktpatienten noch spezielle Gefahren. Raucht er passiv, inhaliert er Rauch, der sich negativ auf die Entwicklung der Koronarsklerose auswirken kann, ähnlich wie die inhalierte Zigarette.

Passivrauchen ist doppelt gefährlich: stark erhöhte Risiken für Krebs und Koronarsklerose

Wichtiger erscheint jedoch, dass es dem Exraucher besonders schwer gemacht wird, bei seinen guten Vorsätzen zu bleiben, wenn die Umgebung raucht. Der Anreiz, sich dann eine Zigarette anzuzünden, ist ungleich höher, und es bedarf schon einer betonten Willensanstrengung, um dieser Versuchung zu widerstehen. Aus Rücksichtnahme sollte daher der Lebenspartner das Rauchen ebenfalls aufgeben, zumindest aber in Gegenwart eines Infarktpatienten *keinesfalls* rauchen.

Tabakgeruch sollte grundsätzlich aus der Wohnung fern gehalten werden. Wenn es gar nicht anders möglich ist: Nur in Abwesenheit des Patienten und an der frischen Luft rauchen, um die Gefährdung wie auch die Verführung so gering wie möglich zu halten.

Für Exraucher in Raucherumgebung ist es schwer, bei seinen guten Vorsätzen zu bleiben

Auf die mit *Passiv*rauchen verbundenen Gesundheitsschädigungen soll jeder Patient hingewiesen werden:
- für ihn/sie selber am Arbeitsplatz
- für den/die Partner/in zu Hause
- aber auch besonders für Kinder in der Wohnung oder im Hause.

> **Allgemeine Empfehlung:**
> Rauchfreie Arbeitsplätze, rauchfreie öffentliche Gebäude und Verkehrsmittel sollten zur Prävention von kardiovaskulären Erkankungen nach dem Vorbild anderer europäischer Statten gesetzlich garantiert sein.

Essen nach Herzenslust

Ernährung und Blutfette – 152
Therapiemanagement der Fettstoffwechselstörung – 153

Mittelmeerernährung – 154
Empfehlenswerte und nicht empfehlenswerte Nahrungsmittel – 156

Gewichtsabnahme – 158

Psychologie des Essverhaltens – 160
Einige Ratschläge – 162
Medikamente zur Behandlung des Übergewichts – 162

Ein kritisches Wort zu Diäten – 163
Ein wichtiger Tipp – 163

Salzkonsum – 165

Ernährung und Blutfette

Wie wichtig die Rolle der Blutfette, insbesondere die des Cholesterins für die Entstehung der Gefäßkrankheit (Arteriosklerose) ist, wurde im Kapitel »Risikofaktor Cholesterin« dargelegt. Da die Fette ein Hauptbestandteil der Ernährung sind, wurde intensiv nach dem Zusammenhang von Fettverzehr und Blutfettspiegel geforscht. Es stellte sich heraus, dass unsere Ernährung, die traditionell zu viel Fett tierischer Herkunft enthält, als eine Hauptursache der zu hohen Blutfettspiegel angesehen werden muss.

Cholesterinspiegel wichtiger Einflussfaktor bei der Entstehung der Arteriosklerose

Nach den neuesten Forschungsergebnissen steigt ab einem Cholesterinspiegel von 200 mg/dl (5,17 mmol) das Risiko, an einem Herzinfarkt zu erkranken. Von den meisten Atheroskleroseforschern wird daher dieser Wert als oberste Grenze empfohlen. Dies gilt besonders *nach* einem Infarkt. Wichtig ist es dabei, den Anteil des guten HDL- sowie des schlechten LDL-Cholesterins im Blut zu kennen. Ein hoher HDL-Cholesterinanteil verhindert Gefäßablagerungen, ein hoher LDL-Cholesterinanteil begünstigt diesen Prozess. Nach dem Infarkt sollte der LDL-Cholesterinanteil daher keinesfalls über 100 mg/dl liegen, optimal < 70.

Die tägliche Cholesterinzufuhr dürfte 250–300 mg eigentlich nicht überschreiten; die tägliche Cholesterinaufnahme eines erwachsenen Mannes liegt in Deutschland jedoch bei 600 mg, die der Frau bei 400 mg! Hier ist eine Einschränkung zu empfehlen, denn obwohl der Körper einen Teil des Cholesterins selbst produziert, ist die Höhe des Blutfettspiegels doch von der Ernährung abhängig! Nach Gewichtsreduktion sieht man gelegentlich eine *Halbierung des Gesamtcholesterinwertes!*

Vernünftige Ernährung beinhaltet eine abwechslungsreiche Kost, die folgende Kriterien erfüllt: Höchstens ein Drittel der Kalorien pro Tag sollte aus Fetten stammen. Die Zusammensetzung der Fette ist wichtig: Nicht mehr als 10 Prozent der gesamten Kalorien sollten aus *gesättigten Fetten* (vor allem tierische Fette) kommen. Hier ist vor allem auf die *versteckten Fette* in Wurst, Fleisch und Backwaren zu achten, die allesamt gesättigt sind. *Ungesättigte Fette* (vor allem Pflanzenöle) wirken sich auf den Cholesterinspiegel günstig aus.

Ungesättigte Fettsäuren günstig

Das Problem dieser Art der Ernährung ist ihr diätetischer Charakter: Eine Zeit lang auf etwas zu verzichten ist nicht das Problem – aber diätetisch sein im Diäthalten, das ist einfach zu viel verlangt (Sören Kierkegaard). Weiterhin kann eine fettarme, kohlenhydratreiche Ernährung auch zu einem Absinken der protektiven HDL-Spiegel und zu einem Anstieg der Triglyzeridspiegel führen – was der Präventionsidee durchaus zuwiderlaufen kann. Ernstzunehmende Kardiologen lassen sich deshalb zu Aussagen hinreißen wie: »Die fett- und cholesterinreduzierte Diät ist ineffektiv« (M. F. Oliver, EHJ 18, 97, S. 18–22). Unter dem Motto »Freispruch für das Frühstücksei« werden die Ergebnisse großer Langzeitstudien vorgestellt (Nurses Health Study), die in einer mäßigen Cholesterinzufuhr keinen Nachteil sehen.

Therapiemanagement der Fettstoffwechselstörung

Die günstige prognostische Wirkung der Cholesterinsenkung bei Risikopatienten ist klar belegt. Der Effekt ist ganz überwiegend Folge der LDL-Cholesterinsenkung. Es stehen eine Reihe von Medikamenten für eine Lipid-senkende Therapie zur Verfügung.

Bei schwereren Formen der Hypercholesterinämie kann die Kombination eines Resorptionshemmers und eines Statins effektiv sein (siehe: Hilfen durch Medikamente; Kapitel 12).

Bei Fibratkombination mit Statinen erhöhte Gefahr von Myopathien und Rhabdomyolysen. Vierteljährliche Kontrollen der Muskelenzyme, bei klinischem Verdacht auf Muskelbeschwerden umgehend.

Der klinische Nutzen von Fibraten bei der Hypertriglyzeridämie und Diabetes mellitus im Hinblick auf harte klinische Endpunkte ist nach neueren Studien umstritten.

Zusätzlich stehen zahlreiche lipidsenkende Medikamente zur Verfügung

🔹 Empfehlung der Deutschen Gesellschaft für Kardiologie: LDL-C-Therapieziele und -Schwellenwerte, bei denen eine Therapie sinnvoll ist (in Abhängigkeit von Belgeitbefunden)

Risikostrategie	LDL-C-Therapieziele in mg/dl (mmol/l)	LDL-C-Schwellenwerte für eine intensivierte Änderung des Lebensstils in mg/dl (mmol/l)	LDL-C-Schwellenwert für eine medikamentöse Therapie in mg/dl (mmol/l)
KHK und KHK-Risikoäquivalente	<100 (2,58) optional: <70 (1,8)	Unabhängig vom Lipidwert immer sinnvoll	≥100 (2,58) optional: 70–100 (1,8–2,58)
≥2 zusätzliche Risikofaktoren*	<130 (3,35)	≥130 (3,35)	10-J-Risiko 10–20%: ≥130 (3,35) 10-J-Risiko <10%: ≥160 (4,13)
0 bis 1 zusätzliche Risikofaktoren*	≤160 (4,13)	≥160 (4,13)	≥190 (4,9) optional: 160–189 (4,13–4,9)

LDL-C = LDL-Cholesterin; HDL-C = HDL-Cholesterin
* Als zusätzliche Risikofaktoren (RF) gelten: Alter (Männer >45 J., Frauen >55 J. oder Postmenopause), Hypertonie, Diabetes, Rauchen, HDL <40 mg/dl (1,03 mmol/l), Familienvorgeschichte für KHK bei Verwandten 1. Grades (bei männlichen Verwandten <55 J., bei weiblichen Verwandten <65 J.).
HDL >60 mg/dl (1,6 mmol/l): 1 RF kann von der Anzahl der RF abgezogen werden.
Bei HDL <40 mg/dl (1,03 mmol/l): Gewichtsreduktion, Aktivität, Nikotinverzicht betonen

Mittelmeerernährung

Ein Umdenken in den Empfehlungen zur Ernährung brachte die »Lyon Diet Heart Study«. Die mediterrane Ernährung, besonders reich an einfach ungesättigten Fettsäuren (Olivenöl, Canolaöl, Rapsöl), mit viel Gemüse und Salaten, Früchten und Fisch, war sehr effektiv in der Verhinderung neuer Herzinfarkte. Die Umstellung der Ernährung auf die traditionelle mediterrane Diät hatte in den ersten 4 Jahren nach einem Infarkt eine Verringerung schwerwiegender Ereignisse um über 50 Prozent zur Folge!

Umstellung auf traditionelle mediterrane Ernährung halbiert Zahl der schwerwiegenden kardiovaskulären Ereignisse

Diese Ergebnisse erklären auch, was in der Wissenschaft viele Jahre als das französische Paradox beschrieben wurde: Der Fettverzehr war in den Mittelmeerregionen Frankreichs sehr hoch, die Infarkthäufigkeit aber ausgesprochen niedrig. Viele Beobachter schoben das auf den gleichzeitigen Rotweingenuss (der entsprechend propagiert wurde). Die mittlerweile vorliegende, überzeugende wissenschaftliche Dokumentation hat den Vorteil, dass sie mit den Ergebnissen einer der größten epidemiologischen Untersuchungen in den USA (Nurses Health Study) in Einklang steht. Die Europäische Gemeinschaft empfiehlt deshalb generell, den Fettverbrauch auf 30–35 Prozent des Gesamtenergiebedarfs zu verringern und gesättigte gegen einfach ungesättigte Fette auszutauschen.

Die Tabellen auf den folgenden Seiten geben Empfehlungen für geeignete und weniger geeignete Nahrungsmittel und zeigen den Gehalt an gesättigten Fettsäuen, die nach Möglichkeit gemieden werden sollen.

Eine weitere Beobachtung der Nurses Health Study verdient Beachtung: die *Rolle der Transfette.* Diese entstehen bei der Teilhärtung ungesättigter Fettsäuren, die vorgenommen wird, um aus flüssigen Pflanzenölen halbfeste Margarine herzustellen, vor allem in den USA, wo zahlreiche Margarinesorten teilgehärtete Fette enthalten. Diese »künstlich hydrogenierten« Fette kommen außer in Margarine in zahlreichen Backwaren, Süßigkeiten und allerlei pikanten Snacks vor. Als Mittäter tragen sie offenbar eigenständig und erheblich zum atherogenen Risiko bei, indem sie den LDL-, Lp(a)- und Triglyzeridspiegel erhöhen und den HDL-Cholesterinspiegel absenken. Das Ergebnis dieser Untersuchung, so das Margarine-Institut in Hamburg, sei charakteristisch für die Situation in den USA. In Deutschland seien diese Streichfettbestandteile in der normalen Margarine in den vergangenen Jahren deutlich verringert worden; in Diät- und Reformmargarinen kämen sie gar nicht vor. Mit einem Verzehr von 3,4 Gramm Transfettsäuren bei Frauen und 4,1 Gramm bei Männern seien die Werte hierzulande unbedenklich, teilt das Margarine-Institut mit. Die deutsche Gesellschaft für Ernährung in Bonn bestätigt dies, fügt jedoch hinzu: Nach derzeitigem Kenntnisstand gingen von diesen Mengen keine gesundheitlichen Risiken aus. Da das Wissen jedoch lückenhaft ist, soll der Gehalt an Transfettsäuren in Lebensmitteln minimiert werden.

Auf die tägliche Praxis übertragen bedeutet dies: Abkehr von Schweine- und Rinderschmalz (tierische Fette), auch Verzicht auf Produkte mit mehr oder weniger versteckten, künstlich gehärteten Pflanzenfetten und statt dessen bewusste Orientierung auf natürliche Pflanzenfette (Typ gutes Olivenöl), wie es am Mittelmeer schon jeher Brauch ist.

Transfette tragen erheblich zur Arterioskleroseentstehung bei

Empfehlenswerte und nicht empfehlenswerte Nahrungsmittel

	Empfehlenswert	In Maßen	Nicht empfehlenswert
Fett	Fettverzehr sollte generell beschränkt werden	Öle oder Margarinen, die als »reich an ungesättigten Fettsäuren« ausgezeichnet sind: Olivenöl, Rapsöl, Sonnenblumenöl, Weizenöl, Sojaöl, Distelöl, Olivenöl, Baumwollsamenöl fettarmer Brotaufstrich	Butter, Bratenfett, Schmalz, Talg, Palmöl, Kokosöl, Brat- oder Pflanzenöl unbekannter Herkunft hydrierte Fette und Öle
Fleisch	Huhn, Truthahn, Kalb, Kaninchen, Wild	mageres Rindfleisch, Schinken, Schweine- und Lammfleisch; mageres Hackfleisch (Tartar), hochwertige Hamburger	sichtbares Fett an Fleisch (einschließlich Kruste), Lammbrust, Schweinebauch, durchwachsener Speck, Würstchen, Salami, Pastete, Frühstücksfleisch, Fleischpastete Hackfleisch, das Talg enthält
Milchprodukte und Eier	fettarme Milch, Käsesorten mit niedrigem Fettgehalt, z.B. Hüttenkäse, Quark (Magerstufe), Weichkäse, Weißkäse, Magerjoghurt Eiweiß	teilentrahmte Milch Feta- und Ricottakäse, Parmesan in kleinen Mengen; halbfette Käsesorten (Fett i. Tr. 20–40%)	Vollmilch, Pulver- oder kondensierte Milch, Schlagsahne, Sahneersatz, Vollfettkäse, Sahnekäse, Sahnejoghurt Eigelb
Fisch	alle weißen Fische, z.B. Dorsch, Schellfisch, Scholle fetthaltige Fische, z.B. Makrele, Sardinen, Thunfisch, Lachs	in geeignetem Öl gebratener Fisch Muscheln, Krustentiere	Fischrogen, in gehärtetem Fett gebratener oder frittierter Fisch

Mittelmeerernährung

	Empfehlenswert	In Maßen	Nicht empfehlenswert
Gemüse und Obst	alle frischen und tiefgefrorenen Gemüse Erbsen, Bohnen, Mais Getrocknete Bohnen aller Art, z. B. weiße Bohnen, Linsen, Erbsen sind besonders reich an »löslichen Fasern« Pellkartoffeln oder gekochte Kartoffeln – wenn möglich, Schalen mitessen frisches Obst, ungesüßtes Dosenobst, Trockenfrüchte	Pommes frites und Bratkartoffeln, falls in geeignetem Öl zubereitet Avocado, Obst in Sirup, kandiertes Obst	Pommes frites oder Bratkartoffeln, in gehärtetem Fett zubereitet Kartoffelchips
Nüsse	Walnüsse, Kastanien	Mandeln, Paranüsse, Haselnüsse	Kokosnuss
Getreideprodukte	Vollkornmehl, Vollkornbrot, Vollkornfrühstücksgetreide, Hafermehl, Getreidemehl, Hafergrütze, Mais, ungeschälter Reis und Vollkornnudeln, Knäckebrot	weißes Mehl, Weißbrot, gezuckertes Frühstücksgetreide bzw. Müslis, geschälter Reis, weiße Nudeln, einfache mittelsüße Kekse	Käsegebäck, gekaufte Torten
Desserts	fettarme Puddingsorten, z. B. Götterspeise, Sorbet, Magermilchpudding, fettarmer Joghurt, fettarme Soßen	Kuchen, Torten, Pudding, Kekse und Soßen, die mit geeigneten Fetten zubereitet wurden fettarmes Speiseeis	Kuchen und Torten, Pudding und Kekse, mit gesättigten Fetten zubereitet Schmalzgebäck Butter- und Sahnesoßen, alle Fertigpuddings und -soßen alles in gehärtetem Fett frittierte
Getränke	Tee, Kaffee mit fettarmer Milch, Mineralwasser, zuckerfreie Erfrischungsgetränke, ungezuckerte Fruchtsäfte klare Suppen, hausgemachte Gemüsesuppe alkoholfreies Bier	süße Erfrischungsgetränke, fettarme Malzgetränke oder fettarme Trinkschokolade (ab und zu); Tütensuppen, Fleischbrühe Alkohol	Vollfette Malzgetränke, Trinkschokolade Cremesuppen Kaffeeweißer

	Empfehlenswert	In Maßen	Nicht empfehlenswert
Süßigkeiten	zuckerfreie Süßstoffe, z. B. Saccharintabletten oder -lösung	süß eingelegte Früchte und Chutney; Marmeladen, Honig, Sirup, Marzipan Bonbons, Pfefferminz, Zucker, Sorbitol, Glukose und Fruktose	Schokoladenbrotaufstrich Süßigkeitsriegel, Toffees, Karamellbonbons, Butterkaramellen, Schokolade, Kokosriegel
Gewürze und Soßen	Kräuter, Gewürze, Senf, Pfeffer, Essig fettarme Soßen, z. B. mit Zitrone oder Magerjoghurt niedrigkalorische Salatsoßen oder niedrigkalorische Mayonnaise	Fleisch- und Fischpaste, Fertigsoßen Salatsoße aus Essig und Öl, Mayonnaise oder Sojasoße	Sahne oder Vollfettkäsesoßen

Gewichtsabnahme

Übergewicht ist die Ursache vieler Probleme; die Einzelheiten wurden im Kapitel »Risikofaktor Übergewicht« ausführlich dargestellt (▶ S. 39). Hier geht es um Wege, das Gewicht zu verringern, und das ist für viele ein dornenreicher Weg! Essen und Trinken sind die wichtigsten Dinge im (Über-)Leben, und dass Essen am Anfang dieser Aufzählung steht, spricht für sich. Das Überleben der Menschheit hing 500 000 Jahre lang davon ab, genug zu essen zu bekommen und nun soll das auf einmal alles falsch sein? Ausreichend zu essen gab es in der Vergangenheit immer nur für eine begrenzte Zeit und wer gut speichern konnte, hatte damit einen Überlebensvorteil. Erst in den letzten 40 Jahren hat sich dies geändert und auch nur in der westlichen Welt. Leider holt uns die bittere Wahrheit dafür jetzt ein, denn im Laufe der Entwicklung sind wir alle zu guten »Speicherern« geworden, denen es jetzt schwer fällt, zu verzichten. Zu all den Versprechungen, durch Spezialdiäten schlank zu werden und zu bleiben, kann man eigentlich nur feststellen: Eine halbe Wahrheit ist eine ganze Lüge!

Man wird nur dann schlanker, wenn man die Energiezufuhr drosselt. Körperliche Bewegung ist dabei hilfreich. Die geringere Nahrungszufuhr darf allerdings nicht zu radikal durchgeführt werden, weil dieses Vorgehen nur selten durch-

Gewichtsabnahme

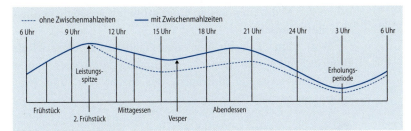

◻ **Zwischenmahlzeiten halten fit:** Zwei zusätzliche Zwischenmahlzeiten (die natürlich nicht aus *zusätzlichen* Kalorien bestehen dürfen) führen zu mehr Ausgeglichenheit des Stoffwechsels und lassen das Hungergefühl nicht so stark werden.

gehalten wird. Viel wirkungsvoller ist eine bewusste Ernährungsumstellung, die langfristig beibehalten werden kann.
— Nur noch ein Drittel der Bevölkerung hat ein gesundheitlich wünschenswertes Gewicht.
— Adipositas begünstigt die frühe Entwicklung von Atherosklerose, Typ-II-Diabetes, Hypertonie, koronarer Herzerkrankung sowie Cholelithiasis.
— Gewichtszunahme im Erwachsenenalter ist ein starker unabhängiger Risikofaktor für vorzeitigen Tod. Ein 40-jähriger, adipöser (BMI > 30) Mann verliert über fünf Jahre seines Lebens!
  Das viszerale Fett oder tiefe Bauchfett: Produktionsort für Entzündungsmarker, die die Entwicklung der Atherosklerose begünstigen.
— Ein *Taillenumfang ab 94 cm bei Männern* bzw. *ab 80 cm bei Frauen* geht mit einem *erhöhten Risiko für Stoffwechselerkrankungen* einher.
— Das *Ziel einer Ernährungsumstellung* ist eine langfristige *Verbesserung der alltäglichen Ernährungsgewohnheiten*. Auf kurzfristige Effekte angelegte Diäten sollten vermieden werden.
— Realistisches Ziel für die Gewichtsreduktion: 1 kg Körpergewicht alle 14 Tage. Das ist möglich durch Reduktion der täglichen Kalorienzufuhr um etwa 250–400 kcal mit einer mäßig kalorienreduzierten Mischkost und in Kombination mit gesteigerter körperlicher Aktivität zur Erhaltung der Muskelmasse.

Mehrere kleine Essensportionen, gleichmäßig über den Tag verteilt, lassen das Hungergefühl nicht so stark werden. Das Geheimnis dieser Methode liegt in den kürzeren Pausen zwi-

> Für eine dauerhafte Gewichtsreduktion ist eine bewusste Ernährungsumstellung unabdingbar!

> Insbesondere das Bauchfett ist von Übel: es ist Produktionsort für Entzündungsmarker, die eine Arteriosklerose begünstigen

schen den Mahlzeiten und in einer größeren Ausgeglichenheit des Stoffwechsels.

Wer zum Durchhalten das tägliche Erfolgserlebnis braucht, sollte sein Gewicht regelmäßig kontrollieren und auf Millimeterpapier eintragen. Das macht Mut, und zwar schon am zweiten Tag!

> **Der einzige Weg, um abzunehmen, ist: Weniger essen! Unser Organismus verarbeitet die zugeführte Nahrung mit außerordentlich hohem Wirkungsgrad. Um ein Stück Kuchen »abzuarbeiten«, muss man 8 Kilometer (!) laufen. Daher ist die »verminderte Zufuhr« der einzige Weg zum Erfolg. Wer etwas anderes verspricht, der lügt!**

Psychologie des Essverhaltens

30 Regeln zur Kontrolle der Essgewohnheiten

Der Umgang mit dem Essen ist häufig unreflektiert. Vom »Gemeinnützigen Institut für Therapieforschung« in München wurden folgende Regeln zur Kontrolle der Essgewohnheiten aufgestellt:

1. Ich nehme täglich in regelmäßigen Abständen insgesamt 5 Mahlzeiten ein.
2. Ich esse und trinke nur zu den von mir festgelegten Zeitpunkten.
3. Ich esse und trinke zu Hause nur an dem dafür festgelegten Essplatz.
4. Ich lasse beim Essen und Trinken den Fernsehapparat ausgeschaltet.
5. Ich konzentriere mich bei meinen Mahlzeiten auf das Essen und Trinken und vermeide Nebentätigkeiten.
6. Ich esse und trinke nur mit dem dafür festgelegten Geschirr.
7. Ich räume sofort nach jeder Mahlzeit mein Geschirr und alle Essensreste weg.
8. Ich nehme meine Mahlzeiten nur mit Personen ein, die selbst mäßig essen und trinken.
9. Ich lasse in der Wohnung keine essbaren Dinge und Getränke herumstehen.
10. Ich habe in der Wohnung keine großen Vorräte von Dingen, die mich erfahrungsgemäß immer wieder zum Essen verführen.
11. Ich werfe Reste von Mahlzeiten sofort weg.

12. Ich mache mir eine Einkaufsliste, bevor ich ein Lebensmittelgeschäft betrete.
13. Ich kaufe nur Lebensmittel, die auf meiner Liste stehen.
14. Ich gehe nur zum Einkaufen, wenn ich vorher gegessen habe und keinen Appetit verspüre.
15. Ich kaufe keine Vorräte für mehrere Tage.
16. Ich kann in dieser Woche besonders leicht auf … verzichten und kaufe nichts davon ein.
17. Ich halbiere jeden Bissen noch einmal, bevor ich ihn zum Munde führe.
18. Ich esse statt mit einer normalen Gabel nur mit einer Kuchengabel.
19. Ich esse Suppe nur mit einem Teelöffel.
20. Ich kaue jeden Bissen 20- bis 30-mal und zähle dabei leise mit.
21. Ich lasse Getränke auf der Zunge zergehen und zähle in Gedanken bis zehn, bevor ich schlucke.
22. Ich lege das Besteck nach jedem Bissen aus der Hand.
23. Ich mache nach der Hälfte jeder Mahlzeit eine Essenspause von etwa 1 bis 2 Minuten.
24. Ich lege mir bei großen (warmen) Mahlzeiten nur einmal etwas auf den Teller.
25. Ich bestimme schon in der Küche, wie viel ich tatsächlich essen will, und stelle nur den vorbereiteten Teller auf meinen Essplatz.
26. Ich schätze vor dem Essen den Kaloriengehalt meiner Mahlzeit ab.
27. Ich lasse bei jeder Mahlzeit einen kleinen Rest übrig, den ich nicht mehr esse oder trinke.
28. Ich hole eine eventuelle zweite Portion extra aus der Küche und bereite sie auch dort vor.
29. Ich trinke während der Mahlzeiten keinen Alkohol.
30. Ich lege vor dem Öffnen der ersten Flasche fest, wie viel ich trinken werde.

Immer wieder berichten uns Patienten, dass sie zwar ihr Essverhalten nach diesen Regeln geändert haben, dass es aber Situationen gibt – Ärger, Stress, Probleme im Beruf, in der Familie –, in denen sie in ihr altes Verhalten zurückfallen. Sie glauben, sich durch Essen etwas Gutes zu tun, schlucken – sprichwörtlich – ihren Kummer mit dem Essen hinunter. Die Frustration über diese Situation und über sich selbst führt dazu, dass man auf das alte »Beruhigungsmittel« zurückgreift, das Essen. Damit beginnt der Teufelskreis von vorn.

Rückfallgefahr in alte Gewohnheiten

Einige Ratschläge

Gespräche bei Kummer
Positive Gegenmaßnahmen:
Bewegung, Freunde, Musik
Essen löst keine Probleme!

- Rufen Sie bei Sorgen und Problemen Freunde und Verwandte an.
- Sprechen Sie über Ihre Probleme, anstatt zu essen.
- Tun Sie sich bei Ärger und Stress etwas Gutes – spazieren gehen, Musik hören, Freunde besuchen.
- Machen Sie sich bewusst, dass Sie Probleme nicht durch Essen lösen können.

Kontrollieren Sie Ihr Essverhalten, so dass Sie sich auch in belastenden Situationen bewusst sind, wie viel Sie essen. Sehen Sie *Essen nicht als Problemlösung* an, sondern als wesentliches menschliches Bedürfnis, das nicht in Hast und Heimlichkeit am Kühlschrank befriedigt werden, sondern als Ausdruck der eigenen Lebensart Freude bereiten sollte!

Dann bieten sich viele Möglichkeiten – imgrunde eine unübersehbare Anzahl –, von denen Sie nur Gebrauch machen müssen. Bringen Sie den Mut auf, die eingefahrenen Geleise zu verlassen und probieren Sie all die Herrlichkeiten, die bislang nicht einbezogen wurden.

Medikamente zur Behandlung des Übergewichts

»Appetitzügler« haben Nebenwirkungen

Mit den so genannten »Appetitzüglern« gibt es gemischte Erfahrungen, denn sie haben erhebliche Nebenwirkungen. Durch die Einnahme von Orlistat (Xenical®) lässt sich die Resorption von etwa 30 Prozent des in der Nahrung enthaltenen Fetts verhindern. Damit geht bei *gleichzeitiger fettreduzierter Ernährung* ein Gewichtsverlust einher. Bei unverändert hohem Fettkonsum hingegen rebelliert der Darmtrakt so stark, dass zuweilen die Kontrolle über den Stuhlgang nicht mehr möglich ist, eine Situation, in die sich jeder sehr gut einfühlen kann! Eine vergleichende Untersuchung über 12 Monate kam zu dem Ergebnis, dass die Ernährungsumstellung allein zu einem Gewichtsverlust von 6,1 Kilo führte, die Gabe von Orlistat brachte einen zusätzlichen Gewichtsverlust von 4,2 Kilo, sodass der Löwenanteil am Erfolg auf die Ernährungsumstellung zurückzuführen war.

Diese Beobachtung sollte uns nicht überraschen, denn ebenso wenig bleibt ein erhöhter Blutdruck nach dem Absetzen der medikamentösen Behandlung auf seinem niedrigerem

Niveau. Obwohl das Übergewicht zumeist ein jahrzehntelanges Problem darstellt, ist im Gegensatz zum Bluthochdruck eine Dauerbehandlung mit Medikamenten gegenwärtig keine Alternative. Ohne Änderung der Ernährungsgewohnheiten ist die Einnahme von Orlistat daher nicht sinnvoll. Während der Einnahme ist eine ständige ärztliche Führung und Kontrolle unerlässlich.

Geeignete Diät für erste Erfolge ist typabhängig!

Ein kritisches Wort zu Diäten

Aus dieser Übersicht geht eindeutig hervor, wie wichtig *Gemüse* in der Ernährung ist. Als gute Mahlzeit gilt hierzulande aber immer noch ein großes Stück Fleisch, mit Gemüse garniert – umgekehrt wäre es richtig: Gemüse und Salat sollten zur Hauptsache werden.

Damit würde auch gleich ein weiterer verbreiteter Mangel behoben: der Mangel an *Ballaststoffen*. Vollkornprodukte, Vollkornnudeln, Haferflocken, Müsli sowie Kartoffeln, Rohkostsalate, Gemüse und frisches Obst sind dazu bestens geeignet. Sie nehmen durch ihr Volumen eine wichtige Rolle bei der Mahlzeit ein, denn wenn der Magen mit Ballaststoffen »voll« ist, bleibt für fettreiche Spezialitäten kein Platz. Neben einer geregelten Verdauung führen Ballaststoffe auch zu einer spürbaren, *anhaltenden* Senkung der Blutfettwerte.

Gemüse und Ballaststoffe sollten Hauptbestandteile der Ernährung sein

Ein wichtiger Tipp

Essen Sie *vor* den Hauptmahlzeiten einen Teller Salat – und warten Sie 15 Minuten. Auf die Uhr sehen! Wenn der Magen das Gefühl hat, »es ist schon etwas angekommen«, muss der erste Hunger nicht mit kalorienreichen Nahrungsmitteln gestillt werden.

Diätart	Fett-reduzierte Diäten (z. B. Low Fett 30)	Kalorienreduzierte Programme (z. B. Volumetrics)	Ernährung nach dem »Glykämischen Index« (z. B. Glyx-Diät)	Formula-Diäten (z. B. Slim-Fast)
Prinzip	Fette enthalten pro Gramm doppelt so viele Kalorien wie Kohlenhydrate und Proteine. Daher wird Fettreiches wie Butter, Käse oder Schokolade deutlich eingeschränkt. Fettfreies ist erlaubt wie Kohlenhydrate, z. B. Brot, Reis, Nudeln, Kartoffeln. Auch Proteine sind ok, z. B. fettarmes Fleisch	Die Anzahl der Kalorien pro Gramm Nahrung soll gedrückt werden. Dazu werden mehr ballaststoffreiche Lebensmittel wie Gemüse, Obst, Salat, Vollkornbrot gegessen. Hilfreich ist der Zusatz von reinen Füllstoffen (z. B. Indischer Flosamen) die gar nicht resorbiert werden und damit einen vollen Magen nur vortäuschen!	Kohlenhydratreiche Lebensmittel erhöhen den Blutzucker und der wiederum den Insulinspiegel. Damit werden Zucker und auch Fett in die Zellen verschoben (wo sie nicht hin sollen!). Kurzkettige Zucker = Alles was süß ist, sollte gemieden werden.	In der Regel Fertigdrinks zum Anrühren, die ausreichend Proteine, Mineralstoffe und Vitamine enthalten. Eine bis mehrere Mahlzeiten täglich werden durch solch einen Drink ersetzt.
Bewertung	Mit Low-Fat nimmt man ab. Da weniger gesättigte Fette dabei sind, wird auch weniger LDL-Cholesterin im Körper gebildet, sehr günstig! Unkomplizierte Diät, da man beim Einkaufen nur den Fettanteil der Waren beachten muss.	Meistens ausgewogene Mischkostdiäten nach bekannten Empfehlungen von Ernährungswissenschaftlern. Geeignet für Alle, die gern Obst und Salat essen. Ohne Kalorienzählen wird es wohl nicht gehen!	Ballaststoffe spielen auch dabei eine wichtige Rolle. Wenn Insulinspitzen vermieden werden, stellt sich auch das Hungergefühl nicht so schnell wieder ein. Vorsicht bei Fetten! Sie haben zwar einen niedrigen Glykämischen Index, aber viele Kalorien! Wenn LDL-Cholesterinsenkung ein Thema ist, ganz besondere Vorsicht! Keine gesättigten Fette!	Teuer und bequem, ohne Einfluss auf das Essverhalten. Man kann damit schnell einige Kilo abnehmen (der erwünschte Aha-Effekt am Anfang). Die Gefahr des Jo-Jo-Effekts ist aber sehr hoch!

Salzkonsum

Die meisten Menschen nehmen heute ein Vielfaches der empfohlenen Salzmenge zu sich. Um die tatsächlichen Bedürfnisse des Körpers zu decken, brauchen wir nur 2 Gramm Salz pro Tag; der durchschnittliche Verbrauch in Deutschland liegt jedoch bei 15 Gramm. Salz findet sich vor allem in Suppen, in Geräuchertem und Geselchten, in Wurst und salzkonservierten Nahrungsmitteln wie Schinken und Ähnlichem. Das gesalzene Frühstücksei sowie das Salzgebäck am Abend sind für viele immer noch eine Selbstverständlichkeit. Bei vielen Menschen führt dieser erhöhte Salzkonsum jedoch zu einem deutlichen Anstieg des Blutdrucks. Durch jahrelange zu hohe Salzzufuhr, das haben Untersuchungen eindeutig erwiesen, kann man einen dauerhaft hohen Blutdruck auslösen. Daher muss vor zu hohem Salzkonsum gewarnt werden. Es empfiehlt sich, auf andere Gewürze auszuweichen. Im Grunde steht die ganze Gewürzpalette Arabiens zur Verfügung – bis auf das Salz. Der Phantasie sind hier keine Grenzen gesetzt.

Durch ihren hohen Salzanteil sind Konserven und Fertiggerichte ein besonderes Problem. Häufig werden auch Natriumverbindungen zur Konservierung hinzugegeben. Daher ist es viel vernünftiger, statt der sowieso teureren Fertiggerichte und Konserven mehr Frischprodukte zu verwenden, auch dann, wenn die Zubereitung ein wenig aufwändiger ist!

Eine wichtige Quelle für die Salzzufuhr sind unsere Trinkgewohnheiten. So enthalten zahlreiche *Mineralwässer* bis zu 1 Gramm, ja bis zu 2 Gramm Salz pro Liter, eine Menge, die auf jeden Fall als zu hoch angesehen werden muss. Es stehen jedoch Mineralwässer mit einem wesentlich geringeren Natriumanteil zur Verfügung. Alle Firmen müssen den Natriumgehalt auf dem Etikett ausweisen; suchen Sie daher nach diesen Angaben, auch wenn es ohne Brille oft recht schwer fällt und gelegentlich das Vergrößerungsglas eingesetzt werden muss!

> 2 Gramm Salz genügen pro Tag – 15 Gramm sind es im Durchschnitt! Zu viel Salz ist häufig für den hohen Blutdruck verantwortlich – ganz gleich, woher es stammt!

Der empfohlene Salzkonsum (2 g/d) wird meist um ein Vielfaches überschritten (15 g/d)

Erhöhter Salzkonsum verursacht zu hohen Blutdruck

Fertiggerichte und Konserven haben besonders hohen Salzgehalt

Achtung: Salzgehalt in Mineralwässern!

Hilfen durch Medikamente

Medikamente zur Senkung erhöhter Blutfettspiegel – 169

Cholesterinsynthesehemmer – 169
Cholesterinresorptionshemmer – 171
Fibrate – 172
Ionenaustauscherharze – 172
Nikotinsäure – 173
Wirkungen und Nebenwirkungen lipidsenkender Medikamente – 175

Beschwerden nach dem Infarkt – 176

Stent, Bypass oder Medikamente? – 176

Medikamente zur Behandlung der Angina pectoris – 177
Nitrokörper – 177
Betablocker – 179
ACE-Hemmer – 180
AT-I-Blocker – 181
Kalziumantagonisten – 181
Gerinnungshemmende Mittel – 182
Neue Gerinnungshemmer – 184

Kann man einen (erneuten) Herzinfarkt verhindern? – 185
Eikosapentaensäure – der Eskimofaktor –186
Magnesium – 186

Außenseitermethoden – 187

Nahrungsergänzungsmittel – 188

Nahezu alle Patienten erhalten nach dem Infarkt Medikamente. Es ist wichtig, dass der Patient die Wirkung und Nebenwirkungen seiner Medikamente kennt. Dieses Kapitel soll helfen, mehr Klarheit zu gewinnen. Keineswegs soll es das ausführliche Gespräch mit dem Arzt ersetzen, das bei jeder Verordnung unumgänglich ist.

> **Nehmen Sie die Medikamente auf keinen Fall anders als vom Arzt verordnet – etwa nach dem Motto: Wenig hilft wenig, viel hilft viel. Nehmen Sie keine zusätzlichen Medikamente, auch wenn sie Ihrem Mitpatienten noch so gut geholfen haben!**
> **Auf keinen Fall sollten Sie Medikamente von sich aus absetzen. Auch wenn sie direkt zu schaden scheinen, ist vorher die Konsultation des Arztes unerlässlich.**

In Zweifelsfällen ein klärendes Gespräch führen, denn eine hohe »Therapietreue« ist wesentlich!

Hat der Arzt ein Präparat abgesetzt, sollte es nicht mehr eingenommen werden – auch nicht in geringerer Menge. Ein klärendes Gespräch ist in allen Zweifelsfällen von größter Wichtigkeit; ein guter Arzt wird sich in dieser Hinsicht besonders um »Therapietreue« seines Patienten bemühen.

Einige Medikamente werden für die Wochen und Monate nach dem Infarkt verschrieben, andere wiederum müssen lebenslang eingenommen werden.

Der Patient sollte die Namen der Präparate kennen – und ihre Wirkungen. Er sollte, wie es einmal formuliert wurde, »Experte in eigener Sache« werden.

> **Regeln zur Medikamenteneinnahme:**
> — Halten Sie sich an die Dosis, die vom Arzt verschrieben wurde!
> — Sprechen Sie mit Ihrem Arzt, bevor Sie ein Medikament absetzen!
> Dies ist besonders wichtig, wenn Sie Betablocker nehmen.
> — Medikamente sind *nur* für den gut, für den sie verschrieben wurden!
> Nehmen Sie nie die Medikamente eines anderen Patienten!
> — Der Gedanke »Eine Tablette ist gut, zwei Tabletten sind besser« ist falsch und sehr gefährlich! Überschreiten Sie nie die empfohlene Dosis!
> — Medikamente können im Körper miteinander reagieren (Zwischenwirkungen). Nehmen Sie niemals

Medikamente – rezeptfreie oder andere – ohne Rücksprache mit Ihrem Arzt.
- Nebenwirkungen werden und Allergien können auftreten. Konsultieren Sie auf jeden Fall Ihren Arzt, wenn Sie eines der Medikamente als Auslöser für neue Beschwerden in Verdacht haben!

Medikamente zur Senkung erhöhter Blutfettspiegel

Die Rolle des Cholesterins beim Fortschreiten der Veränderungen in den Herzkranzgefäßen ist in den letzten Jahren so klar geworden, dass Fachleute heute einhellig der Senkung des Cholesterinspiegels – neben dem Verzicht auf die Zigarette – eine Schlüsselfunktion für den weiteren Verlauf der Krankheit zubilligen. Daher wurden zahlreiche Anstrengungen unternommen, den Cholesterinspiegel, vor allem den LDL-Anteil, auch durch Medikamente zu senken. An der Reihenfolge kann aber kein Zweifel bestehen:
- Vor dem Einsatz cholesterinsenkender Medikamente sollten alle diätetischen Maßnahmen eingehalten werden.
- Auch unter medikamentöser Therapie bleibt die Ernährungsumstellung eine wesentliche Stütze der Behandlung.

Auch beim Einsatz von cholesterinsenkenden Mitteln diätetische Maßnahmen einhalten, Ernährungsumstellung befördern

Der folgende Abschnitt beschreibt kurz die gebräuchlichen Medikamente, die zur Senkung des Cholesterinspiegels eingesetzt werden. Diese Information ersetzt jedoch *nicht* das Gespräch mit dem Arzt, der die Auswahl unter diesen Möglichkeiten trifft.

Cholesterinsynthesehemmer

An erster Stelle zur medikamentösen Senkung der Cholesterinspiegel stehen heute die Cholesterinsynthesehemmer. Sie hemmen ein Schlüsselenzym des Cholesterinaufbaus in der Leber, werden daher Cholesterinsynthesehemmer oder HMG-Coenzym-A-Reduktasehemmer genannt (Lovastatin = Mevinacor®, Simvastatin = Zocor®, Denan®, Pravasin®, Mevalotin®, Fluvastatin = Cranoc®, Locol®, Atorvastatin = Sortis®, Rosuvastatin = Crestor® und die entsprechenden Generika, die meist den Namen in abgekürzter Form tragen (Simvastatin = Simva) und den Namen der Firma integrieren. Da diese

Cholesterinsynthesehemmer hindern die Leber an der Bildung von Cholesterin

Substanzen die Leber an der Cholesterinbildung hindern, erhöht diese ihre Cholesterinaufnahme aus dem Blut durch die Bereitstellung von mehr Aufnahmestellen für LDL-Cholesterin (Rezeptoren). Da die Leber mehr Cholesterin aufnimmt, bleibt im Blut weniger LDL-Cholesterin zurück. Für die Aufklärung dieser Mechanismen wurde den Professoren Goldstein und Brown im Jahre 1986 der Nobelpreis für Medizin verliehen. Diese Medikamente senken den LDL-Spiegel um bis zu 40 Prozent und den Gesamtcholesterinspiegel um 30–35 Prozent. Im Unterschied zu anderen cholesterinsenkenden Mitteln scheinen sie die Wirkung weiterer, gleichzeitig eingenommener Arzneien nicht zu beeinflussen.

Mancher mag jetzt glauben, ein Medikament zu nehmen, befreie ihn von seinem Cholesterinproblem. Dies wäre ein großer Trugschluss. Diese Medikamente sind in Verbindung mit einer entsprechenden Ernährungsumstellung wirksam. Die Cholesterinwerte müssen lebenslang kontrolliert werden! Es ist daher wesentlich, sich auf eine fett- und cholesterinarme Ernährung einzustellen, anstatt sich ausschließlich auf ein Medikament zu verlassen.

Erstaunliche Therapieeffekte, jedoch nur zusammen mit Ernährungsumstellung!

Im Zusammenwirken mit einer Ernährungsumstellung können diese Medikamente allerdings Erstaunliches bewirken. In den ersten Jahren nach der Einführung dieser Substanzen stellte sich heraus, dass diese insbesondere für Patienten nach überstandenem Herzinfarkt von Nutzen sind.

Die wichtigsten Studien – HPS (Heart Protection Study), PROVE-IT, TNT – haben gezeigt, dass fast alle Patienten mit einer Gefäßerkrankung von der Einnahme dieser Medikamente profitieren. Dabei scheint es weniger auf die Höhe des Cholesterinspiegels anzukommen als auf das Vorhandensein erster Gefäßveränderungen (s. auch ▶ S. 76). In manchen Fällen hat eine drastische Senkung des LDL-Cholesterinspiegels eine Dilatation (PTCA) der Herzkranzgefäße überflüssig gemacht. Obgleich dies nicht die Regel ist, zeigt diese Beobachtung doch, dass die Eingriffe am Gefäßsystem nicht das Ende aller Weisheit sind, sondern dass die konsequente Cholesterinsenkung eine wesentliche Stellung in der Behandlung des Grundprozesses hat.

Nebenwirkungen

Nebenwirkungen: Anstieg von Leber- und Muskelenzymwerten

Gelegentlich kommt es zu einem Anstieg der Leberenzymwerte, die sich jedoch nach dem Absetzen des Medikaments in aller Regel normalisieren. Eine regelmäßige Kontrolle der

Leberfunktion ist daher anfänglich erforderlich. Weiterhin kann es zu einem Anstieg bestimmter Muskelenzyme kommen. Dabei sind Muskelschmerzen häufig. Anfangs wurde angenommen, dass diese Substanzen Linsentrübungen hervorrufen können; dies scheint nach neueren Untersuchungen jedoch eher nicht der Fall zu sein.

Cholesterinresorptionshemmer

Obwohl die Einführung der Statine einen ganz wesentlichen Fortschritt in der Behandlung der erhöhten Cholesterinspiegel gebracht hat, erreichen viele Patienten nicht den empfohlenen LDL-Cholesterinspiegel von 100 mg/dl oder darunter.

Eine Erhöhung der Statindosis hat in der Regel nur einen begrenzten Effekt. Eine Verdoppelung der Dosis ist meist mit einer weiteren Senkung des LDL-Cholesterinspiegels um ca. 6 Prozent verbunden. Um eine Senkung um weitere 20 Prozent zu erreichen, ist in der Regel mit einer achtfach höheren Dosis zu behandeln. Entsprechend steigen die – normalerweise seltenen – Nebenwirkungen.

Ein neues Medikament, Ezetemib (Ezetrol®), kann in dieser Situation Abhilfe schaffen. Diese Substanz wird von der Darmschleimhaut, also der Innenfläche des Darms, aufgenommen und verbleibt auch dort. Von dort aus verhindert es die Wiederaufnahme (Rückresorption) eines Teils des von der Leber ausgeschiedenen Cholesterins, das daraufhin auf natürlichem Weg ausgeschieden wird. Der Vorteil: Unabhängig von allen anderen Medikamenten lässt sich eine Senkung des LDL-Cholesterinspiegels um ca. 20 Prozent erreichen. In Kombination mit einem Statin kann man also auf die Verachtfachung der Dosis verzichten und hat dafür mit entsprechend geringeren Nebenwirkungen das Hauptziel, eine Senkung des LDL-Cholesterinspiegels auf unter 100 mg/dl, meistens erreicht. Ezetemib (Ezetrol®) wird daher als gute Ergänzung (second drug) in der Behandlung der hohen Cholesterinspiegel gesehen.

Cholesterinresorptionshemmer verhindern die Wiederaufnahme des von der Leber ausgeschiedenen Cholesterins

Nebenwirkungen

Relevante Anstiege der Muskelenzyme werden bislang unter der Kombinationsbehandlung nicht häufiger beobachtet als unter der Monotherapie mit Statinen.

Nebenwirkungen: gelegentlich Anstieg von Muskelenzymwerten und beschleunigter Stuhlgang

Gelegentlich wird zu Beginn der Behandlung ein beschleunigter Stuhlgang berichtet.

Fibrate

Fibrate senken Triglyzerid- und Gesamtcholesterinspiegel

Schon seit langer Zeit steht die Gruppe der Fibrate zur Verfügung, zum Beispiel Bezafibrat (Cedur®), Gemfibrozil (Gevilon®), Fenofibrat (Lipidil®, Normalip®) und verwandte Substanzen. Diese Medikamente senken vor allem den Triglyzeridspiegel. Der Gesamtcholesterinspiegel und der LDL-Anteil werden um etwa 10 Prozent gesenkt, der HDL-Anteil steigt mit Gemfibrozil deutlich an. In der so genannten Helsinki-Herzstudie konnte gezeigt werden, dass durch Gemfibrozil der Gesamtcholesterinwert und der LDL-Anteil um jeweils 8, die Triglyzeride um 35 Prozent sanken. Im Endergebnis traten bei den so behandelten Patienten etwa 35 Prozent weniger Anzeichen einer koronaren Herzerkrankung (Angina pectoris, Herzinfarkt) auf. In diese Untersuchung wurden zu Beginn nur gesunde Männer aufgenommen, die Ergebnisse sind also nicht unbedingt auf Infarktpatienten übertragbar. Dennoch lassen sich ähnliche Effekte erwarten.

Nebenwirkungen

Nebenwirkungen: Durchfall, Übelkeit, Erbrechen, Magenbeschwerden, Verstärkung gerinnungshemmender Substanzen

Die möglichen Nebenwirkungen der Fibrate umfassen Durchfälle, Magenschmerzen, Übelkeit und Erbrechen; die Wirkung von gerinnungshemmenden Substanzen wird verstärkt.

Ionenaustauscherharze

Ionenaustauscherharze binden die sonst dem Cholesterintransport dienenden Gallensäuren

Zu dieser Substanzgruppe gehören Cholestyraminpulver (Quantalan®) und Colestipolgranulat (Cholestabyl®). Diese Medikamente binden die in den Darm ausgeschiedenen Gallensäuren, die normalerweise das Cholesterin weitertransportieren. Dadurch wird eine erneute Cholesterinaufnahme aus dem Darm verhindert, weshalb eine deutliche Senkung des Serumcholesterinspiegels beobachtet werden kann. Da diese Substanzen sehr wirksam sind, wurden sie in verschiedenen Studien zur Vorbeugung eines Herzinfarktes sowie zur Verhinderung eines erneuten Infarktes eingesetzt. In der größten Studie, der Lipid Research Clinics Coronary Primary Prevention Trial (LRCCPPT), wurde dokumentiert, dass eine Senkung des Gesamtcholesterinwertes mit Quantalan® um 9 Prozent die Häufigkeit der koronaren Herzerkrankung um 19 Prozent senken konnte.

Auch in der zweiten Studie, die das Fortschreiten der koronaren Herzerkrankung nach einem Infarkt untersuchte, bewirkte die Senkung des Cholesterinspiegels mit Colestipol® und Nikotinsäure eine deutliche Verringerung der Zunahme der Engstellen. Neue Veränderungen konnten bei einem Teil der Patienten verhindert werden; bei einigen bildeten sich bereits vorhandene Engstellen sogar zurück.

Außer Gallensäuren und damit Cholesterin können Quantalan® und Cholestabyl® aber auch Wirkstoffe anderer Medikamente, die zusätzlich eingenommen werden müssen, abfangen und ausscheiden. Daher sollten sie nicht gleichzeitig mit diesen Arzneimitteln verabreicht werden. Es wird in der Regel empfohlen, weitere Medikamente mindestens eine Stunde *vor* oder vier Stunden *nach* der Gabe von Quantalan® oder Cholestabyl® einzunehmen.

Nebenwirkungen

An Nebenwirkungen machen sich vor allen Dingen Verstopfung, Übelkeit und Blähungen bemerkbar. Neben der verzögerten oder verminderten Aufnahme anderer Arzneimittel werden die fettlöslichen Vitamine A, D und K vermindert resorbiert. Dadurch können unter Umständen Gerinnungsstörungen des Blutes hervorgerufen werden. Eine medikamentöse Dauertherapie mit Colestyramin oder Colestipol muss auf jeden Fall engmaschig ärztlich kontrolliert werden.

Nebenwirkungen: Verstopfung, Übelkeit, Blähungen, eingeschränkte Aufnahme anderer Medikamente, Gerinnungsstörungen

Nikotinsäure

Nikotinsäure ist ein Bestandteil des Vitamin-B-Komplexes, der in hohen Dosen den LDL-Cholesterinspiegel deutlich senkt. Um eine ausreichende Wirkung zu erzielen, müssen täglich ein bis zweieinhalb Gramm eingenommen werden. Die entscheidende Wirkung liegt jedoch in der Erhöhung des HDL-C-Spiegels. Die Ergebnisse neuer Studien (AIM-HIGH) waren jedoch enttäuschend. Daher eignet sich die Nikotinsäure (Tredaptive®) vor allem als Ergänzungsmedikament bei Männern mit niedrigem HDL-Spiegel.

Nikotinsäure senkt den LDL- und erhöht den HDL-Cholesterinspiegel

Nebenwirkungen

Nebenwirkungen: Hitzegefühl, Juckreiz, Reizung der Magenschleimhäute, Beeinträchtigung der Leberfunktion

Als häufigste Nebenwirkung der Nikotinsäure tritt ein nahezu anfallsartiges Hitzegefühl mit Gesichtsrötung auf. Dazu kommt es manchmal zu Juckreiz am Körper und zu einer Reizung der Magenschleimhäute. Um diese Nebeneffekte zu vermindern, beginnt man meist mit einer niedrigen Dosis, die dann allmählich gesteigert wird. Hohe Dosen von Nikotinsäure können die Leberfunktion beeinträchtigen; sie sollte daher – obwohl rezeptfrei erhältlich – nicht ohne ärztliche Überwachung eingenommen werden. Wenn durch Statine optimale Werte für den LDL-C-Spiegel erreicht wurden ist ein zusätzlicher Effekt von Nikontinsäure kaum noch nachweisbar (AIM-HIGH).

Auf den folgenden Seiten sind nochmals das Wirkungsprofil und die möglichen Nebenwirkungen der lipidsenkenden Medikamente zusammengefasst. Als unverrückbares Credo sollte jedoch unbedingt betont werden: *Die Einnahme eines lipidsenkenden Medikamentes ist nur im Zusammenhang mit einer entsprechenden Ernährung sinnvoll.*

Wirkungen und Nebenwirkungen lipidsenkender Medikamente

Wirkstoff (Medikament)	Wirkung auf Plasmalipide und Lipoproteine	Mögliche Nebenwirkungen und Wechselwirkungen mit anderen Medikamenten
Lovastatin (Mevinacor®)	Triglyzeride ↓ Cholesterin ↓↓ VLDL ↓ LDL ↓↓ HDL ↔ bis ↑	Muskelschmerzen; Gelenkbeschwerden Anstieg der Muskelenzyme im Blut
Simvastatin (Simvahexal®, Zocor®)		
Pravastatin (Pravasin®)		anfänglich Leberfunktionstest alle 6 Wochen empfohlen
Fluvastatin (Cranoc®)		
Rosuvastatin (Crestor®)		
Atorvastatin (Sortis®)		
Ezetemib (Ezetrol®)	Cholesterin ↓↓ LDL ↓↓	Anstieg der Muskelenzyme im Blut ähnlich wie unter Statinbehandlung
Simvastatin + Ezetemib Inegy®	Cholesterin ↓↓ LDL ↓↓ (Stärker als bei Einzelmedikament)	ähnlich wie unter Statinbehandlung
Gemfibrozil (Gevilon®)	Triglyzeride ↓↓ Cholesterin ↓ VLDL ↓↓ LDL ↓ HDL ↑↑	Bauch- und Magenschmerzen, Durchfall, Übelkeit, Erbrechen Wirkung von Antikoagulantien verstärkt
Bezafibrat (Cedur®)		
Etofibrat (Lipo-Merz®)		
Colestyraminpulver (Quantalan®)	Triglyzeride ↑ Cholesterin ↓↓ VLDL ↑ LDL ↓↓ HDL ↔	Verstopfung, Übelkeit, Blähungen, herabgesetzte Aufnahme fettlöslicher Vitamine (A, D und K) und anderer Medikamente durch verzögerte oder verringerte Absorption
Colestipolgranulat (Cholestabyl®)		
Nikotinsäuretabletten (Tredaptive®)	Triglyzeride ↓↓ Cholesterin ↓ VLDL ↓↓ LDL ↓↓ HDL ↑↑	Hitzewallungen, Hautjucken/ trockene Haut, Hautausschlag, erhöhte Harnsäurewert, Leberfunktionsstörungen

↑ Anstieg; ↑↑ starker Anstieg; ↓ Absinken; ↓↓ starkes Absinken; ↔ ohne Effekt.

Beschwerden nach dem Infarkt

Gelegentlich bleiben nach dem Infarkt Angina-pectoris-Beschwerden zurück, auch nach erfolgreicher Dilatation mit oder ohne Stentimplantation. Sie können auch später erneut auftreten. Weitere Schritte sind im Kapitel Diagnostik beschrieben. Neu oder erneut auftretende Angina-pectoris-Beschwerden müssen umgehend abgeklärt werden. In Ruhe ist die Durchblutung ausreichend. Bei körperlicher und seelischer Belastung muss das Herz mehr leisten, braucht folglich mehr Sauerstoff und mehr Blut. Wird der Bedarf nicht mehr gedeckt, weil die Durchblutung – bedingt durch die Engstellen – nicht ausreichend steigen kann, so kommt es zum Angina-pectoris-Anfall. Die Medikamente zur Behandlung der Angina pectoris haben alle das gleiche Ziel: Sie sollen das Herz entlasten sowie Sauerstoffbedarf und -versorgung besser aufeinander abstimmen. Bei erfolgreicher Behandlung werden die Beschwerden geringer und treten seltener auf. Gleichzeitig wird die Leistungsfähigkeit gebessert.

Körperliche und seelische Belastungen können trotz Therapie Angina-pectoris-Beschwerden auslösen

Stent, Bypass oder Medikamente?

Bei etwa 20% der Infarktpatienten bleiben nach dem Ereignis Angina Pectoris Beschwerden zurück, trotz Dilatation und Stent-Implantation. Diese Beschwerden können aber auch ohne einen Infarkt auftreten, und eine große Studie in den USA hat kürzlich gezeigt, dass unter ca. 400.000 (!) Patienten, die wegen solcher Beschwerden einer Herzkatheteruntersuchung (s. S. 79) zugeführt wurden, nur eine Minderheit eine kritische Einengung eines Herzkranzgefäßes aufwies (Register-Studie, N Engl J Med 362 (10), 886–895). Endotheldysfunktion, Koronarspasmen oder Bluthochdruck können dafür verantwortlich sein.

Darüber hinaus stellt sich aber auch bei der stabilen Angina Pectoris generell die Frage, ob man dem Stent, der Bypassoperation oder der konservativen Therapie den Vorzug geben sollte.

Nachdem viele Jahre in Deutschland ein ausgesprochener Mangel an Herzkatheterplätzen und Operationsmöglichkeiten herrschte, wurden die verbesserten Möglichkeiten zur PTCA, Stentimplantation und Bypasschirurgie enthusiastisch begrüßt, so enthusiastisch, dass sich in der Folge die kritischen

Stimmen mit der Frage häuften, ob da denn nicht des Guten zu viel getan würde.

Was heißt in diesem Zusammenhang konservative Therapie? Eine Schlüsselkomponente in der kardialen Behandlung und Rehabilitation ist das Bewegungstraining. Bei Patienten mit koronarer Herzkrankheit verbessert körperliches Training schon nach vier Wochen die Funktion des Gefäßes (endothelabhängige Vasodilatation). In verschiedenen Studien (PET, Courage) wurde auf nationaler wie internationaler Ebene verglichen, wie günstig sich die verschiedenen Behandlungsformen auf die Krankheit und die Lebenserwartung auswirkten.

Nach fünf Jahren zeigen die Ergebnisse bei vergleichbarer Ausgangssituation, dass die mit optimaler medikamentöser Therapie plus Training behandelten Patienten besser abschnitten als die mit PTCA/STENT ohne Training behandelten. Der Trainingseffekt kann dabei durch die Gabe von Nitroglyzerin sublingual (z.B. Nitrolingual® Spray) unterstützt werden. Die Gabe eines solchen sog. Kurzzeitnitrats steigert die Belastbarkeit des Patienten während seiner Bewegungsaktivitäten. Die maximale Belastungsdauer nimmt deutlich zu. Der Grund dafür liegt hauptsächlich in einer rasch einsetzenden Gefäßerweiterung.

Daher hat die prophylaktische Gabe von Nitroglyzerin vor dem Bewegungstraining kürzlich auch Eingang in die Empfehlungen des Positionspapiers der Europäischen Gesellschaft für Kardiologie zur Rehabilitation von Herzpatienten gefunden. Darin wird dem weiterbehandelnden Arzt empfohlen, jedem Herzpatienten ein Nitrospray zu verordnen. Mit diesem Rat werden ein paar Tipps zu mehr Bewegung verbunden: Eine S-Bahnstation früher auszusteigen, häufiger die Treppe zu nehmen und kurze Besorgungen zu Fuß anstatt mit dem Auto zu machen. Wandern ist ein ideales Ausdauertraining.

Medikamente zur Behandlung der Angina pectoris

Nitrokörper

Nitrate und Nitrokörper werden in der Therapie der Angina pectoris seit über 100 Jahren verwendet. Beim Angina-pectoris-Anfall soll eine *Kapsel* zerbissen oder ein *Spray* in den Mund gesprüht werden. Damit wird die Substanz sehr rasch

Nitrat erweitert die Herzkranzgefäße und führt dem Herzmuskel so mehr Sauerstoff zu

aufgenommen. Das Nitrat erweitert die Engstelle im Herzkranzgefäß, die den Blutstrom und die Sauerstoffzufuhr drosselt; damit wird dem an Sauerstoffmangel leidenden Abschnitt mehr Blut zugeführt. Gleichzeitig wird das Herz entlastet, sodass der Sauerstoffbedarf durch Erweiterung der Venen sinkt. Typischerweise verspürt der Patient nach der Einnahme ein leichtes Wärmegefühl im Kopf. Die Schmerzen lassen innerhalb von 1–2 Minuten nach. Der Patient fühlt sich freier, kann besser durchatmen und in der Regel die unterbrochene Tätigkeit fortsetzen.

Es ist besser, es gar nicht erst zum Angina-pectoris-Anfall kommen zu lassen. Günstiger ist es, das Nitrat bereits *vor* dem Eintreten dieser Beschwerden zu nehmen; in Situationen, die erfahrungsgemäß einen Anfall auslösen können, zum Beispiel bei plötzlichen Belastungen, beim Hinaustreten in die Kälte, bei Aufregungen, bei öffentlichen Auftritten und ähnlichem. Damit werden die Beschwerden nicht verschwinden, sie lassen sich aber wesentlich besser meistern.

Eine prophylaktische Nitrateinnahme ist in Situationen, in denen der Anfall erfahrungsgemäß auftritt, von großem Nutzen

Bei anhaltenden Schmerzen können bis zu 2 Nitrokapseln genommen werden; mehr nicht. Hilft auch die zweite Kapsel nicht, so ist dringend der Notarzt (112) zu informieren, um notwendige weitere Schritte nicht zu verzögern.

Bei chronischen Beschwerden haben sich in den letzten Jahren Präparate bewährt, die eine größere Nitratdosis enthalten und nicht zerbissen, sondern geschluckt werden. Dadurch wird das Medikament nur langsam aufgenommen; es hält in seiner Wirkung entsprechend länger vor. Dies hat eine schützende Funktion, da die Herzkranzgefäße über eine längere Zeit erweitert werden. Bei einer ununterbrochenen Anwendung über 24 Stunden kann sich ein verringertes Ansprechen auf das Medikament entwickeln (Toleranz). Daher werden diese Tabletten 1- bis 2-mal täglich, meist morgens und mittags verabreicht, um über den Tag einen ausreichenden Effekt zu gewährleisten. Die Nacht, in der normalerweise keine Belastungen auftreten, wird als »therapeutische Pause« genutzt, damit am nächsten Morgen ein erneutes Ansprechen gegeben ist.

Auch Langzeitpräparate im Einsatz

Nebenwirkungen

Nebenwirkungen: Kopfschmerzen

Manche Patienten reagieren auf Nitrate mit Kopfschmerzen; dann kann man meistens auf andere Zubereitungen oder verwandte Substanzen, beispielsweise Molsidomin, ausweichen.

Einige Regeln zur Einnahme von Nitropräparaten:
- Nitroglyzerin ist ein bewährtes Medikament, das beim Angina-pectoris-Anfall zuverlässig hilft. Jeder Koronarkranke sollte daher ein »Anfalls-Nitrat« – Zerbeißkapsel oder Sprühflasche – stets mit sich führen.
- Die Wirkung von Nitroglyzerin tritt prompt ein; nach 1–2 Minuten ist eine Erleichterung zu spüren. Häufig macht sich die Gefäßerweiterung durch ein Wärmegefühl im Kopf bemerkbar.
- Es gibt keine Gewöhnung an Nitroglyzerin. Man kann es immer wieder nehmen – es ist immer wieder wirksam.
- Lieber zehnmal zuviel als einmal zuwenig! Die Anweisung »nur im äußersten Notfall« wird häufig gegeben – ist aber falsch!
- Nitroglyzerin schützt das Herz vor den Auswirkungen eines Angina-pectoris-Anfalls! Es ist wirksamer, wenn es bereits zu Beginn der Beschwerden genommen wird.
- Nitroglyzerin eignet sich sehr gut zur Vorbeugung – die Einnahme *vor* einer Belastung kann einen Anfall verhindern. Das ist der beste Weg, Nitroglyzerin zu nehmen!
- Ein Angina-pectoris-Anfall soll nach Möglichkeit vermieden werden. Die alte Auffassung, dass dadurch die »Kollateralen« (Umgehungskreisläufe) wachsen, ist irreführend und gefährlich.

Einnahmeregeln

Ein *Angina-pectoris-Anfall* tritt häufig auf:
- beim schnellen Gehen in der Kälte,
- bei Belastungen nach einem reichlichen Essen,
- bei Arbeiten unter Zeitdruck,
- bei öffentlichen Auftritten.

Situationen, die einen Angina-pectoris-Anfall begünstigen

Nehmen Sie *vorher* 1 oder 2 Kapseln – das kann den Anfall vermeiden oder erleichtern!

Betablocker

Normalerweise steigen bei körperlicher und seelischer Belastung Puls und Blutdruck an. Nimmt man Betablocker, wird dieser Anstieg gebremst. Damit wird der Sauerstoffbedarf des Herzens gesenkt, sodass die Leistungsgrenzen hinausgeschoben werden. Bei Angina-pectoris-Patienten mit hohem Blutdruck ist dieses Medikament besonders hilfreich. Eine Gewöhnung wird bei Betablockern nicht beobachtet. Rhythmusstörungen können damit günstig beeinflusst werden.

Betablocker bremsen den Blutdruckanstieg bei körperlicher und seelischer Belastung und senken so den Sauerstoffbedarf des Herzens

Handelt es sich um einen unkomplizierten Infarkt, bei dem lediglich ein Gefäß betroffen ist und keine Beschwerden bestehen, sollte ein Betablocker gegeben werden. Bei Patienten mit einem größeren Infarkt, mit Rhythmusstörungen, mit weiterbestehender Angina pectoris und mit hohem Blutdruck ist die Dauerbehandlung mit Betablockern von Vorteil, auch und gerade bei eingeschränkter Pumpfunktion.

Nebenwirkungen

Wie alle wirksamen Medikamente haben auch Betablocker Nebenwirkungen. Vor der Verordnung dieser Präparate wird der Arzt deshalb prüfen, ob Bedingungen vorliegen, die eine solche Behandlung verbieten (Kontraindikationen). Dazu gehören ein niedriger Puls, ein schon in Ruhe sehr niedriger Blutdruck, sowie Asthma bronchiale. Studien haben gezeigt, dass Betablocker gerade bei Herzschwäche (Herzinsuffizienz) eine sehr günstige Wirkung haben können.

Nebenwirkungen: Schlaf- und Potenzstörungen, Depressionen, allgemeine Müdigkeit

Auch Störungen der Erregungsleitung im Herzen und Veränderungen an den peripheren Gefäßen gehören zu den so genannten Kontraindikationen. Doch selbst ohne diese Einschränkungen treten gelegentlich unerwünschte Nebenwirkungen auf: Schlafstörungen, Potenzstörungen, Depressionen und allgemeine Müdigkeit. Wenn Sie solche Symptome bemerken, sollten Sie mit Ihrem Arzt über andere Behandlungsmöglichkeiten sprechen.

> **Auf keinen Fall sollten Sie Betablocker von sich aus absetzen – eine deutliche Zunahme der Beschwerden, ja ein Infarkt kann die Folge sein!**
> **Sprechen Sie auf jeden Fall *vorher* mit Ihrem Arzt!**

Ivabradin (Procoralan®) ist ein neues Medikament, das ausschließlich die Herzfrequenz (den Puls) senkt. In dieser Hinsicht ist es den Betablockern ähnlich. Es hat keine Wirkung auf Blutdruck und Herzrhythmusstörungen. Wenn der Puls über 70 ist hat es eine günstige Wirkung.

ACE-Hemmer

ACE-Hemmer inaktivieren blutdrucksteigernde Substanzen und verbessern die Durchblutung des Herzens

Diese Substanzen (angiotensin converting enzyme inhibitors) bilden eine Gruppe blutdrucksenkender Medikamente. Der darin enthaltene Wirkstoff inaktiviert blutdrucksteigernde Substanzen, die von der Niere ausgeschieden werden. Über diese allgemeine Blutdrucksenkung hinaus wird offenbar auch die Durchblutung des Herzens verbessert, denn es gibt auch an den Herzkranzgefäßen ein lokales Angiotensinsystem. Durch die Gabe von ACE-Hemmern wird das Herz entlastet. Dies wirkt sich besonders bei großen Herzinfarkten günstig aus; das Herz gewinnt seine ursprüngliche Form und Funktion leichter zurück.

Neuere Untersuchungen (Hope-Studie) haben gezeigt, dass die regelmäßige Einnahme von ACE-Hemmern (insbesondere Ramipril) in der Lage ist, die Prognose günstig zu beeinflussen. Insbesondere kann damit das Risiko eines erneuten Infarktes gesenkt werden.

ACE-Hemmer senken das Risiko eines erneuten Infarkts

Nebenwirkungen

Nebenwirkungen können Schwindel, Kopfschmerzen, Müdigkeit, Herzklopfen sein; es kann zu einem deutlichen Blutdruckabfall und zu Leber- und Nierenschäden kommen. Gelegentlich wird über Hustenreiz geklagt.

Nebenwirkungen: Schwindel, Kopfschmerz, Müdigkeit, Herzklopfen, Blutdruckabfall, Hustenreiz, Leber- und Nierenschäden

AT-I-Blocker

Diese Substanzklasse hat eine den ACE-Hemmern vergleichbare Wirkung auf das Herz-Kreislauf-System. Der Blutdruck wird gesenkt, das Herz entlastet und die günstigen Wirkungen in Hinsicht auf die Häufigkeit eines Reinfarktes scheinen denen der ACE-Hemmer gleichzukommen. Allerdings sind sie auch nicht effektiver, wie zu Beginn der Einführung angenommen wurde. Dafür tritt bei der Einnahme dieser auch »Sartane« genannten Medikamente der für manche Patienten lästige Hustenreiz wesentlich seltener auf als unter ACE-Hemmern. Neuere Untersuchungen haben die Ebenbürtigkeit dieser Medikamente auch bei der Behandlung der Herzinsuffizienz und bei der Reinfarktvorbeugung belegt.

AT-I-Blocker wirken ähnlich wie ACE-Hemmer, erzeugen jedoch seltener Hustenreiz

Kalziumantagonisten

Kalziumantagonisten verbessern die Durchblutung des Herzmuskels. Gleichzeitig wird in der Regel der Blutdruck gesenkt. Damit sind auch Kalziumantagonisten wirksame Substanzen, die das Auftreten von Angina pectoris bei Belastungen verhindern können. Vor allem bei einer Sonderform der Angina pectoris – der so genannten *vasospastischen Angina pectoris* – wird diese Substanz eingesetzt. Bei dieser Erkrankung kommt es, ohne dass die Gründe dafür im Einzelnen bekannt sind, zu einer Verkrampfung der Herzkranzgefäße; die Durchblutung des Herzens wird gedrosselt, und meist treten erhebliche Schmerzen auf. Dabei hat sich die Gabe von Kalziumantagonisten sehr bewährt. Mehrfach wurde untersucht, ob Kalziumantagonisten ein Weiterschreiten der Erkrankung verhindern können. Die bislang vorliegenden Ergebnisse lassen noch keine endgültige Aussage über einen solchen Effekt zu. Dihydropyridine (z. B. Nifedipin) werden heute kritischer betrachtet.

Kalziumantagonisten verbessern die Durchblutung des Herzmuskels und senken den Blutdruck

Eine wichtige Rolle spielen die Kalziumantagonisten in der Behandlung des hohen Blutdrucks. Dieser Risikofaktor wirkt sich gerade bei Angina-pectoris-Beschwerden sehr negativ aus, sodass sich hier die Gabe von Kalziumantagonisten als günstig erweist.

Nebenwirkungen

Nebenwirkungen: verringerte Kontraktionskraft des Herzens, geringere Pulsfrequenz, Ödeme; gelegentlich Leberfunktionsstörungen

Die Nebenwirkungen bestehen in einer verringerten Kontraktionskraft des Herzens, einem verlangsamten Pulsschlag (Verapamil®) und im Auftreten von Ödemen (Schwellungen) der Beine. In seltenen Fällen kann es zu Leberfunktionsstörungen kommen. Ranolazin (Ranexa®) wirkt antianginös und darf nur zusätzlich zu Betablockern und Kalziumantagonisten gegeben werden.

Gerinnungshemmende Mittel

In der Regel werden im Akutstadium des Infarktes im Krankenhaus gerinnungshemmende Mittel (Heparin, Marcumar®) eingesetzt. Nach der vollständigen Mobilisierung des Patienten kann man dieses Medikament häufig wieder absetzen. In der Vergangenheit hat man jedoch Marcumar® für längere Zeit gegeben in der Vorstellung, damit einen erneuten Gefäßverschluss, das heißt einen neuen Infarkt, verhindern zu können.

Neue Gerinnungshemmer (Rivaroxaban) in sehr niedriger Dosierung sind offenbar ebenfalls in der Lage, die Prognose zu verbessern, wie in einer ganz aktuellen Studie (ATLAS-ACS) berichtet wurde.

Die »korrekte Einstellung« mit Marcumar® war jedoch oft problematisch. Zu viel bedeutet eine erhöhte Blutungsneigung; zu wenig heißt ungenügender Schutz. So wurde diese Behandlung oft beendet, sobald der Patient wieder voll mobilisiert war. Neueste Untersuchungen haben ergeben, dass eine längere Marcumar®-Behandlung durchaus sinnvoll sein kann. Dies ist vor allem der Fall, wenn der Infarkt groß war und sich ein Aneurysma ausgebildet hat. Weiterhin wird es verordnet, wenn man im Echokardiogramm einen Thrombus (Gerinnsel) im Herzen feststellen kann.

Korrekte Einstellung wesentlich!

Einige Regeln zur Einnahme von Marcumar®:

Einnahmeregeln

- Marcumar® wird oft als »Blutverdünner« bezeichnet. Es verdünnt das Blut eigentlich nicht, sondern verringert dessen Bereitschaft zu gerinnen.
- Über der Innenseite des Infarktbereiches, an künstlichen Herzklappen sowie in den großen Venen können sich Thromben bilden. Marcumar® kann das verhindern. Patienten mit einer Kunststoffherzklappe müssen Marcumar® lebenslang einnehmen. Nach einem Infarkt wird der Arzt entscheiden, wie lange Marcumar® erforderlich ist.
- Zur Kontrolle der richtigen Dosis dient der INR-Wert, der wöchentlich oder vierzehntägig bestimmt werden sollte. Danach wird die Marcumar®-Dosis festgelegt, die genommen werden *muss*. Keine Einnahme auslassen!
- Marcumar® kann mit vielen Medikamenten reagieren! Fragen sie deshalb Ihren Arzt, wenn Sie ein neues Arzneimittel nehmen – und wenn Sie eines weglassen wollen, das Sie bisher genommen haben!
- Während der Marcumar®-Therapie sollten sie auf keinen Fall Aspirin® einnehmen oder ein anderes Schmerzmittel, das Azetylsalizylsäure enthält. Lassen Sie sich von Ihrem Apotheker beraten, wenn Sie ein rezeptfreies Mittel kaufen wollen und sprechen Sie mit Ihrem Arzt.
- Nehmen Sie Marcumar® stets zur gleichen Tageszeit (morgens oder abends). Haben Sie eine Einnahme vergessen, fahren Sie nach Plan fort; nehmen Sie nie 2 Dosen auf einmal! – Wenn Sie 2 oder 3 Tage Ihr Marcumar® vergessen haben, gehen Sie zum Arzt.

Warnsignale bei zu hoher Marcumar®-Einnahme:

Warnsignale bei zu hoher Dosis blutverdünnender Medikamente

- Nasenbluten,
- Zahnfleischbluten, vor allem beim Zähneputzen,

- überstarke, lange Periodenblutungen,
- starke Kopfschmerzen,
- Blutungen aus dem Darm sowie schwarzer oder teerartiger Stuhl,
- Bluthusten oder -erbrechen (erbrochenes Blut ist schwarz wie Kaffeesatz),
- rostfarbener oder blutiger Urin.

Wenn Sie eines dieser Zeichen bemerken, gehen Sie sofort zum Arzt!

Ist abzusehen, dass Marcumar® über einen längeren Zeitraum eingenommen werden muss, bietet sich jetzt eine neue Möglichkeit; die *INR-Wertselbstbestimmung*: Der Patient lernt, den INR-Wert mit Hilfe eines eigens dafür konstruierten Gerätes selbst zu bestimmen; er teilt seine Marcumar®-Dosis entsprechend ein. Eine Reihe von Patienten mit künstlichen Herzklappen wenden diese Methode bereits erfolgreich an:

Kontaktadresse zum Erlernen der INR-Wertselbstbestimmung:
Arbeitsgemeinschaft Selbstkontrolle
der Antikoagulanzien e.V.
Fr. Möller-Jung
Tel.+Fax 0 27 72/9 57-6 86
E-Mail: info@asaer.de

> Bei Langzeiteinnahme Selbstbestimmung des Gerinnungsfaktors (INR) sinnvoll

Neue Gerinnungshemmer

Mit Dabigatran (Pradaxa®), Rivaroxaban (Xarelto®) und Apixaban (Eliquis®) stehen neue Gerinnungshemmer zur Verfügung, die ähnlich wirken wie Marcumar®, in Hinsicht auf die Gerinnung aber effektiver sind. Der große Vorteil dieser Substanzen: Es ist keine INR-Wert-Kontrolle mehr nötig. Die Gabe ist ein- oder zweimal am Tag, die bei jedem Medikament erforderlichen Sicherheitskontrollen sind natürlich nötig, aber die lästigen regelmäßigen Gerinnungskontrollen entfallen. Die Ergebnisse mehrerer Langzeitstudien zur Prophylaxe von Embolien bei Vorhofflimmern haben gezeigt, dass diese Medikamente sicherer und gleichzeitig effektiver sind als Marcumar®.

Kann man einen (erneuten) Herzinfarkt verhindern?

Zweifellos gehören die neuen Cholesterinsynthesehemmer (Atorvastatin, Lovastatin, Simvastatin, Pravastatin, Fluvastatin, Rosuvastatin) in diese Kategorie. In großen Studien (4-S-Studie, Woscops, AFCaps/TEXCaps, HPS, LIPID, TNT, IDEAL) konnte der Nachweis erbracht werden, dass sowohl bei gefährdeten Personen als auch bei Infarktpatienten die Einnahme dieser Medikamente Herzinfarkte, vor allem solche mit tödlichem Ausgang verhindern kann.

Ein kurzer Blick in die Vergangenheit zeigt interessante zusätzliche Aspekte. Eines der ältesten Medikamente, Aspirin®, zur Behandlung rheumatischer Beschwerden entwickelt, hat eine eigentümliche Wirkung auf das Gerinnungssystem. Es verhindert, dass die Blutplättchen, die kleinsten Bestandteile des Blutes, die den ersten Schritt zur Gerinnung tun, aneinander haften (aggregieren). Damit wird eine geringe, in aller Regel völlig belanglose Verlängerung der Blutungszeit bewirkt, wie man an sich selbst beobachten kann, wenn man sich unter der Gabe von Aspirin® verletzt hat. Darüber hinaus werden die Blutplättchen auch daran gehindert, sich an Unebenheiten im Gefäßsystem festzusetzen, zum Beispiel an den Plaques in den Herzkranzgefäßen. Eine regelmäßige Einnahme kann so dem Fortschreiten der Erkrankung und dem Auftreten eines neuen Infarktes vorbeugen.

An einer der wichtigsten Studien (U.S. Physicians Health) nahmen 22 000 amerikanische Ärzte mit der Frage teil, ob die regelmäßige Einnahme einer Tablette Aspirin® bereits einen *ersten* Herzinfarkt verhindern könne. Dabei zeigte sich, dass es nicht die Tablette Aspirin® war, die zu der entscheidenden Verringerung der Infarkthäufigkeit führte, sondern die Lebensweise einen dramatischen Einfluss auf dieses Ereignis hatte! Waren alle Risikofaktoren – Rauchen, Übergewicht, Fettstoffwechselstörungen, Bewegungsmangel – ausgeschlossen, so betrug die Infarkthäufigkeit nur noch ein Zehntel dessen, was nach der Statistik zu erwarten gewesen wäre!

> **Eine kleine Dosis Aspirin® wirkt sich günstig auf den weiteren Verlauf der Krankheit aus; der entscheidende Durchbruch bei der Verhinderung eines Infarktes liegt jedoch in der Lebensweise!**

Eikosapentaensäure – der Eskimofaktor

Vor einigen Jahren machte die Beobachtung Schlagzeilen, dass Eskimos trotz ihrer fettreichen Ernährung von Herzinfarkten praktisch verschont bleiben. Die Substanz, die sich als schützender Faktor erwies, ist die Eikosapentaensäure, kurz EPS genannt. Sie kommt in konzentrierter Form in Fischöl vor. In der Zwischenzeit sind zahlreiche Studien mit Fischölkapseln durchgeführt worden. Die Ergebnisse waren jedoch lange Zeit nicht eindeutig. In einer der großen italienischen Studien zur Dauerbehandlung nach einem Herzinfarkt (GISSI-Studie) hat sich nach mehrjähriger Beobachtung herausgestellt, dass die Gabe von EPS in höherer Dosierung günstige Effekte auf das Risiko eines erneuten Infarktes haben kann (Omacor®, Zodin®).

Magnesium

Magnesium kommt bei vielen Stoffwechselstörungen in der Zelle eine wichtige Rolle zu, auch in der Herzmuskelzelle. Die Magnesiumvorräte des Körpers werden in der Regel mit der Nahrung ausreichend ergänzt. In Extremsituationen, zum Beispiel nach massivem Flüssigkeitsverlust bei großen Anstrengungen (Marathonlauf), kann ein Ersatz der verloren gegangenen Vorräte erforderlich sein.

Beim akuten Infarkt ist eine Magnesiuminfusion günstig; weitere positive Effekte konnten nicht nachgewiesen werden

Es gibt einzelne Berichte, denen zufolge sich eine Infusion mit Magnesium günstig auf Herzrhythmusstörungen beim akuten Infarkt auswirkte. Darüber hinaus ist keine vorbeugende Wirkung nachgewiesen. Magnesium wird nur schwer resorbiert; am besten wird es in Form von grünem Salat und grünem Gemüse aufgenommen, denn alles, was grün ist, enthält Chlorophyll und damit auch Magnesium (Mg^{++} ist das Zentralatom des Chlorophylls).

Außenseitermethoden

Ungewöhnliche Methoden müssen nicht verkehrt sein. Die *Chelatbehandlung* der koronaren Herzerkrankung ist jedoch eine Methode, vor der man nur warnen kann. Die Behandlungskosten sind extrem hoch, und *im besten Fall* ist *keinerlei Effekt* zu erzielen. Unter gewissen Umständen, zum Beispiel bei einer chemischen Bindung des lebensnotwendigen Kalziums, kann es jedoch zu lebensbedrohlichen Komplikationen kommen. In keinem einzigen Fall ist unter Chelatbehandlung ein nachweisbar positives Ergebnis erzielt worden. Man kann diese Behandlungsform auch mit der *Frischzellen*therapie vergleichen: Sie ist ähnlich teuer, ähnlich wirkungslos und kann unter Umständen lebensgefährliche Nebenwirkungen haben.

Vorsicht vor Chelatbehandlung!

Etwas anderes ist es mit der Wirkung von *Knoblauch*. Vor allem in der südländischen Küche ist Knoblauch ein wunderbares Gewürz, dessen Fehlen ein echter Verlust wäre. Was die gesundheitlichen Wirkungen anbetrifft, so steht den großen Beteuerungen über die Wirksamkeit ein entsprechend großer Mangel an Nachweisen gegenüber.

Gefährlich wird dies erst dann, wenn dem Betroffenen suggeriert wird, die regelmäßige Einnahme von Knoblauch sei in der Lage, vorbeugend bei Herz- und Kreislaufkrankheiten zu wirken. Damit wird der wirklichen Vorbeugung durch eine gesunde Lebensführung im Grunde entgegengearbeitet, da es viel leichter ist, zusätzlich eine Pille einzunehmen, als sich von lieb gewordenen Gewohnheiten zu trennen! Knoblauch sollte auch weiterhin nur als das angesehen werden, was es ist: ein wohlschmeckendes Gewürz.

Die häufig behauptete vorbeugende Wirkung von Knoblauch ist nicht belegt!

Als neues »Herzwunder« wird seit einiger Zeit *Coenzym Q10*, kurz Q10 genannt, angepriesen. In Veröffentlichungen zu diesem Thema werden Studien und Beobachtungen kritiklos aneinandergereiht, Sachverhalte verwechselt und Krankheiten erwähnt, die es gar nicht gibt. Chemisch ist Q10 Ubichinon, eine Substanz, die in jeder Zelle vorkommt. Die Herzmuskelzelle braucht verhältnismäßig viel davon. Es spricht jedoch nichts dafür, dass Q10 die Herzmuskeltätigkeit überhaupt verbessern kann. Aus diesem Grunde stuft das Bundesgesundheitsamt die bisherigen Studien als wissenschaftlich nicht bedeutsam ein. Die fehlende Zulassung als Medikament wird dadurch umgangen, dass man es als Nahrungsergänzung deklariert. Q10 soll nicht nur bei der Herzinsuffizienz, son-

Auch die angeblichen Effekte des »Herzwunders« Coenzym Q10 (Ubichinon) sind zweifelhaft

dern auch bei Angina pectoris wirksam sein, es soll müde Herzen munter machen, dem Herzinfarkt vorbeugen, den Blutdruck senken und schließlich generell Altersprozesse mildern. Allein diese Aufzählung zeigt dem kritischen Betrachter, dass es sich dabei um *Wunschvorstellungen* und nicht um reale Fähigkeiten des Wirkstoffs handelt.

Nahrungsergänzungsmittel

Geschätzte Summe, die US-Amerikaner 2010 für Nahrungsergänzungsmittel ausgegeben haben: 28 Milliarden Dollar
Anzahl der Nahrungsergänzungsmittel, die die FDA (Zulassungsbehörde) seit 1994 als sicher und effektiv eingestuft hat: 0 (Time, Oktober 10, 2011)
Hierzulande dürfte das nicht viel anders aussehen. Für seine Gesundheit darf jeder ausgeben, was er will, gefährlich wird es erst dann, wenn damit suggeriert wird, er kaufe ein wirksames Produkt und könne damit die wissenschaftlich fundierten Empfehlungen über Bord werfen. Das kostet Gesundheit, unter Umständen Leben. Die einzig vernünftige Empfehlung, all die notwendigen Vitamine und Spurenelemente auch täglich zu sich zu nehmen: Iss richtig! Dafür ist jeder Euro gut angelegt, und da er nur einmal ausgegeben werden kann: Investieren Sie in eine gute und abwechslungsreiche Ernährung und lassen Sie die falschen Propheten auf ihren Früchten sitzen!
Mehr als ein Drittel der Erwachsenen in wohlhabenden Ländern nehmen regelmäßig Vitamin- oder andere Ergänzungspräparate und bedienen damit den Milliardenmarkt. Das geschieht häufig aus dem Gefühl heraus, kleine Diätsünden damit neutralisieren zu können. Vitamine aus der Dose sind aber nicht nur überflüssig, sie können sogar die Gesundheit angreifen. Unter dem Titel »Weniger ist mehr« berichteten die »Archives of Internal Medicine« 2011 von einer Untersuchung an 40 000 älteren Frauen, deren Lebensgewohnheiten sie mehr als 20 Jahre lang beobachtet hatten. Von den Teilnehmerinnen starben jene häufiger an Krebs oder Kreislaufkrankheiten, die regelmäßig Multivitaminpräparate oder Mineralstoffe zu sich genommen hatten.
Vitamine in Obst, Gemüse, Getreide und Fleisch sind lebenswichtig. Ohne Vitamine liefe im Körper nichts. Diese Wirkungen entfalten aber nur jene Vitamine, die im pflanzli-

chen oder tierischen Nahrungsmittel enthalten sind. Warum das Original aus der Natur wirkt, Pillen aber anscheinend eher schaden, kann man bisher nicht erklären. In einem Apfel sind ungefähr tausend Substanzen enthalten. Das Vitamin ist eine Einzelsubstanz. Vielleicht braucht der Körper das Zusammenspiel der verschiedenen Stoffe. Eines sollte aber klar sein: Die gesundheitsfördernde Wirkung eines Apfels kann nicht durch eine Pille ersetzt werden.

Lebensgestaltung nach dem Infarkt

Seelische Reaktion auf die Krankheit – 192

Persönliche Beziehung und Sexualität – 197

Wann sind Viagra®, Cialis® und Co. gefährlich? – 199

Familiäre Beziehung – 200

Beruf und soziale Stellung – 201

Schwerbehindertenausweis – 202

Berentung nach dem Infarkt – 203

Bypassoperation und Beruf – 205

Seelische Reaktion auf die Krankheit

Angst und Niedergeschlagenheit sind nach dem Infarkt eine ebenso natürliche Reaktion wie nach einer Bypassoperation. Der Betroffene ist – meist zum ersten Mal – mit einer Situation konfrontiert, die sein Leben bedroht und zu deren Bewältigung er fremde Hilfe braucht. Gerade die Menschen, die vorher besonderen Wert auf ein unabhängiges, selbstständiges Leben gelegt, die sich als Grundpfeiler der Familie, des Betriebes, des Arbeitsplatzes gesehen haben, sind zutiefst verunsichert, wenn sie plötzlich fremde Hilfe in Anspruch nehmen müssen. Eine Schwäche einzugestehen, fällt vor allem Jenen schwer, die vorher ganz auf ihre Stärke gebaut haben – und die sich jetzt eingestehen müssen, *dass* sie eine Schwäche haben. Ein Patient beschreibt die Situation folgendermaßen:

Angst, Niedergeschlagenheit, Verunsicherung sind natürliche Reaktionen auf die lebensbedrohliche Erkrankung

> *Damit Sie wissen, mit wem Sie es zu tun haben, stelle ich mich und mein Umfeld kurz vor: Ich bin 46 Jahre alt und verheiratet. Wir haben zwei Buben im Alter von 8 1/2 und 1 1/2 Jahren. Und ich gebe an einer Berufsschule die Fächer Religion und Sozialkunde.*
>
> *Der Infarkt kam für mich wie ein Blitz aus heiterem Himmel. Am Sonntag, dem 18. März, gegen 23.00 Uhr spürte ich ein starkes Zusammenziehen vom Herzen zum Brustbein hin, das in den linken Arm ausstrahlte. Ich hatte dieses Ziehen schon öfters, besonders beim Skilanglauf. Aber es verging immer wieder, sodass ich es nicht für nötig hielt, es meinem Hausarzt zu sagen. Nun, dieses Mal verging es nicht, im Gegenteil, es wurde immer stärker, sodass ich nicht wusste, wie ich mich legen sollte. Die ganze Nacht wälzte ich mich hin und her, wobei die Schmerzen immer stärker wurden. Ich glaubte zu ersticken und bekam es mit der Angst zu tun. Schweiß stand auf der Stirn. Meine Frau beschrieb mein Aussehen als fahlgrau. Mir ging nur eines durch den Kopf: Durchhalten um der Familie willen. In dieser Not rief meine Frau den Arzt, der mich prompt ins Krankenhaus brachte.*
>
> *Die Tage auf der Intensivstation gaben mir die innere Sicherheit, dass nun nicht mehr so schnell etwas passieren könne, da man ja unter ständiger Kontrolle ist. Erst auf der Normalstation wurde mir meine Lage bewusst. Ich begann immer mehr auf mein Herz zu achten und*

jede Kleinigkeit zu registrieren. Es kamen mir Gedanken in den Kopf, wie »Wie wird es weitergehen mit meiner Familie, mit meinem Beruf? Kann ich mich je wieder belasten? Welche Lebenschancen habe ich noch?« Ich kam so richtig ins Grübeln. Da half mir nicht die Beruhigungstablette, sondern meine Kenntnis in Meditation und mein Glaube. Ich legte mich ganz ruhig flach und begann bewusst zu atmen. Beim Einatmen dachte ich an das Annehmen: Ich nehme jetzt meine Situation an, mein Leben, so wie es jetzt ist, und zwar deshalb, weil nichts ohne Sinn ist, weil alles aus einem letzten, guten Urgrund kommt, den wir Gott nennen, den wir Christen sogar Vater nennen dürfen.

Beim Ausatmen dachte ich ans Hergeben, ans Loslassen meines Lebens an ein DU: Ich vertraue mich DIR an, ich lasse mich einfach in DICH hinein fallen. DU weißt ja, was für mich gut ist.

Mit diesen einzelnen Schritten des Annehmens, Anvertrauens und Loslassens setzte ich mich immer wieder auseinander und kam zu einem positiven Denken. Natürlich ist das Annehmen nicht leicht. Oft verwünschte ich mein ganzes Dasein, haderte mit dem Schicksal und fiel in Depression – auch heute noch! –, aber dadurch, dass ich nichts verdrängte, sondern aus den Tiefen meiner Seele aufsteigen ließ, kam ich zur Annahme meiner Situation und so zu einer positiven Lebenseinstellung.

Ich beschreibe das so ausführlich, weil dieses Meditieren mir und einem noch jüngeren Patienten sehr geholfen hat und weil wir plötzlich entdeckten, was uns doch alles geschenkt wurde, was wir vor der Krankheit als etwas Selbstverständliches hinnahmen: die Liebe einer Frau, gesunde Kinder, ein neuer Tag, Sonne, Blumen, Musik, Freunde, gute Gespräche und vieles mehr.

Nach dem Krankenhausaufenthalt blieb ich noch 2 Wochen daheim. Obwohl ich noch kaum belastbar und sehr auf mich fixiert war, gelang mir doch eine intensive Lebensweise mit meiner Familie. Ich muss allerdings auch feststellen, dass meine Frau dadurch viel beitrug, dass sie mich nicht als Pflegefall behandelte, auf den alle wie auf ein rohes Ei Rücksicht nehmen müssen. Der einfache und zärtliche Hautkontakt mit meiner Frau, das Offensein und Zeithaben für ein Gespräch mit den Kindern, das bewusstere Aufmerken auf die Umgebung lenkten mich ab von der Fixierung auf mich und bereicherten mich zugleich. Mir ging auf, dass ich früher eigentlich am Leben vorbei lebte und nur darauf bedacht war, mich zu produzieren und leistungsmäßig in ein günstiges Licht zu rücken. Auch meine Hobbies, Musik, Literatur und Aquarellmalen, pflegte ich wieder. Ich erlebte alles aufmerksamer und intensiver.

Trotz dieser positiven Ansätze fiel ich immer wieder in Missstimmung, weil bei schnellerem oder etwas steilerem Gehen sich sofort der bekannte Angina-pectoris-Schmerz einstellte. Auch war ich kaum belastbar, traute mir kaum etwas zu. Ich erwartete mir kein Wunder, sondern nur eine Klärung meines körperlichen Zustandes.

Ein echt frei machendes Erlebnis war das Körpertraining. Ich durfte mir jetzt wieder etwas zutrauen. Das gab Sicherheit. Ich übe auch jetzt noch täglich und werde es weiter tun, denn nur so nimmt man sich selbst in die Hand und lässt sich nicht gehen. Dadurch wuchs in mir wieder Vertrauen dem Herzen gegenüber und ein neues Lebensgefühl.

Es ist auch tröstlich zu erfahren, dass man nicht allein ist mit seinen Sorgen. Man erfährt im Gespräch mit anderen Patienten, welche Probleme sie haben und wie sie diese gelöst haben. Allerdings hat es mich manchmal genervt, weil man nichts anderes hörte als die Geschichte vom Herzinfarkt.

Natürlich hatte ich Angst, als ich dann zur Operation fuhr. Aber diese Angst wird geteilt durch die Mitpatienten, und die, welche eine Operation schon überstanden haben, machen einem Mut. Durch die Zeit in der Rehabilitation und zu Hause war ich so gelassen und ruhig, dass ich eigentlich nie an einem Operationserfolg zweifelte. Auch die Ärzte und das Personal gaben mir das Gefühl, als sei eine Herzoperation reine Routinesache und nichts Außergewöhnliches.

Oft wurde ich gefragt, ob der Eingriff ins Herz nicht auch ein Eingriff ins Persönliche sei. Nun, es ist zunächst schon ein eigenes Gefühl, an einem Organ operiert zu werden, das so symbolträchtig ist. Aber ich glaube, jede größere Operation ist eine Markierung im Leben eines Menschen, die ihn prägt und mit der er leben muss, aber ein Eingriff in die Persönlichkeit oder gar eine Veränderung derselben war es nicht. Vor allem fällt ein großes Stück Angst weg, weil man doch irgendwie das sichere

> *Gefühl hat, dass da die zusätzlichen »Bypasses« die Herzkranzgefäße wieder gut mit Blut versorgen.*
>
> *Nach der Operation war es für mich sehr wichtig, dass ich zur Nachsorge wieder in die gleichen Hände kam. Ich fühlte mich auch sofort zu Hause und war sehr glücklich, zumal der Operationserfolg offensichtlich war. Mein Herz war wieder belastbar, ich konnte wieder weite und flotte Spaziergänge machen und das ohne Beschwerden. Ich fühlte mich wie neu geboren. Trotzdem war ich froh, dass es nicht länger als 3 Wochen dauerte, ich bekam das Verweilen in Krankenhäusern und Kliniken trotz bester Betreuung einfach satt. Seit Weihnachten bin ich nun zu Hause und beginne in einer Woche wieder mit meiner beruflichen Tätigkeit als Berufsschullehrer. Ich glaube, wenn ich nun wieder Aufgaben übernehmen kann und wieder für andere verantwortlich sein darf, dass man da auch besser von sich wegkommt und dem Herzen auch wieder mehr zutraut.*
>
> *Freilich wird es notwendig sein, den neuen Lebensstil beizubehalten und sich vor allzu großen Belastungen zu hüten. Aber dadurch, dass ich ein Stück Lebensschicksal innerlich angenommen habe, bin ich reifer geworden und stehe manchen Dingen gelassener gegenüber als früher. Ich sehe mit mehr Ruhe und Vertrauen in die Zukunft.*

Nicht immer gelingt es, mit den seelischen Folgen der Krankheit so umzugehen. Menschen, die schon vorher seelische Probleme hatten, tun sich häufig besonders schwer, da der Infarkt als Verschärfung der Situation gesehen wird. Wenn Sie Schwierigkeiten haben, mit den Menschen aus Ihrer nächsten Umgebung über diese Probleme zu sprechen, sollten Sie sich nicht scheuen, das Gespräch mit einem Psychologen zu suchen. So können viele Fragen geklärt, vor allem unbegründete Ängste aus dem Weg geräumt werden.

Scheuen Sie nicht die Hilfe eines Psychologen!

Keine übermäßige Schonung!

Die Fürsorge von Familie und Freunden kann auch negativ empfunden werden – »Ach, lass' das doch«, »Das mach' ich schon, das ist ja zu schwer für Dich«. Übermäßige Schonung ist oft der Weg in die Isolierung – die Pascharolle ist nichts für den Infarktpatienten, da sie sich auf Dauer nur als Belastung erweist. Vertrauen zu sich selbst ist wichtig – es sollte nach all dem, was Sie wissen, auf einer realistischen Einschätzung der eigenen Möglichkeiten beruhen. Dann werden Sie auch manche Enttäuschung leichter verkraften. Vielleicht haben sich Ihre Familie und Ihre Freunde nicht so um Sie gekümmert, wie Sie es erwartet haben; einige Grüße, ein paar Anrufe, und dann nichts mehr. Versuchen Sie, Ihre Erwartungen an Ihre Mitmenschen zu überprüfen – vielleicht haben Sie zu viel erwartet? Vielleicht waren Sie selbst zu distanziert, zu wenig aufgeschlossen, zu eigenbrötlerisch? Sich jetzt noch weiter zurückzuziehen, wäre falsch – gehen Sie auf Ihre Mitmenschen zu, und zeigen Sie ihnen, dass die Krankheit Sie verändert hat, zum Positiven! Es gibt imgrunde keinen schlechten Menschen – nur Ihre Beziehung zu ihnen war schlecht! Versuchen Sie, Ihren Beitrag an dieser Verschlechterung zu erkennen – Sie werden überrascht sein, wie viele Menschen auf einmal auf Sie zukommen! Nutzen Sie den Vorteil, den eine Krankheit bietet. Viele werden Ihnen einen Vertrauensvorschuss entgegenbringen, den Sie akzeptieren sollten!

Krise auch Chance, Lebensziel zu überdenken!

Nutzen Sie auch die Chance, Ihr Lebensziel zu überdenken! War das den Einsatz wirklich wert? War es das wert, Ihre Umgebung vor den Kopf zu stoßen mit dem Hinweis auf die Bedeutung Ihrer Aufgabe? Vielleicht wollen sie ja gar nicht so einen wichtigen, dafür aber einen liebevollen Menschen! Das Kostbarste, was wir haben, ist unsere Zeit. Entziehen wir sie oft denen, die uns lieben, wirklich mit gutem Grund?

Oder sind Sie nur Täuschungen erlegen? War es nicht vielleicht doch persönliche Eitelkeit, die zu diesem beruflichen Einsatz führte, – und nicht nur Pflichtgefühl? Waren es Erfolgs- und Machtstreben oder ein wirkliches Erfordernis? Die Wahrheit über sich selbst herauszufinden, ist jetzt das Wichtigste. Hinter der Maske des ewig lächelnden Erfolgsmenschen stecken vielleicht Einsamkeit, Verzweiflung und Lieblosigkeit. Krankheitserfahrung bedeutet für die meisten Menschen eine tiefe Verunsicherung; sie kann aber auch der erste Schritt in ein glücklicheres, weil erfüllteres Leben sein! Vielleicht hilft Ihnen Ihre eigene Erfahrung zu einem Weg dahin – zumindest zu einem Schritt.

Persönliche Beziehung und Sexualität

Das Infarktereignis hat den Patienten betroffen – aber seinen Lebenspartner auch. Angst und Unsicherheit sind eine ganz natürliche Folge – vor allem, was den intimen Bereich anbetrifft. Die Angst, jetzt nicht mehr so zusammensein zu können wie vor dem Infarkt, ist häufig für beide Partner ein Problem, u. U. ein viel größeres als die Krankheit selbst. Dabei gibt es ganz verschiedene Ängste – von der Befürchtung, versagen zu können, nicht mehr »so gut« zu sein wie vorher bis hin zur Angst vor dem plötzlichen Liebestod. Es gibt nur wenige Themen, über die mehr Unfug geschrieben wurde als über diesen Zusammenhang: aus Unkenntnis, aus Sensationslust, aus falsch verstandener Moral.

Die meisten Patienten können nach dem Infarkt ihre gewohnte sexuelle Aktivität wieder aufnehmen. Das Ausmaß der Belastung dabei wird häufig überschätzt. Von der rein körperlichen Seite her entspricht diese etwa einem flotten Spaziergang, circa 75 Watt. Viel wichtiger sind jedoch die Umstände, unter denen die Begegnung stattfindet. In der Geborgenheit einer festen Beziehung, die es gestattet, alle Wünsche und Befürchtungen offen auszusprechen, ist die Belastung viel geringer als in fremder Umgebung, unter Zeitdruck und in Heimlichkeit.

> Die meisten Patienten können nach einem Infarkt ihre gewohnte Sexualität wieder aufnehmen

Viel mehr als auf die Häufigkeit des sexuellen Verkehrs kommt es auf die gefühlsmäßige Bindung an, auf das gegenseitige Vertrauen und das Gefühl der Geborgenheit, schließlich auf die Interessen der Partner und ihre Fähigkeit, Erfahrungen zu verwerten. Zu einer stabilen, beide beglückenden intimen Beziehung kann es ohne gegenseitige Offenheit, ohne Klarheit darüber, was beide voneinander erwarten, und ohne offenes Ansprechen aller auftauchenden zwischenmenschlichen Probleme nicht kommen. Niemals darf ein Partner den anderen als sein Eigentum betrachten; vielmehr muss er in ihm eine gleichwertige Person sehen, der er die gleichen Rechte zugestehen muss, die er für sich selbst in Anspruch nimmt. Unterschiedliche Wünsche und Erwartungen können zu Reibungen und schließlich zu Vorwürfen und Problemen führen, die sich zu einer außerordentlichen Belastung der Beziehung entwickeln. Dass dies der sexuellen Beziehung insbesondere von Infarktpatienten nicht förderlich ist, liegt auf der Hand.

> Gegenseitige Offenheit von hohem Stellenwert!

Sexualität ist kein Leistungssport, obwohl ein Blick in die Medien, Bild wie Print, das Gegenteil suggeriert. Die neue Le-

> Sexualität kein Leistungssport – Zärtlichkeit oft vernachlässigte Komponente

bnssituation ist vielleicht der Moment, zu entdecken, dass Zärtlichkeit eine Komponente ist, die bislang zu kurz kam. Sich Zeit zu nehmen, auf die Bedürfnisse des anderen einzugehen, ist viel wichtiger, als unbedingt an den alten »Leistungsstandard« anknüpfen zu wollen. Dem Vorspiel und ausreichender Zeit dafür kommt jetzt eine viel wesentlichere Rolle zu. Es empfiehlt sich, auch nichtkoitale Techniken zu pflegen, um die Ängste vor dem »Versagen« abzubauen. Hilfreich kann es sein, wenn der gesunde Partner jetzt die aktivere Rolle übernimmt. Eine Entlastung für den Herzpatienten können auch bestimmte Positionen bewirken, zum Beispiel die seitliche Stellung oder die Rückenlage. Die Vertrautheit damit und das daraus resultierende Selbstvertrauen sind jedoch ebenso wichtig.

> Treten beim Sex dennoch Beschwerden auf, Nitropräparat unverzüglich einnehmen! Wurden vorher Viagra®, Cialis®, Levitra® und Co. genommen, auf keinen Fall Nitro!

Treten während des Verkehrs Angina-pectoris-Beschwerden auf, sollte unverzüglich ein Nitropräparat genommen werden, außer wenn vorher Viagra®, Cialis®, Levitra® und Co. genommen wurden! Dann auf gar keinen Fall Nitro nehmen!

Es gibt Medikamente, die als Nebenwirkung einen Potenzverlust verursachen können; die Befürchtungen in dieser Hinsicht sind jedoch meist weit übertrieben. Weniger als 10 Prozent aller Patienten, die unter Betablockertherapie stehen, klagen über Potenzstörungen; bei den anderen gängigen Medikamenten für den Infarktpatienten werden solche Erscheinungen nicht beobachtet. Wenn in dieser Hinsicht Fragen auftauchen, sollte unbedingt der Arzt konsultiert werden; meist bietet sich die Möglichkeit einer Medikamentenänderung. Die Hauptschwierigkeit liegt allerdings häufiger in den eigenen Ängsten und Befürchtungen als in den verordneten Medikamenten. Gerade hierüber sollten Sie mit Ihrem Arzt ein offenes Gespräch suchen, wenn er nicht von selbst darauf zu sprechen kommt.

> Bei Potenzstörungen unter Betablockertherapie konsultieren Sie Ihren Arzt – meist gibt es eine Alternative

Die langen Krankenhausaufenthalte können zu einer Entfremdung führen. Lassen Sie sich und Ihrem Partner daher ausreichend Zeit, um sich wieder aneinander zu gewöhnen! Vielleicht haben sich im Laufe der Zeit Verhaltensmuster eingeschlichen, die verhindern, in Liebe und Zärtlichkeit miteinander umzugehen. Dies könnte der Anlass sein, diese Dinge zu korrigieren – in der Bereitschaft, auf den anderen einzugehen.

Es ist wichtig, die Sexualität als eine wesentliche Dimension menschlicher Existenz zu akzeptieren, die nicht von Regeln und Zwängen reguliert wird. Wird sie verstanden als eine

Basis tiefster menschlicher Zuwendung, so kann der Infarktpatient gerade darin einen neuen Sinn finden, der ihm hilft, seine Selbstzweifel zu überwinden. Auf der Jagd nach so vielem Wichtigeren haben oft die persönlichen Beziehungen besonders gelitten. Eine Umkehr kann für beide Partner neues Glück bedeuten.

Wann sind Viagra®, Cialis® und Co. gefährlich?

In der letzten Zeit ist es etwas stiller um Viagra® (Sildenafil) und verwandte Substanzen geworden, dennoch werden immer wieder Fragen zu diesem Thema gestellt. Die wichtigste Empfehlung lautet:

Auf keinen Fall eine gleichzeitige Einnahme von Viagra®, Cialis®, Levitra® und ähnlichen Substanzen und Nitraten!

Dabei muss bei Depotnitraten bedacht werden, dass Restwirkungen durchaus noch nach mehr als 24 Stunden nachweisbar sind. Dazu gehören: Isoket®, Isoket retard®, ISDN-Stada® und alle anderen ISDN-Präparate, PETN, Pentalong®, Corangin®, Mono-Mack®, alle ISDN-Mono-Präparate. Außerdem: Alle Nitratpflaster wie Nitroderm TTS®, MinitranS®.

Das gilt auch für Nitrosprays, zum Beispiel Nitrolingual®-Spray, Corangin®, Nitro-Mack®.

Viagra® und andere potenzsteigernde Medikamente können die blutdrucksenkende Wirkung der Nitrate so verstärken, dass das Gehirn nicht mehr ausreichend durchblutet wird und eine lebensbedrohende Bewusstlosigkeit eintritt.

Praktisch heißt das: Wer Nitrate dauerhaft oder gelegentlich einnimmt, für den sind diese Medikamente verboten!

Das gilt auch für Molsidomin, das gelegentlich an Stelle von Nitraten verordnet wird, z. B. Corvaton®, Molsihexal® und alle Präparate, die Molsidomin enthalten.

Aber die Kombination mit Nitraten ist nicht die einzige Gefahr. Wenn ein Mann unter Viagra® seine Potenz wiedergewinnt und sexuell aktiv wird, dann mutet er unter Umständen seinem Herzen zu viel zu, weil er seine Leistungsgrenzen überschreitet. Dies gilt besonders für Männer mit einer Herzinsuffizienz, einer ausgeprägten Pumpschwäche des Herzens.

Gefährdet sind auch Patienten mit Bluthochdruck, die mehrere Medikamente einnehmen müssen. Durch die zusätzliche Gabe von Viagra® kann der Blutdruck so weit außer Kontrolle geraten, dass eine gefährliche Blutleere des Gehirns entsteht. Dies gilt auch für Patienten, die entwässernde Medi-

Keinesfalls Nitrate zusammen mit potenzsteigernden Präparaten einnehmen!

Potenzsteigernde Medikamente verführen dazu, die Leistungsgrenze zu überschreiten

Außerdem Beeinflussung des Blutdrucks

kamente einnehmen, da es unter diesen Umständen nicht selten zum Volumenmangel kommt, der wiederum deutliche Blutdruckreaktionen auslösen kann. Bei Auftreten von Unwohlsein oder Schwindelgefühl sollte sich der Patient sofort hinlegen und die Beine hochlagern.

Kommt es nach der Einnahme von potenzsteigernden Medikamenten zu einem Angina-pectoris-Anfall und der Patient greift wie gewöhnlich zum Nitrospray oder zur Nitrokapsel, dann sollte sofort eine Notfalleinweisung in die nächste Klinik veranlasst werden (Notrufnummer 112 oder die jeweilige örtliche Nummer). In der Zwischenzeit sollte der Mann auf den Rücken gelegt, seine Beine sollten hochgelagert werden (Schocklagerung).

> Wurden neben potenzsteigernden Substanzen dennoch Nitropräparate angewendet, sofortige Notfalleinweisung veranlassen!

Familiäre Beziehung

Der Infarkt hat seine Auswirkungen nicht nur auf den Betroffenen, sondern ebenso auf die Familie. Ängste, Furcht und Depression nach dem Infarkt können den Patienten verändern – und es ist manchmal nicht leicht, gut mit ihm auszukommen. Obwohl über 80 Prozent aller Infarktpatienten ihr vorheriges Leistungsniveau wieder erreichen, wird es immer wieder Phasen von Selbstzweifeln, Schuldzuweisungen und Depressionen geben – vor allem am Anfang. Zusätzlich mag sich das eine oder andere Familienmitglied vorwerfen, durch das eigene Verhalten Schuld an der Erkrankung zu tragen – und zu versuchen, dies jetzt dadurch wieder gutzumachen, dass es ihm jeden Wunsch von den Augen abliest. Dies drängt den Betroffenen geradezu in eine »Pascharolle«, die weder ihm noch seiner Umgebung bekommt. Unkonventionell gehen einige amerikanische Ärzte dazu über, den abschließenden Belastungstest des Patienten vom Partner gleich mitmachen zu lassen – damit er am eigenen Leibe erfährt, wie gut der Partner belastbar ist. Obwohl sich diese Methode nicht durchsetzen wird, ist die Absicht nicht falsch: der Familie zu zeigen, dass sie keinen »Krüppel« nach Hause bekommt, sondern eine weitgehend normal belastbare Person.

> Das Infarktgeschehen hat auch Auswirkungen auf die Familie

Kommt es trotz guten Willens auf allen Seiten zu Spannungen, zu Unzufriedenheit und Problemen, so ist das offene, klärende Gespräch der einzige Weg aus diesem Dilemma. Oft wird es notwendig sein, ein solches Gespräch mehrmals zu führen, vor allem, wenn neue Fragen auftauchen, beispielsweise bei der Wiederaufnahme der beruflichen Tätigkeit,

> Bei Spannungen und Problemen hilft nur das klärende Gespräch

beim Arbeitsplatzwechsel und in anderen Situationen. Ein besonderes Problem entsteht dann, wenn die bisherige Tätigkeit doch nicht mehr ausgeübt werden kann und die Berentung ansteht. Dann ist emotionaler Rückhalt besonders wichtig. Neue Aufgaben, beispielsweise im Haushalt, können helfen, die Angst vor der Leere zu überwinden und in der Bindung an die Familie einen neuen Sinn zu entdecken. Dieser Prozess braucht jedoch Zeit und man tut gut daran, in der frühen Phase nach dem Infarkt nichts übers Knie zu brechen. Nach einigen Monaten sehen die Dinge häufig wieder ganz anders aus, und mancher hat schon eine »Radikallösung« kurz nach dem Infarkt bereut. Scheuen Sie sich nicht, über solche Fragen mit Ihrem Arzt zu sprechen – unter Einschluss der Familie!

Emotionaler Rückhalt bei Verlust der Berufstätigkeit von besonderer Wichtigkeit

Häufig empfinden es die Familienangehörigen als hilfreich, wenn sie mehr über die Krankheit wissen. Damit verstehen sie die Situation besser, vermeiden unnötige Ängste und können das Ausmaß an Unterstützung gewähren, das für den Patienten erforderlich ist. Dazu kann auch das Erlernen von Wiederbelebungsmaßnahmen gehören (siehe ▶ S. 123).

Informierte Angehörige sind hilfreicher

Für den Betroffenen bedeutet es zusätzliche Sicherheit, wenn die Angehörigen in einer Notsituation Erste Hilfe leisten können. Für die Familie ist es wiederum beruhigend zu wissen, in einem solchen Fall helfen zu können und nicht tatenlos zusehen zu müssen. Kurse bieten das Rote Kreuz, die Deutsche Herzstiftung im Rahmen ihrer Arzt-Patienten-Seminare und andere Organisationen an.

Angehörige sollten Erste Hilfe leisten können!

Beruf und soziale Stellung

Die Wiederaufnahme der beruflichen Tätigkeit ist ein Meilenstein im Gesundungsprozess nach dem Infarkt. Spätestens dann sollte jedoch klar sein, wie der berufliche Alltag aussehen wird. Das Wichtigste ist jetzt, ökonomisch mit den eigenen Kräften umzugehen und dies gleich zu Beginn in die Tat umzusetzen. Die Firma, der Betrieb sind nicht zusammengebrochen, während Sie im Krankenhaus und in der Rehabilitation waren. Vielleicht wundern Sie sich sogar, wie wenig die Firma von sich aus für Sie getan hat. Entscheidend ist, dass Sie Ihr Arbeitspensum an die vorhandenen Möglichkeiten anpassen – einschließlich der unerlässlichen Ruhezeiten. Ausreichende Erholungszeit ist die Voraussetzung für die Aufrechterhaltung Ihrer Arbeitskraft! Das Bestreben, immer

Bei der Wiederaufnahme einer Berufstätigkeit ist es wichtig, verantwortlich mit seinen Kräften zu haushalten

mehr in immer kürzerer Zeit zu schaffen, führt zu einer ständigen Leistungssteigerung – weil die scheinbar gewonnene Zeit nicht zur Erholung, sondern zur Erledigung neuer Aufgaben genutzt wird. Delegieren, wo es möglich ist, sollte jetzt Ihre oberste Devise sein. Sie verweigern damit ja nicht Ihre Mitarbeit, sondern rücken nur von der erbrachten »Über«-Leistung ab.

Delegieren, wo es möglich ist!

Der eigene Wille, die Leistung dem Vermögen anzupassen, wird entscheiden. Wenn Sie die Anpassung wollen, wird sie auch gelingen. Sie werden erkennen, dass Ihre Leistung unter dieser Gelassenheit keineswegs leiden muss – im Gegenteil! Die erfolgreichsten Leute sind ruhig und gelassen – und gönnen sich ausreichende Pausen. Als Winston Churchill zu Beginn des Zweiten Weltkrieges britischer Premierminister wurde, machte er es sich von Stund' an zur Regel, einen ausgiebigen Mittagsschlaf zu halten; er empfahl dies allen Menschen, die vor großen und schwierigen Aufgaben stehen. Ein ausgeglichenes Seelenleben ist die Voraussetzung für eine gute Leistung – und ausreichende Ruhe ist dafür wesentlich! Vielleicht hilft Ihnen auch das autogene Training.

Schwerbehindertenausweis

Ab einer 50-prozentigen Behinderung steht dem Infarktpatienten die Schwerbehinderteneigenschaft zu

Ab einer 50-prozentigen Behinderung steht jedem Infarktpatienten die Schwerbehinderteneigenschaft zu. Grundlage dafür ist das Sozialgesetzbuch Neun (SGB IX), 2. Teil: »Besondere Regelungen zur Teilhabe schwerbehinderter Menschen (Schwerbehindertenrecht)«.

Der Antrag auf Anerkennung nach dem SGB IX, 2. Teil, Schwerbehindertenrecht ist bei dem für den Wohnsitz des Antragstellers zuständigen »Amt für Familie u. Soziales« zu stellen. Das – ehemalige – Versorgungsamt erteilt den Grad der Behinderung (GdB) auf Zeit. GdB-Bewertungen bleiben vom Leistungsvermögen abhängig.

Verbundene Hilfen:
- *verbesserter Kündigungsschutz*
- *Zusatzurlaub*
- *vorgezogene Altersrente*
- *Steuerermäßigung*

Mit dem Schwerbehindertenausweis (= mindestens 50 Prozent GdB) sind *Hilfen* verbunden:
- Kündigungsschutz (Kündigung nur mit Zustimmung des Integrationsamtes, Kündigungsfrist mindestens 4 Wochen ab der Zustimmung; das Integrationsamt hat seinen Sitz bei der Regierung).
- Zusatzurlaub für die Dauer 1 Arbeitswoche.

- Altersrente frühestens ab vollendetem 60. Lebensjahr (mit Abschlägen), die Anhebung der Altersgrenze bei der Altersrente für Schwerbehinderte ist ab 1.1.2001 Gesetz und betrifft die Geburtsjahrgänge ab 1941. Vertrauensschutzregelungen sind auch vom Geburtsjahr und den Pflichtbeitragsjahren abhängig. Ohne Vertrauensschutz sind 35 Jahre Versicherungszeit erforderlich! Auskünfte holen Sie sinnvollerweise bei Ihrem Rentenversicherungsträger oder seinen Beratungsstellen ein.
- Steuerermäßigung (Pauschalbetrag je nach Höhe des GdB).

Für den Arbeitgeber:
- Anrechnung auf die Schwerbehindertenpflichtplätze (ab 20 Arbeitsplätzen 5 Prozent Schwerbehindertenplätze).

Bei einer Einstufung von mindestens 30 Prozent, aber unter 50 Prozent GdB kann der Betroffene zur Schaffung des Kündigungsschutzes die Gleichstellung beantragen, wenn er »infolge der Behinderung ohne die Gleichstellung einen geeigneten Arbeitsplatz nicht erlangen oder nicht behalten kann«. Die Gleichstellung erfolgt durch das für den Wohnsitz zuständige Arbeitsamt.

Berentung nach dem Infarkt

Einige der zumeist älteren Patienten muss nach dem Infarkt die Berentung beantragen. Dies ist vor allem bei Berufen mit körperlich anstrengender Tätigkeit der Fall. Meist ergibt sich diese Empfehlung aus der zusammenfassenden Beurteilung aller in der Rehabilitation erhobenen Befunde. Dabei spielt das Ausmaß der Erkrankung eine wichtige Rolle: wie groß der Infarkt war, wie viele Gefäße kritisch verengt sind, welche zusätzlichen Erkrankungen vorliegen. Andererseits ist jedoch ebenso zu berücksichtigen, wie hoch die Anforderungen am Arbeitsplatz sind. Die Entscheidung, ob die Tätigkeit wieder aufgenommen werden kann, fällt gewöhnlich während der Anschlussheilbehandlung in der Rehabilitation. Wird die Berentung empfohlen, so kann der Antrag für das Anschlussheilverfahren rückwirkend in einen *Rentenantrag* umgedeutet werden. Eine Erwerbsminderungsrente wegen Berufsschutz erhält nur wer vor dem 2. Januar 1961 geboren ist.

Bei körperlich anstrengenden Berufen ggf. Berentung nötig

Der Rentenantrag sollte nicht aus einem vielleicht nur kurzfristigen Stimmungstief heraus gestellt werden. Erscheinen die Probleme in einem solchen Moment unüberwindbar, ist es besser abzuwarten, denn erfahrungsgemäß hellt sich die Stimmung mit größerem Abstand zum Ereignis wieder auf. Achtzig Prozent der Patienten erreichen nach einem Infarkt wieder die alte Leistungsfähigkeit, von kleinen Einbußen einmal abgesehen.

Ist die Situation jedoch klar, sollte der Rentenantrag nicht unnötig verzögert werden. Zunächst einmal wird das Krankengeld ohne zeitliche Begrenzung gewährt – bei Arbeitsunfähigkeit wegen derselben Krankheit jedoch für längstens 78 Wochen innerhalb von 3 Jahren, gerechnet vom Beginn der Arbeitsunfähigkeit. Wenn mit einer längeren Arbeitsunfähigkeit zu rechnen ist, sollte rechtzeitig vor Ablauf des Krankengeldanspruchs ein Rentenantrag gestellt werden. Eine Erwerbsminderungsrente wegen Berufsschutz erhält nur, wer vor dem 2. Januar 1961 geboren ist.

Krankengeld wird bei derselben Diagnose längstens 78 Wochen innerhalb von 3 Jahren gewährt

Manchmal empfiehlt es sich, den Wiedereintritt in das Berufsleben nur schrittweise zu vollziehen, zum Beispiel nach einem schweren Infarkt oder einer Bypassoperation. Wenn auf ärztliche Empfehlung hin Rentenversicherung, Krankenkasse, Betrieb und Sie einverstanden sind, können Sie stufenweise die Arbeit aufnehmen, zum Beispiel 6 Wochen lang täglich 4 Stunden und weitere 6 Wochen täglich 6 Stunden. Danach können Sie wieder voll arbeiten – unter den bereits erwähnten Voraussetzungen! Der Sozialarbeiter steht Ihnen beratend zur Seite, wenn es um die Zeit nach der Berentung geht.

Gelegentlich schrittweise Wiedereingliederung in den Beruf angeraten

Obwohl sich manchmal Mutlosigkeit und Niedergeschlagenheit breit machen, sollten Sie den persönlichen Gewinn aus der Berentung nicht außer Acht lassen! Sie sind wesentlich freier, durch keine berufliche Tätigkeit mehr eingeengt und können voll über Ihren Tag verfügen. Ohne die berufliche Belastung wird es Ihnen viel leichter fallen, jetzt Ihren Lebensstil zu ändern. In einer ambulanten Herzgruppe (siehe Anschriftenverzeichnis ▶ S. 225) treffen Sie andere, denen es genauso ergangen ist. Von ihren Erfahrungen können Sie profitieren. Selbstverständlich hat jeder sein eigenes Schicksal – aber manche Problemlösungen können Sie sicher auch für sich verwenden. Die heute zur Verfügung stehenden Medikamente bringen Infarktpatienten viel mehr Sicherheit – auch dem Berenteten! Dieser Schritt heißt ja keineswegs, dass man nicht mehr lange lebt; die Belastbarkeit reicht lediglich nicht mehr für den Beruf.

Besprechen Sie diese Fragen mit Ihrem Partner, Ihren Freunden – und beziehen Sie auch Ihren Arzt mit in die Problematik ein. Jedes Leben hat seinen eigenen Wert, er liegt nicht nur in der Erfüllung einer beruflichen Aufgabe! Denken Sie nicht, dass Sie nun zu nichts mehr nutz sind. Nehmen Sie im Gegenteil die nun gewonnene Zeit als Chance, um zum Beispiel alte Freundschaften wieder zu pflegen und neue zu knüpfen, dann wird sich auch in diesem Lebensabschnitt neues Glück finden lassen.

Der Wert des Lebens liegt nicht zuvorderst in der Erfüllung einer beruflichen Aufgabe!

Bypassoperation und Beruf

Eines der Hauptziele der Bypassoperation ist die Linderung der Angina-pectoris-Beschwerden. Bei ungefähr 90 Prozent aller operierten Patienten verschwinden diese Beschwerden völlig oder werden ganz wesentlich gebessert. Dies hat seine Ursache in der verbesserten Durchblutung – damit ist eines der Grundübel der Krankheit zunächst beseitigt. Die Folge ist eine höhere Leistungsfähigkeit; die überwiegende Zahl der Operierten ist in der Lage, ihre berufliche Tätigkeit in vollem Umfang aufzunehmen, sowohl bei körperlich wie auch bei geistig anstrengender Tätigkeit. Dennoch gehen in der Bundesrepublik viel mehr Patienten nach einer Bypassoperation in Rente als eigentlich müssten. Wo liegen die Gründe?

In Deutschland werden mehr Patienten berentet als medizinisch notwendig

Steht eine Bypassoperation bevor, ist es sinnvoll, sich mit dem Arbeitgeber in Verbindung zu setzen; der Sozialarbeiter in der Rehabilitation hilft gern dabei. Sprechen Sie mit Ihrem Arbeitgeber über den *Erhalt Ihres Arbeitsplatzes* – und auch schon über eine eventuelle Umsetzung im Betrieb. Viele Infarktpatienten sind langjährige, in ihrem Betrieb geschätzte Mitarbeiter; in Zusammenarbeit mit dem Werks- oder Betriebsarzt lässt sich häufig eine gute Lösung finden (s. Kapitel »Leistungen während der Rehabilitation« ▶ S. 131).

Der Sozialarbeiter in der Rehabilitation unterstützt Sie bei der Kontaktaufnahme mit Ihrem Arbeitgeber

Sind Weiterbildungs- und Umschulungsmaßnahmen (o. ä.) notwendig, empfiehlt sich ein Antrag auf »Leistungen zur Teilhabe am Arbeitsleben«.

Umschulungsmaßnahmen muss man eher zurückhaltend gegenüberstehen, weil Umschulung nicht gleich Arbeitsplatz ist. Häufig bedeutet Umschulung eine längere Trennung von der Familie; auch die finanzielle Seite kann Probleme bereiten. Für jüngere Patienten kann eine solche Maßnahme jedoch sehr sinnvoll sein. Auch hier ist der Sozialarbeiter in der Rehabilitation der Ansprechpartner.

Umschulungsmaßnahmen sind für jüngere Patienten ggf. sehr sinnvoll

Urlaub und Sport

Planung und Reisewege – 208

Klimaveränderungen – 209

Wahl des Urlaubsortes – 210

Bewertung ausgewählter Sportarten – 211
Worauf kommt es an? – 211
Grundregeln – 213
Laufen – Gehen – Wandern – 214
Rad fahren – 215
Schwimmen – 216
Sauna – 217
Segeln – 217
Windsurfen – 217
Skilaufen – 218
Tennis – 218
Golf – 219

Fremde Küche – 219

Reiseapotheke – 220

Planung und Reisewege

Es ist heute Mode, einen Erholungs- von einem Erlebnisurlaub zu unterscheiden. Das ist eigentlich falsch, jeder Urlaub sollte beide Elemente enthalten. Was den Urlaubsort anbetrifft, sind extreme Klimawechsel ebenso wie extreme Höhendifferenzen zwischen Wohn- und Urlaubsdomizil zu vermeiden. Der Weg dorthin geht nach der Maxime: so bequem wie möglich, so aufwendig wie nötig.

Urlaub sollte Erholungs- und Erlebniselemente gesund mischen

Abgesehen von den ersten Wochen unmittelbar nach dem Infarkt oder der Bypassoperation wird das *Autofahren* keine Schwierigkeiten machen. Wie so häufig ist dabei weniger das Was als das Wie entscheidend. So können bei glatter Fahrt auf Landstraßen und Autobahnen Stunden im Fahrzeug durchaus entspannend und angenehm wirken, während die hektische Fahrt im Stoßverkehr und lange Kolonnenfahrten sowie Raserei auf der Autobahn zu einer ausgeprägten Stressbelastung werden. Medikamente, wie zum Beispiel Betablocker und Nitrate, beeinträchtigen die Fahrtauglichkeit nicht; es ist eher so, dass der langsamere und ruhigere Herzschlag nach Einnahme von Betablockern eine verbesserte Fahrtauglichkeit bewirkt. Dies haben auch Formel-1-Fahrer erkannt, die entsprechende Medikamente vor dem Rennen einnehmen. Vorsicht ist allerdings bei der Selbsthilfe bei Pannen geboten; schon ein scheinbar einfacher Reifenwechsel kann zu einer erheblichen Belastung werden, vor allem das Lösen fest sitzender Radmuttern. In solchen Fällen ist es dringend anzuraten, den Pannendienst in Anspruch zu nehmen.

Autofahren macht nach ein paar Wochen meist keine Schwierigkeiten; Betablocker und Nitrate beeinträchtigen die Fahrtauglichkeit nicht

Am bequemsten reist es sich in der *Bahn*. Der in der Regel großzügig bemessene Platz, die Möglichkeit, sich die Beine zu vertreten, und die fehlende Eigenverantwortung für das Erreichen des Reisezieles wirken sich vorteilhaft aus. Zwei Taschen lassen sich sehr viel leichter tragen als ein schwerer Koffer, der sich spätestens beim Hochheben in das Gepäcknetz als ausgesprochene Kraftbelastung erweisen kann. Besonders wichtig ist es, sich ausreichend Zeit für Anschlussverbindungen zu lassen, um nicht schwer beladen und außer Atem den Zug erreichen zu müssen.

Wenn möglich: reisen Sie mit der Bahn

Ein besonderes Kapitel ist das *Fliegen*. Viele Herzkranke empfinden das Flugzeug plötzlich als gefährlich. In der Tat kommt es während des Fluges zu einer Abnahme des verfügbaren Sauerstoffs. Die Druckkabinen der Verkehrsflugzeuge schaffen bei einem Transkontinentalflug in einer Höhe von 10 000 Metern eine Atmosphäre an Bord, die der in etwa 3000

Metern Höhe entspricht. Die dadurch bedingte Abnahme des Sauerstoffgehaltes in der Luft, die Luftdruckunterschiede und nicht zuletzt der psychische Stress des Fliegens sind nicht wegzudiskutieren. Allerdings kann der Herzmuskel ein vermindertes Sauerstoffangebot durch vermehrte Sauerstoffentnahme aus dem Blut ausgleichen. Entsprechend den Empfehlungen der IATA (International Air Transport Association) sollten Flugreisen innerhalb der ersten Monate nach einem Infarkt nicht angetreten werden. Patienten mit schweren, täglich wiederkehrenden Anfällen von Angina pectoris bei geringen Belastungen, mit ausgeprägten Rhythmusstörungen des Herzens oder mit einer Herzinsuffizienz sollten keine Flugreisen unternehmen. Zwischen diesen berechtigten Bedenken und der täglichen Erfahrung gibt es jedoch erhebliche Widersprüche. So flogen viele Jahre lang akut gefährdete herzkranke Patienten wegen der beschränkten Operationskapazität von Europa in die USA, um sich dort operieren zu lassen, und kehrten wenige Wochen nach der Operation auf demselben Wege wohlbehalten zurück. Objektive Messungen haben ergeben, dass die Gefährdung im Flugzeug offenbar geringer ist, als dies von theoretischen Überlegungen her abgeleitet werden kann. Somit steht für den Infarktpatienten bei der Entscheidung, eine größere Entfernung zurücklegen zu müssen, doch die Flugreise im Vordergrund. Das Risiko für Herz und Kreislauf ist auf dem Weg von und zum Flugplatz mit der damit verbundenen Hektik, dem raschen Treppensteigen im Gedränge und der Bewältigung des Gepäcks erheblich größer als in der Maschine selbst. Entsprechend gilt es, auch hier genügend Zeit für Verbindungen einzuplanen. Halten Sie etwas Geld für einen Kofferträger oder Kofferkuli bereit – diese Investition ist für jede Reise sinnvoll.

Innerhalb der ersten Wochen nach dem Infarkt keine Flugreisen!

Keine Gefährdung durch das Fliegen selbst; einhergehende Hektik jedoch durchaus abträglich

> Beim Urlaub keine Extreme – weder klimatisch noch was die Höhe anbetrifft. Der bequemste Weg ist auch der sicherste. – Lassen Sie sich die Koffer tragen. Auch der Letzte in der Maschine kommt noch mit!

Klimaveränderungen

Meist ist mit Flugreisen eine erhebliche Klimaveränderung verbunden, die sich als wesentlich belastender herausstellen kann als die Flugreise selbst. Der Herzpatient verträgt das warme, trockene Klima im Allgemeinen gut, während die ein-

Klimaveränderungen können sehr belastend sein

zig wirkliche klimatische Gefahr in zu großer Kälte besteht. Selbst der Föhn, berüchtigter Verursacher zahlreicher Beschwerden, kann dem Koronarkranken wenig anhaben. Der Aufenthalt in feucht-heißen Gebieten stellt dagegen eine erhebliche Kreislaufbelastung dar, die sicher dazu zwingen wird, das tägliche Leistungspensum, sei es auf sportlichem, sei es auf geschäftlichem Gebiet, wesentlich einzuschränken.

Zeitverschiebungen sollten durch Ruhephasen vor weiteren Unternehmungen ausgeglichen werden

Ein weiterer wichtiger Faktor ist bei Flugreisen die *Zeitumstellung*. Es ist besser, möglichst im gewohnten Rhythmus von Spannung und Entspannung, das heißt von Wachsein und Schlaf zu bleiben. Obwohl gerade die Transkontinentalflüge die Entfernungen haben schrumpfen lassen, ist es klüger, vor weiteren Unternehmungen 1–2 Tage Pause einzuschieben.

> Klima- und Zeitverschiebung sind leicht unterschätzte Stressfaktoren! Für jede Stunde Zeitverschiebung braucht unser Organismus einen ganzen Tag, um sich daran zu gewöhnen! Planen Sie daher diese Zeit ein, auch wenn es etwas teurer wird!

Wahl des Urlaubsortes

An verlockenden Angeboten von Seiten der Touristikindustrie herrscht wahrlich kein Mangel und die Qual der Wahl kann groß werden. Für den Flachländer ist es nicht sinnvoll, sich alpine Höhenorte über 1500 Meter auszusuchen; in Höhen darunter bestehen keine Bedenken. Der *Höhendifferenz* entsprechend wird man seinen gewohnten Aktivitätsradius in den ersten Tagen klugerweise etwas einschränken.

Bei starker Höhendifferenz (Sauerstoffmangel in der Atemluft) Aktionsradius zunächst etwas einschränken

Ganz gleich, wo man sich aufhält, gilt der Grundsatz, dass Beschwerden bei Belastung »Halt« bedeuten, weil damit die Grenze der Belastbarkeit erreicht ist! Erholungsorte in Mittelgebirgslagen und in den tieferen Lagen der Alpen bieten schöne und interessante Wanderwege, die gut im Sinne eines bewegungstherapeutischen Programms genutzt werden können. So wird der Trainingseffekt einer Wanderung in höher gelegener Landschaft mit häufigen leichten Anstiegen wesentlich stärker sein als im Flachland. Das hat jedoch Grenzen: Bei steileren Anstiegen wird die Belastung für das Herz unverhältnismäßig größer, sodass von vornherein ein langsameres Tempo eingeschlagen werden sollte. Ist es erst einmal zum Angina-pectoris-Anfall gekommen, ist es besser, die Wanderung abzubrechen und am nächsten Tag mit verlang-

Keine zu steilen Anstiege bei Wanderungen!

samtem Tempo neu zu beginnen, da eine leichte, dauerhafte Belastung für den Kreislauf wesentlich wohltuender ist als der schrittweise Abstieg von einem zu hohen Ausgangsniveau.

Am Meer entfällt die Höhenbelastung; dafür kann die steife Brise an Nord- und Ostsee eine Wanderung bereits zu einer erheblichen Belastung werden lassen, vor allem auf nassem Sand. Bis auf die heißen Monate sind die Verhältnisse am Mittelmeer eher zuträglich; stundenlanges Rösten in der Sonne ist sowieso out (Hautkrebsgefahr!).

Bewertung ausgewählter Sportarten

Worauf kommt es an?

Bewegung und Sport sind heute ein anerkannter, wichtiger Bestandteil in der Betreuung jedes Infarktpatienten. Ziel ist der Gewinn an Lebensqualität – und nicht der Leistungssportler, der nun erst recht beweisen will, dass er noch zu allem fähig ist. Regelmäßig betriebener Sport soll Freude bereiten und helfen, den Lebensstil so zu gestalten, dass sich die anderen Gebote und Empfehlungen leichter befolgen und ausführen lassen.

Die spürbare Erfolgsmarke eines regelmäßig betriebenen Ausgleichstrainings ist eine Besserung der Belastbarkeit – und die führt zu mehr Spaß an der selbst gewählten Sportart. Dies ist am ehesten durch Sportarten zu erreichen, die ein Ausdauerelement enthalten, zum Beispiel Laufen, flottes Gehen, Rad fahren, Schwimmen, Wandern.

Es wird häufig argumentiert, dass Sport für sich gesehen keinen lebensverlängernden Effekt habe. Das ist jedoch nur die halbe Wahrheit. Neuere Untersuchungen zeigen eindeutig, dass Sport und Bewegung in Verbindung mit der Ausschaltung *aller* Risikofaktoren in der Lage sind, die Veränderungen an den Herzkranzgefäßen zurückzudrängen – und dies nach nur einem Jahr Beobachtungszeit! Es macht also Sinn, Ausgleichssport in den täglichen Ablauf einzuplanen, um der *Qualität und Quantität der Lebensjahre willen.*

Das Training sollte individuell dosiert (anhand des Belastungstests) und kontrolliert durchgeführt werden. Jeder Patient sollte die *Pulsfrequenz* kennen, die anzustreben ist. Mit Hilfe des Belastungs-EKGs wird diese Frequenz festgelegt. Als Richtlinie gilt, dass der Betroffene diese Pulsfrequenz oh-

Regelmäßig betriebener Sport verbessert die allgemeine Belastbarkeit

Eine individuelle Pulsfrequenzgrenze wird mittels Belastungs-EKG festgelegt

ne Luftnot erreicht, das heißt, dass er sich dabei noch unterhalten kann. Voraussetzung ist, dass bis zum Erreichen dieser Grenze keine krankhaften Veränderungen im Belastungs-EKG auftreten, zum Beispiel S-T-Streckensenkungen. In solchen Fällen muss die Pulsfrequenz so gewählt werden, dass die Belastung auf keinen Fall eine Gefährdung darstellt. Wird dann beim Training diese Frequenz kurzfristig überschritten, ist dies auch kein Beinbruch; viele Untersuchungen zeigen übereinstimmend, dass hiervon keine Gefahr ausgeht. Die festgelegte Pulsfrequenz sollte als Richtlinie jedoch beibehalten werden. Bessert sich die Belastbarkeit – oder verschlechtert sie sich –, so wird ein neues Belastungs-EKG zur Ermittlung einer neuen, jetzt gültigen Frequenz erforderlich.

Die motorischen Eigenschaften wie Koordination, Beweglichkeit und auch die Muskelkraft werden durch Gymnastik geschult. Kraftbelastungen, wie Gewichtheben, Liegestütze, isometrische Übungen, sind durch einen hohen Blutdruckanstieg gekennzeichnet. Deshalb ist bei solchen Belastungen besondere Vorsicht geboten. Pressatmung sollte auf jeden Fall vermieden werden.

Spiele befördern das Gemeinschaftsgefühl und helfen, die Teilnehmer bei der Stange zu halten

Spiele sind besonders wichtig. Sie können viel dazu beitragen, in der Gruppe die Teilnehmer bei der Stange zu halten. Dabei ist erneut weniger das Was als das Wie entscheidend. Spiele mit ausgesprochenem Wettkampfcharakter wie Fußball, Basketball und Handball können durch eine entsprechende Änderung der Regeln »entschärft« werden. Umgekehrt können grundsätzlich günstige Sportarten wie Laufen dann einen gegenteiligen Effekt haben, wenn sie unter dem Aspekt des Leistungsvergleichs oder der ständigen Leistungssteigerung betrieben werden.

Noch ein Wort zu den *Aerobics*. Die Welle flaut zwar ab, der an sich richtige Grundgedanke ist jedoch in einem wahrhaft epochalen Ausmaß missverstanden worden. Amerikanische Ärzte, unter ihnen vor allem Dr. Ken Cooper, haben beobachtet, dass sich auch dann Ausdauertrainingseffekte erzielen lassen, wenn die Belastungsintensität so gering gewählt ist, dass die Muskulatur ausreichend mit Sauerstoff versorgt wird – also »aerob« bleibt. Damit fallen die unangenehmen Seiten des Trainings wie nach Luft japsen, Muskelkater usw. weitgehend weg, dennoch wird ein Trainingseffekt erzielt.

Für den Infarktpatienten ist es ratsam, Sport stets so zu betreiben, dass ausreichend Sauerstoff zur Verfügung steht

Die zumeist praktizierten Aerobics haben dies jedoch ins Gegenteil verkehrt – sieht man die nach Luft ringenden Gestalten beim rhythmischen Stampfen, so gibt es nichts weniger »Aerobes« als diese Aerobics – sie sind nämlich samt und sonders »anaerob«, das heißt, die Muskulatur bekommt *nicht* genügend Sauerstoff. Für den Infarktpatienten ist es auf jeden Fall ratsam, die Belastung so zu wählen, dass stets ausreichend Sauerstoff zur Verfügung steht, dass er also im wahren Sinn »aerob« Sport betreibt.

Grundregeln

Einige Grundregeln gelten für alle Formen des Ausdauertrainings. *Vor* jeder Trainingseinheit sollte eine Aufwärmphase liegen, in der mit entsprechender Gymnastik eine Dehnung und Lockerung der Muskulatur erreicht wird. *Nach* der Trainingsphase sind Dehnungs- und Lockerungsübungen genauso wichtig; danach erst eine warme Dusche, dann vielleicht auch eine kalte.

Vor dem Training: Aufwärmphase
Nach dem Training: Dehn- und Lockerungsübungen

Viele Infarktpatienten hatten bislang keine aktive Beziehung zum Sport. Daher muss das Trainings- und Sportprogramm mit einer Anpassungsphase vorbereitet werden, meist während des Anschlussheilverfahrens. Dies ist auch wichtig als Vorbeugung für die gelegentlich am Anfang eines Übungs- und Trainingsprogramms auftretenden Muskel- und Bänderverletzungen.

Die verordneten Medikamente sollten auf jeden Fall – auch wenn die sportliche Betätigung sehr früh am Tag liegt – *vor* Beginn der Ausdauerbelastung genommen werden. Bei Patienten, die unter Angina pectoris leiden, empfiehlt es sich, vorher ein Anfallsnitrat zu nehmen, auch wenn die Intensität der Belastung so gewählt ist, dass es eigentlich nicht zu einem Anfall kommen sollte. Die Wirkung des Nitrats ist in diesem Fall so etwas wie eine »Aufwärmphase für die Herzkranzgefäße« – die Engstellen werden weiter, soweit sie durch den Tonus des Gefäßes bedingt sind. Selbstverständlich kann kein Ausdauersport nach einer schweren Mahlzeit betrieben werden; danach sind mindestens 90 Minuten Ruhepause einzuhalten.

Vor dem Sport verordnete Medikamente einnehmen!

Auf den folgenden Seiten findet sich eine Zusammenstellung ausgewählter Sportarten, die für den Infarktpatienten geeignet sein können. Diese Empfehlungen sollen keineswegs das Gespräch mit dem Arzt ersetzen, denn nur er kann – in Kenntnis der Belastungsuntersuchungen – entscheiden, welche Sportart sinnvoll ist und welche nicht.

> Bewegung und Sport sind für den Koronarkranken wichtig. Suchen Sie sich deshalb eine Sportart, die Freude macht und nicht eine zusätzliche Last ist. Die Belastungsintensität muss vom Arzt vorher festgelegt werden. Sie sollten die gewünschte Pulsfrequenz kennen – besser noch ein Gefühl für diese Grenze entwickeln. Nehmen Sie Ihre Medikamente vor der sportlichen Aktivität.

Laufen – Gehen – Wandern

Der langsame Dauerlauf – neudeutsch *Jogging* – hat sich als Ausdauersportart beim Koronarpatienten sehr bewährt. Die Geschwindigkeit ist der entscheidende Faktor für den Sauerstoffverbrauch. Sie lässt sich beliebig drosseln, sodass es für nahezu jeden Patienten möglich ist, »sein« persönliches Lauftempo zu ermitteln. Dabei können die positiven Auswirkungen des Ausdauertrainings voll zum Tragen kommen, ohne dass die anaerobe Schwelle überschritten wird. Das Tempo sollte so gewählt werden, dass man sich noch unterhalten kann – und die Umgebung wahrnimmt, nicht den Minuten- und Sekundenzeiger. Je nach Tagesform kann die Strecke kürzer oder länger sein, etwa nach dem Motto: lieber kurz und gut als lang und schlecht.

Das Joggingtempo sollte so sein, dass man sich noch gut unterhalten könnte

Beim Laufen kommt es zu keinem wesentlichen Blutdruckanstieg. Damit wird das Herz bedeutend weniger belastet als bei Sportarten mit Kraftanstrengung, zum Beispiel bei Liegestützen, Hantel- oder Expanderübungen. Wichtig ist die entsprechende Kleidung, sie muss Schweiß aufsaugen! Entscheidend für ungetrübte Freuden auf Dauer ist auch das Schuhwerk – eine gut gepolsterte Sohle erspart Besuche beim Orthopäden.

Extreme Temperaturen sind generell belastend, bei kalter Witterung sollte ein Anfallsnitrat mit sich geführt werden

Bei hohen Temperaturen – über 28 °C – kann es beim Laufen zum Hitzestau kommen. Bei sehr tiefen Temperaturen raten wir ebenfalls ab, da die sehr kalte Luft zu Gefäßverengungen führen kann. Bei kalter Witterung ist daher stets ein Anfallsnitrat bei sich zu tragen – und auch zu nehmen, wenn sich Beschwerden bemerkbar machen!

Auf dem Höhepunkt der Joggingwelle wurde von zahlreichen Komplikationen und Zwischenfällen berichtet, vom Hundebiss über orthopädische Beschwerden bis zum plötzlichen Tod eines der Gurus des Laufens, Jim Fixx. Er hatte offenbar mehrere Infarkte erlitten, bereits bevor er mit dem Laufen begann, ohne je deswegen einen Arzt aufzusuchen.

Ausdauertraining kann nicht jeden Infarkt verhindern. *Wenn sich Warnzeichen einstellen, gehen Sie sofort zum Arzt!*

Um die möglichen Gefahren des Joggings zu umgehen, wurde die Intensität der Belastung weiter verringert – ein flotter Spaziergang kam wieder in Mode, aus den USA unter dem Namen *Wogging* oder *Power-Walk*. Drei- bis viermal pro Woche eine halbe bis eine Stunde flotter Spaziergang – die Trainingseffekte sind denen eines wenig intensiven Joggings sehr ähnlich. Wer nicht gern läuft oder mehr Abwechslung liebt, für den ist ein solcher ausgedehnter Spaziergang durchaus eine Alternative. Im hügeligen Gelände wird ein mäßiger Anstieg leicht für die ausreichende Belastung sorgen. Wichtig ist dabei, die empfohlene Pulsfrequenz zu kennen und nach Möglichkeit ein Gespür für die richtige Intensität zu entwickeln, dann ist es leichter, mit anderen Routen mehr Abwechslung in das Trainingsprogramm zu bekommen.

Von hier aus ist es nur ein kleiner Schritt zum *Wandern* – eine sehr empfehlenswerte Form der Ausdauerbelastung. Zu ebener Erde beträgt die Belastung etwa 75 Watt, sie kann entsprechend dem Anstieg – und dem Tempo – rasch steigen. Bei leichten bis mäßigen Steigungen werden 100–150 Watt erreicht, sofern der Weg gut ist. Damit lassen sich alle Effekte des Kreislauftrainings erzielen, wozu die Umgebung (meistens!) durch den Erlebniswert auch etwas beisteuert. Vor allem in der Familie und in der Gruppe kann die Wanderung zu einem beglückenden Erlebnis werden, das sich bei geschickter Planung nicht nur auf den Urlaub beschränken muss.

Bei Warnzeichen sofort einen Arzt aufsuchen!

Wandern ist eine sehr empfehlenswerte Form der Ausdauerbelastung

Rad fahren

Im Flachland eignet sich das Rad fahren nicht nur als Urlaubssport besonders gut, sondern auch sonst in Form von Fahrradtouren und Wanderfahrten mit der Familie oder in größeren Gruppen. Rad fahren hat für den Koronarkranken einen hohen Stellenwert. Reizvoll ist die Möglichkeit, die Landschaft zu genießen. Zusätzlich wird der Stütz- und Bewegungsapparat entlastet, sodass auch der übergewichtige und orthopädisch vorbelastete Patient die Möglichkeit eines gut einteilbaren Ausdauertrainings hat. Das Körpergewicht wird

Rad fahren hat bei Herzkranken einen hohen Stellenwert: es entlastet den Bewegungsapparat und ist ein gut einteilbares Ausdauertraining

dabei weitgehend vom Sportgerät getragen. Selbstverständlich wird man bei Fahrten in der Gruppe darauf achten, dass das Tempo auf den Schwächsten abgestimmt ist.

Schwimmen

Schwimmen bietet sich in nahezu allen Urlaubsgebieten an und kann für den Koronarkranken sehr wertvoll sein. Der besondere Vorteil liegt darin, dass durch den Auftrieb die Eigenschwere des Körpers aufgehoben wird und Schwimmen damit auch Patienten mit Problemen im Stütz- und Bewegungsapparat Freude machen kann. Eine eingehende Untersuchung vorher sollte klären, ob dieser Sport auch ausgeübt werden kann. So wird beim Eintauchen ins Wasser eine reflexbedingte Verlangsamung des Herzschlages und nicht selten das Auftreten neuer Rhythmusstörungen beobachtet. Dies muss nicht gefährlich sein, kann jedoch Komplikationen herbeiführen. Eine Mindestbelastbarkeit von 1 Watt pro Kilogramm Körpergewicht ist die Voraussetzung zur Aufnahme dieses Sports, wobei die Vorerfahrung eine große Rolle spielt. So ist die Belastung für einen schlechten Schwimmer wesentlich höher als für einen geübten. Vom *Tauchen* sollte man grundsätzlich absehen.

Schwimmen ist ausgesprochen zu empfehlen; vom Tauchen ist jedoch abzusehen!

Höhere Wassertemperaturen, beispielsweise im Mittelmeer oder im Indischen Ozean, sind für den Herzpatienten besser als die niedrigen Temperaturen der Nord- und Ostsee, wo zudem der erhebliche Wellengang und der Wind für zusätzliche Belastungen sorgen. Hier muss nach eingehender Untersuchung durch den behandelnden Arzt ganz individuell entschieden werden, ob das Schwimmen im Meer gestattet werden kann; die in den Nordseebädern immer zahlreicher werdenden überdachten Schwimmbäder bieten hier erhebliche Vorteile.

Bei Thermalbädern eher Zurückhaltung!

Bei *Thermalbädern* ist wegen der hohen Temperaturen eher Zurückhaltung angezeigt. Gegen Baden ohne Anstrengung ist aber nichts einzuwenden. Kein abrupter Temperaturwechsel, zum Beispiel kein Sprung ins kalte Wasser im Nebenbecken!

Sauna

Der Reiz der Sauna ist für den »Nichtsaunierer« nur mit Schwierigkeiten einfühlbar; »Saunierer« betrachten dies jedoch als Lebenselixier. Mäßigung ist auch hier angezeigt – auf den unteren Bänken bleiben, keine Aufgüsse und vor allem *kein Sprung ins kalte Wasser!* Denn dabei werden Blutdruckanstiege beobachtet, die so hoch sind, dass sie mit herkömmlichen Instrumenten nicht mehr gemessen werden können! Dies ist schon ein Test für Gesunde! *Allmählich* unter der Dusche abkühlen – und für lange Ruhepausen sorgen!

Beim Saunieren ist ebenfalls Mäßigung angeraten; kein Sprung in kaltes Wasser!

Segeln

Beim Segeln sollte ein kentersicheres Boot benutzt werden; die meist erhebliche Temperaturdifferenz von Luft zu Wasser führt beim Kentern zu einer abrupten Kreislaufbelastung, die ungünstige Auswirkungen haben kann. Im Übrigen ist jedoch weder an der Pinne noch als Vorschoter etwas gegen den Koronarkranken einzuwenden, der auf diese Weise Stunden glücklicher Entspannung verbringen kann.

Beim Segelsport ist angesichts der großen Temperaturdifferenz zwischen Luft und Wasser ein kentersicheres Boot Voraussetzung

Windsurfen

Das Windsurfen, als Sommersportart immer beliebter, setzt ein erhebliches Mehr an Belastbarkeit voraus. Dies wird dem gut trainierten und belastbaren Patienten vorbehalten bleiben müssen. Ein Neoprenanzug, der die Körperoberfläche voll abdeckt, ist absolute Voraussetzung, um die abrupten Temperaturunterschiede beim Sturz ins Wasser zu mildern. Darüber hinaus kann bei stärkerem Wind die Haltearbeit zu erheblichen Blutdrucksteigerungen führen, sodass diese Sportart nur nach eingehender Konsultation mit dem behandelnden Arzt erlaubt ist.

Windsurfen lediglich nach eingehender Arztkonsultation erlaubt!

Skilaufen

Für viele ist der Winter die schönste Jahreszeit, und es gibt für sie nichts Herrlicheres als eine Abfahrt im Pulverschnee. Grundsätzlich ist dieses Vergnügen nicht verboten, es sollten allerdings *Vorsichtsmaßnahmen* ergriffen werden:

- Ihr Urlaubsort sollte nicht über 1500 Meter hoch liegen!
- Nehmen Sie bereits *bevor* Sie Ihr Quartier verlassen Ihr Nitropräparat.
- Sorgen Sie für ausreichenden Wärmeschutz bei tiefen Temperaturen.
- Keine zu großen Höhendifferenzen (zum Beispiel Zermatt – Kleines Matterhorn 2200 Meter!).

Besondere Vorsichtsmaßnahmen beim Abfahrtsski

Der *alpine Skilauf* kann mit seiner mäßigen Belastung und seinem hohen Erlebniswert für den Koronarkranken ein wichtiges Urlaubselement sein. Durch Freude und Entspannung kann er gut wieder Auftrieb und Lebensmut vermitteln.

Für den Koronarkranken ist der »klassische Wintersport« jedoch der *Langlauf*. Hier gilt besonders: kein falscher Ehrgeiz! Nur lässige Langläufer leben wirklich länger und gerade auf der Loipe ist es klüger, jedem nachrückenden Ehrgeizling die Spur freizumachen und selbst ein gleichmäßiges, bequemes Gleiten zu erreichen. Unter diesen Umständen ist der Langlauf eine Ausdauersportart von hohem Stellenwert, ebenso wie Schwimmen, Laufen und Rad fahren. Damit kann er gut dazu beitragen, auch die Alltagsbelastungen leichter zu meistern.

Besser geeignet: Langlaufski

Tennis

Tennis für Koronarkranke wird von Ärzten mit gemischten Gefühlen betrachtet. Auf der einen Seite ist die Freude daran ein wertvoller Schritt in die richtige Richtung, auf der anderen Seite ist die spezielle Stop-and-go-Art beim Tennis mit den kurzen, intensiven Belastungen nicht sehr günstig. Dazu kommt der aggressive Charakter, die dem Spiel innewohnende Notwendigkeit, den Gegner zu »schlagen«, sodass Tennis eigentlich nur eingeschränkt empfohlen werden kann: als Doppel, als ruhiges, entspannendes Spiel und nicht im Sinne des ursprünglichen Duellcharakters.

Des Duellcharakters wegen nur eingeschränkte Tennisempfehlung

Golf

Ganz im Gegensatz zum Tennis hat sich Golf als Sport für den Herzpatienten sehr bewährt. Der ruhige Spaziergang durch die schöne Landschaft steigert sich zur völlig ausreichenden Kreislaufbelastung, wenn der eigene Caddie gezogen wird. Dazu kommt ein ausgesprochen entspannender Effekt, wenn nach verpatzten Löchern der »Perfect shot« endlich gelingt. Selbstverständlich sollte man unter südlich heißer Sonne dem elektrischen Cart den Vorzug geben.

> Auch für den Sport im Urlaub gilt als oberste Maxime: Nie den kritischen Punkt überspielen, auch wenn es noch so unpassend erscheint, sich im Moment an sein »Handicap« zu erinnern. Maßvoll betriebener Sport führt zu seelischer und körperlicher Stabilität und hilft, mit jedem Tag besser über die Krankheit hinwegzukommen. Denken Sie immer daran: *Bewegung ist ein Medikament*. Wenn es vollständig fehlt, fühlen Sie sich schlechter, die richtige Menge bewirkt den besten Effekt, eine Überdosis ist schädlich!

Golf hat sich für Hertzpatienten sehr bewährt

Fremde Küche

Glücklicherweise führen die beliebten Urlaubsländer am Mittelmeer eine Küche, die ärztlichen Vorstellungen über gesunde Ernährung für Koronarkranke schon sehr nahe kommt. Es wird viel pflanzliches Öl verwendet, mit wenig tierischem Fett gekocht und ein geringerer Teil der Kalorien als Fett zugeführt. Es ist also durchaus ratsam, sich von der Landesküche verführen zu lassen, da diese meist auch über frische Zutaten verfügt.

Nicht zuletzt lässt sich damit auch das Urlaubserlebnis vertiefen. Sauerkraut und Schweinebraten sind dort in der Regel sowieso schlechter als zu Hause. Bei entsprechender Mäßigung gibt es also keinen Grund, die Neugier auf die fremde Küche zu bremsen.

Gleiches gilt für den *Alkohol*. Ein Glas Wein am Tag schadet sicher nichts, wenn es zu mehr Entspannung, zu größerer Kontaktfreude führt. Allerdings gilt hier das Gesetz der Mäßigung besonders: Alkohol in größeren Mengen ist nicht nur wegen der bekannten Folgeerscheinungen schädlich, sondern

Die Mittelmeerküche beinhaltet viele Komponenten einer gesunden Ernährung

Alkohol in Maßen!

ganz spezifisch für den Herzpatienten, da ein Zuviel an Alkohol schwere Rhythmusstörungen auslösen kann und die Kontraktionskraft des Herzmuskels deutlich herabsetzt.

Reiseapotheke

Medikamentenvorräte sollten eine ungeplante Urlaubsverlängerung bedenken

Medikamente, die regelmäßig eingenommen werden, zum Beispiel Betablocker, Kalziumantagonisten, Nitropräparate, ASS, ACE-Hemmer, Cholesterinsenker sollten in ausreichender Menge eingepackt werden. Bemessen Sie den *Vorrat* so, dass er einige Tage über den Urlaub hinaus reicht; niemand weiß, ob sich die Rückreise nicht doch verzögert; vielleicht ist es auch nicht möglich, sofort nach der Rückkehr eine Apotheke aufzusuchen. Allerdings sind die gängigen Medikamente zur Behandlung der koronaren Herzerkrankung in der ganzen westlichen Welt ohne große Probleme zu erhalten, wenngleich der Handelsname oft anders lautet.

> Es ist ratsam, immer die Medikamentenschachtel oder den Beipackzettel mitzuführen, damit der Arzt im Ausland aus der Zusammensetzung feststellen kann, um welches Präparat es sich handelt.

Die koronare Herzkrankheit ist in der westlichen Welt sehr verbreitet, weshalb auch die Ärzte anderer Länder hiermit erfahren sind

Ein Wort zu *Komplikationen*, die sich *während des Urlaubs* einstellen können: Die koronare Herzerkrankung ist die in der westlichen Welt am weitesten verbreitete Krankheit. Darum können Sie davon ausgehen, dass es auch in einem fremden Lande möglich sein wird, den Rat eines Kardiologen zu bekommen, wenn wirklich Not am Mann sein sollte. In jedem Fall sollte die Reiseapotheke einen genügenden Vorrat an rasch wirkenden Nitraten enthalten, die die Anfallsunterbrechung ermöglichen. Und auch im Urlaub muss es oberster Grundsatz sein, stets und überall ein solches Präparat mit sich zu führen, nach dem Motto: Wenn man den Regenschirm bei sich hat, scheint bestimmt die Sonne.

Die Notrufnummer »112« gilt in nahezu allen europäischen Ländern!

> Ziel und Zweck des Urlaubs
> Trotz der Krankheit bleiben für Sie viele Dinge möglich, die das Leben wirklich lebenswert machen. Wenn eine besonnene Verhaltensweise Sie die Beschwerden nahezu vergessen lässt, wird Ihre Krankheit dazu führen, dass Sie Ihr Leben in einem anderen Licht sehen. Sie werden erkennen, dass die ununterbro-

chene Hetzjagd Sie viel mehr gekostet hat, als Sie sich eingestehen wollten, und dass die Freude am maßvollen Genuss mehr bedeuten kann als die zuvor als Selbstverständlichkeit konsumierten Abwechslungen. In diesem Sinne ist Ihr Urlaub ein wichtiger Helfer, vieles neu zu sehen, und zu erkennen, dass auf der Jagd nach dem Mehr das Schönste oft achtlos beiseite gelassen wurde, weil der eigene Ehrgeiz der Diktator aller Wünsche war.

Anhang

Anschriftenverzeichnis – 225

Verzeichnis der Fachausdrücke – 231

Wirkungsweise gebräuchlicher Medikamente – 239

Alphabetisches Verzeichnis und Klassifizierung der gebräuchlichsten Medikamente – 245

Literaturverzeichnis (Auswahl) – 251

Sachverzeichnis – 255

Anschriftenverzeichnis

Anschriften in Deutschland – 226
Landesarbeitsgemeinschaften – 226
Ernährungstipps – 229
Nützliche Adressen für Raucher,
die Nichtraucher werden wollen – 229
Nützliche Adressen für Diabetiker – 229

Anschriften in Österreich – 229

Anschriften in der Schweiz – 229

Anschriften in Deutschland

Deutsche Gesellschaft für Kardiologie –
Herz- und Kreislaufforschung (DGK)
Achenbachstr. 43
40237 Düsseldorf
Tel.: (02 11) 6 00 69 20
Fax: (02 11) 60 06 92 10
E-Mail: info@dgk.org

Deutsche Gesellschaft für Prävention
und Rehabilitation von Herz-Kreislauf-
Erkrankungen e.V. (DGPR)
Friedrich-Ebert-Ring 38
56068 Koblenz
Tel.: (02 61) 30 92 31
Fax: (02 61) 30 92 32
E-Mail: info@dgpr.de

Deutsche Gesellschaft zur Bekämpfung
von Fettstoffwechselstörungen und ihren
Folgeerkrankungen DGFF
(Lipid-Liga) e.V.
Waldklausenweg 20
81377 München
Tel.: (089) 7 19 10 01
Fax: (089) 7 14 26 87
E-Mail: Lipid-Liga@-t-online.de

Deutsche Herzstiftung e.V.
Vogtstr. 50
60322 Frankfurt/M.
Tel.: (0 69) 9 55 12 81 15
Fax: (0 69) 9 55 12 83 13
E-Mail: info@herzstiftung.de

Deutsche Liga zur Bekämpfung
des hohen Blutdruckes e.V.
(Hochdruckliga)
Berliner Str. 46
69120 Heidelberg
Tel.: (0 62 21) 41 17 74
Fax: (0 62 21) 40 22 74
E-Mail:
Hochdruckliga@t-online.de

Deutsche Schlaganfall-Gesellschaft (DSG)
Reinhardtstr. 14
10117 Berlin
Tel.: (030) 5 31 43 79 30
Fax: (030) 5 31 43 79 39
E-Mail: mitglieder@dgn.org

Bundeszentrale für gesundheitliche
Aufklärung
Ostmerheimer Str. 200
51109 Köln
Tel.: (02 21) 8 99 20
Fax: (02 21) 8 99 23 00
E-Mail: poststelle@bzga.de

Landesarbeitsgemeinschaften

Baden-Württemberg
Landesverband für Prävention
und Rehabilitation
von Herz-Kreislauferkrankungen
Baden-Württemberg e.V.
Salierstr. 76
71334 Waiblingen
Tel.: (0 71 51) 2 05 79 99
Fax: (0 71 51) 2 05 79 95
E-Mail: LVPR-bw@t-online.de

Anschriftenverzeichnis

Bayern
Landesarbeitsgemeinschaft
für kardiologische Prävention
und Rehabilitation in Bayern e.V.
Höhenried 2
82347 Bernried am Starnberger See
Tel.: (0 81 58) 90 33 73
Fax: (0 81 58) 90 33 75
E-Mail: mail@herzgruppen-lag-bayern.de

Berlin
Berliner Gesellschaft für Prävention
und Rehabilitation
von Herz-Kreislauferkrankungen e.V.
Forckenbeckstr. 21
14199 Berlin
Tel.: (030) 8 23 26 34
Fax: (030) 8 23 88 70
E-Mail: info@bgpr.de

Brandenburg
Landesverband Brandenburg für Prävention
und Rehabilitation
von Herz-Kreislauferkrankungen
Johannes-Brahms-Str. 10
03044 Cottbus
Tel.: (03 55) 53 76 43
Fax: (03 55) 4 83 73 89
E-Mail: info@lvbpr.de

Bremen
Landesverband Bremen für Prävention
und Rehabilitation
von Herz-Kreislauferkrankungen e.V.
Großbeerenstr. 31
28211 Bremen
Tel.: (04 21) 23 08 00
Fax: (04 21) 2 23 36 20
E-Mail: dr.elbrecht@nwn.de

Hamburg
Herz InForm – Arbeitsgemeinschaft
Herz-Kreislauf Hamburg
Humboldtstr. 56
– Ärztehaus –
22083 Hamburg
Tel.: (040) 22 80 23 64
Fax: (040) 2 29 65 05
E-Mail: info@herzinform.de

Hessen
Gesellschaft für Prävention und Rehabilitation
von Herz-Kreislauferkrankungen
in Hessen e.V.
Postfach 2452
36014 Fulda
Tel.: (06 61) 8 69 76 90
Fax: (06 61) 86 97 69 29
E-Mail: geschaeftsstelle@hbrs.de

Mecklenburg-Vorpommern
Landesverband für Prävention
und Rehabilitation
von Herz-Kreislauferkrankungen e.V.
Mecklenburg-Vorpommern
Paulstr. 48–55
– Ärztehaus –
18055 Rostock
Tel.: (03 81) 44 43 74 22
Fax: (03 81) 44 43 74 29
E-Mail: info@lvpr-mv.de

Niedersachsen
LAG Niedersachsen e.V.,
c/o asc Dienstleistungs GmbH
Ehrengard-Schramm-Weg 11
37085 Göttingen
Tel.: (05 51) 3 83 46 46
Fax: (05 51) 3 83 46 47
E-Mail: kontakt@lag-niedersachsen.de

Nordrhein-Westfalen
Landesarbeitsgemeinschaft für
kardiologische Prävention und Rehabilitation
im Landessportbund NRW
Friedr.-Alfred-Str. 25
47055 Duisburg
Tel.: (02 03) 7 38 18 36
Fax: (02 03) 7 38 19 26
E-Mail: martina.tiedemann@lsb-nrw.de

Rheinland-Pfalz
Landesverband für Prävention und Rehabilitation
von Herz-Kreislauferkrankungen
Rheinland-Pfalz e.V.
Friedr.-Ebert-Ring 38
56068 Koblenz
Tel.: (02 61) 30 92 33
Fax: (02 61) 30 92 32
E-Mail: info@rheinland-pfalz.dgpr.de

Saarland
Herzgruppen Saar e.V., Landesverband
für Prävention und Rehabilitation von
Herz-Kreislauferkrankungen –
Bliestal-Kliniken
Am Spitzenberg
66440 Blieskastel
Tel.: (0 68 42) 54 22 12
Fax: (0 6842) 54 25 54 (z. Hd. Herrn Dr. Berg)
E-Mail: berg@bliestal-mediclin.de

Sachsen
Landesverband Sachsen
für Prävention und Rehabilitation
von Herz-Kreislauf-
erkrankungen e.V.
Oberlausitz Kliniken gGmbH
Krankenhaus Bautzen
Am Stadtwall 3
02625 Bautzen
Tel.: (0 35 91) 27 09 58
Fax: (0 35 91) 27 09 58
E-Mail: gs@lvs-pr.de

Sachsen-Anhalt
Landesverband Sachsen-Anhalt
für Prävention und Rehabilitation
von Herz-Kreislauferkrankungen e.V.
Kreiskliniken Aschersleben-Staßfurt
Eislebener Str. 7 a
06449 Aschersleben
Tel.: (0 34 73) 97 47 41
Fax: (0 34 73) 97 47 11
E-Mail: o.haberecht@kkl-as.de

Schleswig-Holstein
Landesarbeitsgemeinschaft Herz
und Kreislauf
in Schleswig-Holstein e.V.
Winterbeker Weg 49
24114 Kiel
Tel.: (04 31) 6 48 62 90
Fax: (04 31) 6 48 62 97
E-Mail: info@laghk.lvs-sh.de

Thüringen
Landesverband Thüringen für Prävention
und Rehabilitation
von Herz-Kreislauferkrankungen e.V.
m&i Fachklinik Bad Liebenstein
Kurpromenade 2
36448 Bad Liebenstein
Tel.: (03 69 61) 6 80 71
Fax: (03 69 61) 6 80 72
E-Mail: holm-ruebsam@fachklinik-
bad-liebenstein.de

Ernährungstipps

Deutsche Gesellschaft für Ernährung
Godesberger Allee 18
53175 Bonn
Tel.: 02 28/37 76-600
Fax: 02 28/37 76-800
E-Mail: webmaster@dge.de
www.dge.de

Nützliche Adressen für Raucher, die Nichtraucher werden wollen

Ärztlicher Arbeitskreis
Rauchen und Gesundheit e.V.
Postfach 12 44
85379 Eching
Tel.: (0 89) 3 16 25 25
E-Mail: mail@aertzlicher-arbeitskreis.de

Bundesverband der Nichtraucher-Initiativen
Deutschlands
Carl-von-Linde-Str. 11
85716 Unterschleißheim
Tel.: (089) 3 17 11 21

Nichtraucher-Schutzbund
Landesverband NRW e.V.
c/o Dr. Weber
Bahnhofstr. 59
42781 Haan
Tel.: (0 21 29) 3 14 01

Nützliche Adressen für Diabetiker

Deutscher Diabetiker-Bund e.V.
Goethestr. 27
34119 Kassel
Tel.: 05 61/7 03 47 70
Fax: 05 61/7 03 47 71
E-Mail: info@diabetikerbund.de

Deutscher Diabetiker-Verband e.V.
Hahnenbrunner Str. 46
67659 Kaiserslautern
Tel.: 06 31/7 64 88
E-Mail: geschaeftsleitung@diabetes-news.de

Anschriften in Österreich

Österreichischer Herzverband
Austrian Heart Association
Statteggerstr. 35
8045 Graz
Tel./Fax: (03 16) 69 45 17
E-Mail: helmut.schulter@herzverband.at

Anschriften in der Schweiz

Schweizerische Arbeitsgruppe
für kardiale Rehabilitation
Groupe Suisse de Travail Pour
la Readaptation Cardiovasculaire
Gruppo Svizzero per la Riabilitazione
Cardiovascolare

Administration Herztherapeuten SAKR
Catherine Marchand
Kardiovaskuläre Prävention und Rehabilitation
Inselspital
3010 Bern
Tel.: (00 41 31) 6 32 03 29
Fax: (00 41 31) 6 32 89 77
E-Mail: catherine.marchand@insel.ch

Medizinische Leitung
Prof. Dr. med. H. Saner
Kardiovaskuläre Prävention
und Rehabilitation
Inselspital
3010 Bern
Tel.: (00 41 31) 6 32 89 70
Fax: (00 41 31) 6 32 89 77
E-Mail: hugo.saner@insel.ch

Verzeichnis der Fachausdrücke

Akutes Koronarsyndrom Vorstufe eines Herzinfarktes, die aber nicht zwangsläufig einen Infarkt nach sich zieht. Häufig ist das Gefäß hochgradig eingeengt, jedoch nicht vollständig verschlossen (s. ▶ S. 71).

Aneurysma Wörtlich: Ausbuchtung. Man unterscheidet ein Aneurysma der linken Herzkammer und ein Aneurysma der Gefäße, zumeist der Aorta (Hauptschlagader). Beim Herzen ist das Aneurysma Folge eines ausgedehnten Infarktes (meist der Vorderwand). Das Aneurysma nimmt nicht mehr an der Kontraktion teil und behindert so die Arbeit des Herzens. Ist das Aneurysma groß und die Störung ausgeprägt, kommt eine operative Entfernung in Betracht.

Angina pectoris Brustenge, Schmerzen im Brustbereich bei vorübergehendem Durchblutungsmangel des Herzens, der bei verengten Herzkranzgefäßen durch Belastungen ausgelöst wird. Die mangelnde Versorgung des Herzmuskels mit Sauerstoff macht sich durch Schmerzen, manchmal durch ein dumpfes Druckgefühl hinter dem Brustbein bemerkbar, das in den linken oder rechten Arm, in die Magengegend, in die Hals-, Nacken- oder Kieferregion ausstrahlen kann. In der Regel treten diese Beschwerden nur unter körperlicher oder seelischer Belastung auf; Ruhigstellung bringt prompte Besserung. Eine seltene Sonderform (vasospastische Angina pectoris) kommt durch ein krampfartiges Zusammenziehen der Herzkranzgefäße zustande. Diese Form der Angina pectoris tritt auch in Ruhe auf.

Angiographie Darstellung der Gefäße mit Kontrastmittel; siehe: Koronarangiographie (▶ S. 79).

Arteriosklerose Der Prozess der allmählichen Einengung der Arterien, beginnend mit der Cholesterineinlagerung in der Innenschicht (Endothel). Zellen aus tieferen Schichten der Gefäßwand wandern ein (Monozyten, Makrophagen). Sie nehmen LDL-Cholesterin auf und bilden Schaumzellen. Dieser Prozess führt zu einer allmählichen Einengung (Stenose) des Kranzgefäßes. Bei Belastung macht sich eine hochgradige Stenose als Angina pectoris bemerkbar. Beim vollständigen Gefäßverschluss kommt es zum Infarkt.

Atherosklerose Gleichbedeutend mit Arteriosklerose, auch auf venöse Gefäße bezogen.

Blutdruck Gemeint ist der arterielle Blutdruck, das heißt der Druck, den das Herz bei der Kontraktion aufbringt und der sich in den großen Kreislauf hinein fortsetzt. Der Blutdruck wird meist als Doppelzahl angegeben, z. B. 140/80, wobei 140 der obere, systolische Wert, 80 der untere, diastolische Wert ist. Der Blutdruck sollte 140/90 nicht überschreiten. Jenseits des 70. Lebensjahres ist eine leichte Steigerung des systolischen Drucks tolerabel.

Bypass Genauer: aortokoronarer Bypass. Ein Operationsverfahren, bei dem Venen, die aus den Beinen entnommen werden, oder Arterien des Brustraums als Verbindung zwischen der Hauptschlagader und den Abschnitten der Herzkranzgefäße eingesetzt werden, die hinter den Stenosen liegen. Es können ein oder mehrere Bypässe angelegt werden; mit einem Bypass können mehrere Kranzgefäße versorgt werden.

Cholesterin Körpereigene Fettsubstanz, die in nahezu allen Zellen vorkommt. Ein erhöhter Cholesterinspiegel führt zur Ablagerung in den Gefäßen und leitet damit den Beginn der Arteriosklerose ein (s. auch HDL und LDL).

CT Computertomographie, Röntgenuntersuchung, bei der aus Schnittbildern Abbildungen der Organe rekonstruiert werden können. Hier meist UCT = Ultraschnelle CT (s. ▶ S. 76).

Dilatation (PTCA) (PCI) Aufdehnung einer Engstelle im Herzkranzgefäß durch einen Ballon, der über einen Herzkatheter in die Engstelle selbst platziert wurde.

Echokardiographie Ultraschalluntersuchung des Herzens, vor allem der Klappen, der Wände, der Funktion (s. ▶ S. 75).

EKG Elektrokardiogramm, die Registrierung der elektrischen Ströme des Herzens mit Hilfe hoch empfindlicher Verstärker. Das EKG eignet sich gut zur Erkennung eines Herzinfarktes; über eine Infarktgefährdung sagt es nichts – dazu ist ein Belastungs-EKG erforderlich.

Enzyme Substanzen im Zellinneren, die für bestimmte Stoffwechselvorgänge sorgen, zum Beispiel den Abbau des Zuckers, die Bereitstellung von Energie.

Gerinnsel (Thrombus) Pfropf aus geronnenem Blut, der die noch verbleibende Lichtung (Lumen) eines Gefäßes verschließen kann. Beim Verschluss eines Herzkranzgefäßes kommt es zum Infarkt (siehe auch Thrombose).

HDL High-density-Lipoprotein, ein Teil des Cholesterins, wie es im Blut transportiert wird. HDL-Cholesterin vermindert die Ablagerung von Cholesterin in der Gefäßwand und wirkt somit dem Prozess der Arteriosklerose entgegen.

Herzinsuffizienz Die mangelnde Fähigkeit des Herzmuskels, ausreichende Leistung zu erbringen, nach Schädigungen, wie sie zum Beispiel durch einen Herzinfarkt hervorgerufen werden können.

Herzkatheter Sondierung des Herzens mit Hilfe dünner, elastischer Schläuche (Herzkatheter) zur Messung des Drucks, der Sauerstoffsättigung des Blutes und vor allem zur Einbringung von Kontrastmittel zur Darstellung des Herzens und der Gefäße (siehe Koronarangiographie).

Herzschrittmacher Elektronisches Stimulationsgerät, das einen Impuls zur Aufrechterhaltung der Herztätigkeit abgibt, wenn der eigene Impuls ausfällt.

Herzzyklus Bezeichnung für eine ganze Herzaktion. Der Herzzyklus beginnt mit der Füllung der Herzkammern (Diastole), darauf folgt die Kontraktion. Dabei entwickeln die Herzkammern zunächst den erforderlichen Druck, danach wird das Blut in die großen Gefäße gepumpt. Nach der Entleerung erschlaffen die Kammern, und der Herzzyklus kann mit einer erneuten Füllung wieder von vorne beginnen. Jedem Pulsschlag liegt ein ganzer Herzzyklus zugrunde.

Hormone Körpereigene Substanzen, die zahlreiche Stoffwechselprozesse und Funktionen regulieren, zum Beispiel Insulin, Katecholamine.

Ischämie Durchblutungsmangel mit nachfolgender Sauerstoffnot im unzureichend durchbluteten Gewebe. Am Herzen unterscheidet man zwei Arten der Ischämie:
- Unter körperlicher Belastung kann der Blutfluss durch ein stark verengtes Herzkranzgefäß nicht mehr ausreichend steigen. In dem von diesem Gefäß versorgten Abschnitt des Herzmuskels fehlt sauerstoffreiches Blut, es wird ischämisch. Dies macht sich zumeist als Angina pectoris (siehe dort) bemerkbar. Die Ischämie kann jedoch auch stumm verlaufen (= stumme Ischämie), dann treten keine Beschwerden auf.
- In einem bestimmten Abschnitt verkrampft sich das Herzkranzgefäß, engt sich stark ein, sodass die Durchblutung bereits in Ruhe nicht mehr ausreichend ist. Diese seltene

Form führt zu Angina pectoris in Ruhe. Sie kann jedoch ebenfalls stumm verlaufen.

Kammerflimmern Die schwerste Form von Herzrhythmusstörungen. Es kommen nur noch ganz ungeregelte Kontraktionen einzelner Abschnitte des Herzmuskels zustande. Ohne sofortige Behandlung ist in der Regel mit tödlichem Ausgang zu rechnen, vereinzelt kommt es jedoch von selbst wieder zu einem regelmäßigen Herzrhythmus.

Koronarangiographie Darstellung der Herzkranzgefäße durch eine Herzkatheteruntersuchung. Um die Herzkranzgefäße sichtbar zu machen, wird Kontrastmittel injiziert. Die Bilder werden gespeichert und können nachbearbeitet werden. Neuerdings auch durch die Ultraschnelle Computer Tomographie (UCT) möglich. Dabei wird das Kontrastmittel in eine Armvene gespritzt; die Einführung des Katheters entfällt.

Kollateralen Kleine Verbindungen zwischen den Herzkranzgefäßen, die beim Verschluss eines Herzkranzgefäßes eine stark verringerte Durchblutung des betroffenen Abschnittes ermöglichen, da sie Blut aus anderen Bezirken herbeiführen. Meist reicht die Funktion der Kollateralen nicht aus, um einen Infarkt zu verhindern. Vollzieht sich der Verschluss des Kranzgefäßes über einen längeren Zeitraum, so können Kollateralen einen Infarkt verhindern.

LDL Low-density-Lipoprotein, die Form des Cholesterins im Blut, die sich bevorzugt in der Gefäßwand ablagert und daher als das „schlechte" Cholesterin angesehen wird.

Lipide Körpereigene Fettsubstanzen wie Cholesterin und Neutralfette (Triglyzeride).

Lyse Siehe Thrombolyse.

Lumen Die Lichtung des Gefäßes. Sie ist normalerweise kreisrund und glatt begrenzt; die Arteriosklerose führt zu einer Verringerung des Lumens, zu Stenosen.

Mobilisierung Im Frühstadium des Infarktes wird zunächst strenge Bettruhe verordnet. Nach einigen Tagen beginnt die Frühmobilisation nach einem festen Programm: Zunächst werden passive Übungen im Bett ausgeführt, danach wird mit aktiven Übungen begonnen wie Aufstehen, Gehen und mit Treppensteigen fortgesetzt. Die volle Mobilisierung mit

Belastungsübungen und aufbauendem Herz-Kreislauftraining erfolgt in der Regel in der Rehabilitation.

MRT (Magnetresonanztomographie) Kann vor allem die Struktur des Herzmuskels ohne Röntgenstrahlenbelastung gut erkennen. Wichtig bei Unklarheit, ob ein Infarkt vorliegt. Darstellung der Herzkranzgefäße derzeit nicht befriedigend.

Myokardszintigraphie Darstellung der Herzmuskeldurchblutung mittels geringer Mengen radioaktiv markierter Substanzen, die dem Patienten venös gespritzt werden. Ist die Durchblutung unter Belastung nicht ausreichend, lässt sich meist ein Perfusionsdefekt ausmachen.

Plaque Von der Gefäßwand ausgehende Erhebung, die in das Gefäßlumen hineinragt. Die Plaque wächst durch Einwanderung von Zellen aus den tieferen Gefäßschichten wie auch durch Ablagerung von Blutplättchen und Fibrin aus dem zirkulierenden Blut.

Prävention Vorbeugen. Ein entsprechende Lebensweise (Vermeidung aller Risikofaktoren) kann der Entwicklung der Arteriosklerose entgegenwirken.

PTCA Perkutan-transluminale Koronarangioplastie = Dilatation (s. dort).

Quick-Test Untersuchung der Blutgerinnung; regelmäßig erforderlich, um die richtige Marcumar®-Dosis festzulegen.

Rehabilitation Der Prozess der allmählichen Wiedereingliederung in den normalen Lebenslauf. Die Rehabilitation hat zum Ziel, den infarktbedingten Schaden möglichst gering zu halten. Darüber hinaus bildet sie die Grundlage für die weitere Lebensweise in der Absicht, den Krankheitsprozess aufzuhalten und die Gefahr eines neuen Infarktes zu bannen.

Resorption Aufnahme von Nahrungsbestandteilen oder Arzneimitteln aus dem Darm.

Rezidiv Wiederauftreten eines krankhaften Prozesses, hier im Zusammenhang im allgemeinen Wiederauftreten von Stenosen in den Herzkranzgefäßen.

Rhythmusstörungen Störungen des normalen Herzschlages durch Extraschläge (Extrasystolen), die von den Vor- und den Hauptkammern ausgehen können. Häufig werden sie nicht bemerkt, manchmal jedoch als unangenehm und lästig empfunden. Manche ventrikuläre Rhythmusstörungen

Verzeichnis der Fachausdrücke

sind als Vorboten von Kammerflimmern (siehe dort) sehr ernst zu nehmen, vor allem beim frischen Infarkt. Diese Rhythmusstörungen müssen entsprechend behandelt werden.

Ruptur Riss, hier meist Einriss der Oberfläche einer Plaque.

Sinusknoten Der eigene „Schrittmacher" des Herzens, von dem die elektrischen Impulse ausgehen. Die elektrische Erregung breitet sich über das Reizleitungssystem im gesamten Herzen aus und führt zu einer geregelten Kontraktion. Der vom Sinusknoten ausgehende Impuls ist der Beginn eines jeden Herzzyklus' (siehe dort).

Stenose Einengung der Herzkranzgefäße durch die arteriosklerotische Plaque. Je höhergradig die Stenose, desto stärker ist die Durchblutung des Gefäßes eingeschränkt; die Stenose kann durch Ruptur einer Plaques zum plötzlichen Verschluss eines Gefäßes führen und damit zum Infarkt.

Stent Gefäßstütze in Form eines engmaschigen Gitters. Der Stent ist heutzutage fester Bestandteil der Katheterbehandlung von Herzkranzgefäßen (PCI) und verringert das Risiko einer erneuten Verengung. Um Gerinnsel an der Metalloberfläche zu vermeiden, die im schlimmsten Fall einen neuen Infarkt hervorrufen könnten, werden in den ersten Wochen aggregationshemmende (die Neigung der Blutplättchen zu verkleben herabsetzende) Medikamente gegeben. Beschichtete Stents setzen Substzanzen frei, die das Wiederauftreten einer Stenose verhindern.

Stress Reaktion des Organismus auf Belastungen, meist psychisch. Unterschieden werden der Eustress, der angemessene Stress bei der Antwort auf einen Reiz und der Disstress, der unangenehme, belastende Stress, der entsteht, wenn der Einzelne auf die Belastung nicht oder nicht mehr angemessen antworten kann. Das Empfinden von „Stress" ist stets subjektiv, der Begriff daher schwer definierbar und noch schwerer messbar.

Szintigraphie hier: Myokardszintigraphie (siehe dort).

Thrombose Gerinnsel (Thrombus), das sich innerhalb eines sonst intakten Gefäßes nach der Ruptur einer Plaque in einem stenosierten Gefäß bilden kann. Die Thrombose führt häufig zum vollständigen Gefäßverschluss, der einen Infarkt verursachen kann.

Thrombolyse Gabe von Medikamenten, die zu einer Auflösung der Thrombose führen, um die Durchblutung des Herzmuskels möglichst rasch wieder herzustellen und damit den Infarkt klein zu halten oder ihn nach Möglichkeit zu verhindern.

Toxizität, toxisch Schädlichkeit, schädlich zum Beispiel eines Medikamentes, in Abhängigkeit von der Menge (Dosis).

UCT Ultraschnelle Computertomographie (siehe Computertomographie).

Ventrikel Hauptkammer des Herzens, die das Blut in die großen Gefäße pumpt. Der rechte Ventrikel befördert das Blut in die Lungenschlagader (Pulmonalarterie), der linke in die Hauptschlagader (Aorta). Der linke Ventrikel hat die Hauptmasse des Herzmuskels.

Wirkungsweise gebräuchlicher Medikamente

ACE-Hemmer (Angiotensin-Converting-Enzym-Inhibitoren). Der darin enthaltene Wirkstoff inaktiviert eine blutdrucksteigernde Substanz, die von der Niere ausgeschieden wird. ACE-Hemmer senken den Blutdruck, führen zu einer Entlastung des Herzens und erweitern die Herzkranzgefäße. Sie sind wirksam bei der Behandlung der Herzinsuffizienz.
Nebenwirkungen: Husten, Schwindel, Leber- und Nierenschädigungen.

Aggregationshemmer Aspirin, Clopidogrel, Prasugrel und Ticagrelor; ihre Wirkung besteht – in Hinblick auf die Gefäße – in einer Hemmung der Blutplättchen, miteinander zu verkleben. Kleine Dosen haben sich wirksam erwiesen in der Vorbeugung eines Verschlusses von Bypassgefäßen sowie in der Verhinderung eines erneuten Herzinfarktes.
Nebenwirkungen: Magenbeschwerden, Auftreten eines Magengeschwürs, Blutungen daraus.

Antiarrhythmika Substanzen, die den Rhythmus des Herzens normalisieren und das Auftreten von Extrasystolen verringern. Die Therapie mit Antiarrhythmika muss genau kontrolliert und überwacht werden.
Nebenwirkungen: Viele Präparate haben toxische Nebenwirkungen (Leber-, Nierenfunktionsstörungen); sie können unter Umständen selbst Herzrhythmusstörungen auslösen.

Antikoagulanzien Marcumar®, Sintrom®. Vitamin-K-Antagonisten hemmen die Synthese von Gerinnungsfaktoren in der Leber und setzen damit die Gerinnungsfähigkeit des Blutes herab. Es kommt zu einer Verlängerung der Blutgerinnungszeit. Damit wird die Bildung von Thromben verhindert, das heißt von Gerinnseln, die sich gehäuft in der vom Infarkt betroffenen Region im Herzen bilden können. Zur korrekten Einstellung muss häufig die Blutgerinnung mit dem so genannten INR-Wert bestimmt werden; diese Messung wird meist in 7- bis 14-tägigen Abständen durchgeführt. Die Marcumar®-Dosis wird dabei genau festgesetzt. Es ist sehr wichtig, die Tabletten stets zur gleichen Stunde einzunehmen.
Nebenwirkungen: Vor allem verstärkte Blutungsneigung bei zu hoher Dosierung. Symptome sind Nasenbluten, Blutungen aus der Mundschleimhaut beim Zähneputzen, Blut im Urin, im Stuhl, große Blutergüsse bei kleinen Verletzungen.

Mit Dabigatran = Pradaxa®, Rivaroxaban = Xarelto®, Apixaban = Eliquis® stehen jetzt neue Antikoagulanzien zur Verfügung, bei denen eine Kontrolle des INR-Wertes nicht mehr erforderlich ist.

AT-I-Blocker haben eine den ACE-Hemmern vergleichbare Wirkung: Senkung des Blutdrucks, Entlastung des Herzens; sie verursachen allerdings wesentlich seltener Hustenreiz.

Betablocker Sie verringern das Ansteigen von Pulsfrequenz und Blutdruck bei Belastung und damit den Sauerstoffbedarf des Herzens bei Anstrengung. Dadurch braucht der Herzmuskel bei gleicher Leistung weniger Blut; die Angina-pectoris-Anfälle werden seltener. Für eine Reihe von Betablockern sind günstige Einflüsse im Hinblick auf die Lebenserwartung nachgewiesen worden.

Nebenwirkungen: Müdigkeit, Depression, Potenzstörungen (weniger als 10 Prozent aller so behandelten Patienten), langsamer Herzschlag, Verstärkung von Durchblutungsstörungen in den Beinen, Verschlechterung von Asthma bronchiale.

Besonderheiten: Betablocker sollten nicht abrupt abgesetzt werden, da sonst verstärkt Angina-pectoris-Anfälle auftreten können; selbst ein Infarkt ist möglich. Betablocker sollten nicht bei ausgeprägt langsamen Herzschlag und Asthma bronchiale gegeben werden.

Digitalis Digitalispräparate, auch Glykoside genannt, steigern die Kontraktionskraft des Herzens und werden daher vor allem bei der Behandlung der Herzinsuffizienz eingesetzt, das heißt, wenn das Herz keine ausreichende Leistung mehr erbringen kann. Darüber hinaus wirken die Glykoside günstig bei bestimmten Rhythmusstörungen, zum Beispiel beim Vorhofflimmern, bei dem sie die Herzschlagfrequenz senken. Digitalis gehört zu den ältesten Medikamenten. Die therapeutische Breite, das heißt der Abstand zwischen der notwendigen und der bereits toxischen Dosis, ist relativ gering. Bei einer Überdosierung kommt es zu langsamem Herzschlag, Brechreiz, Übelkeit, Farbensehen sowie zu Extrasystolen.

Nebenwirkungen: Rhythmus- und Reizleitungsstörungen, Übelkeit, Erbrechen, Durchfall und Krämpfe. Digitalis darf nur unter ärztlicher Kontrolle eingenommen werden.

Diuretika Sie führen zu vermehrter Flüssigkeitsausscheidung. In der Niere verursachen sie eine stärkere Ausscheidung von Natriumchlorid, aber auch von Kalium! Damit wird – passiv – mehr Flüssigkeit ausgeschieden. Diuretika werden bei der Herzinsuffizienz eingesetzt, ebenso zur Behandlung des hohen Blutdrucks. Sie können die Wirkung von anderen Hochdruckmitteln, vor allem von ACE-Hemmern verstärken.

Bei Dauerbehandlung mit Diuretika sind regelmäßige Kontrollen des Kalium- und Kreatininspiegels wichtig. Diätetisch kann der Kaliumspiegel mit Bananen und Aprikosen günstig beeinflusst werden.

Nebenwirkungen: Kaliumverlust, Herzrhythmusstörungen, Anstieg der Harnsäure, unter Umständen Leber- und Nierenfunktionsstörungen.

Ivabradin (Procoralan®) I^f-Kanal-Blocker. Senkt die Herzfrequenz, kann zusätzlich zu Beta-Blockern oder bei Unverträglichkeit von BB allein gegeben werden.

Kalziumantagonisten Führen zu einer Erweiterung der Herzkranzgefäße, zu einer Senkung des arteriellen Blutdrucks und damit zu einem verringerten Sauerstoffbedarf bei Belastung; sie haben sich daher bei der Behandlung der Angina pectoris bewährt. Weiterhin werden sie zur Blutdrucksenkung gegeben. Manche Substanzen, besonders Verapamil und Gallopamil, verringern die Reizleitungsgeschwindigkeit im Herzen, beeinflussen damit vor allen Dingen von der Vorkammer ausgehende Rhythmusstörungen positiv, können aber auch zu einer Störung der Erregungsleitung zwischen Vor- und Hauptkammern des Herzens führen.

Nebenwirkungen: Niedriger Blutdruck, Kopfschmerzen, Hitzegefühl, Schwellungen der Beine (Ödeme), Magenbeschwerden. Bei Verapamil und Diltiazem langsamer Herzschlag.

Lipidsenker Ziel: Senkung der erhöhten Blutfettwerte, vor allem des erhöhten Cholesterins. Wir unterscheiden verschiedene Gruppen von Lipidsenkern:

Statine, eigentlich CSE = Cholesterin-Synthesehemmer (Atorvastatin, Lovastatin, Simvastatin, Pravastatin, Rosuvastatin, Fluvastatin). Wirksamste Gruppe der Cholesterin-Senker: Senken das Gesamt-Cholesterin, besonders das LDL-Cholesterin. HDL-Cholesterin steigt leicht an.

Nebenwirkungen: Muskelschmerzen, vor allem in Kombination mit Fibraten (nur noch in Einzelfällen empfohlen!), Anstieg der Muskel- und Leberenzyme.

Fibrate (Gemfibrozil, Bezafibrat, Clofibrat, Etofibrat, Fenofibrat): Sie senken das Gesamt- und das LDL-Cholesterin, HDL-Cholesterin steigt an, Triglyzeride fallen deutlich ab.

Nebenwirkungen: Bauch- und Magenschmerzen, Durchfall, Übelkeit, Wirkung von Antikoagulanzien verstärkt. Kombination mit Statinen nur noch in Einzelfällen!

Ionenaustauscher (Colestipol, Colestyramin). Sie senken das Gesamtcholesterin und LDL-Cholesterin sehr stark.

Nebenwirkungen: Verstopfung, Übelkeit, Blähungen, herabgesetzte Aufnahme fettlöslicher Vitamine (A, D, K); verzögerte Aufnahme anderer Medikamente.

Cholesterinresorptionshemmer (Ezetemib, Ezetrol®, Inegy® = Kombination mit Simvastatin). Diese Substanz verbleibt hauptsächlich in der Darmschleimhaut und verhindert die Aufnahme von Cholesterin aus dem Darm.

Nebenwirkungen: Wie bei Statinen.

Nikotinsäure (Tredaptive®) erhöht den HDL-Anteil des Cholesterins.

Nitrate Man unterscheidet zwei Gruppen.

Die so genannten *Anfallsnitrate* sind kurzwirkende Substanzen wie Nitroglyzerinkapseln, Nitroglyzerinspray und Ähnliches. Mit dem Sprühstoß in den Mund bzw. durch das Zerbeißen der Kapsel wird die Substanz von der Mundschleimhaut sehr rasch aufgenommen. Es kommt zur Erweiterung der Engstellen in den Herzkranzgefäßen, zur Blutdrucksenkung und zu einer Entlastung des Herzens. Nitrate haben sich bewährt als Mittel, um Angina-pectoris-Anfälle zu kupieren.

Langzeitnitrate wie beispielsweise Isosorbiddinitrat werden in Tablettenform geschluckt. Die langsame Freisetzung aus dem Darm lässt bestimmte Plasmaspiegel entstehen, die schützend bei Angina-pectoris-Beschwerden wirken.

Nebenwirkungen: Kopfschmerzen, Gesichtsröte, Schwindelgefühl.

Omega-3-Fettsäuren (Omacor®, Zodin®) Mehrfach ungesättigte Fettsäuren, die u. a. im Lebertran vorkommen. In mehreren großen Studien konnte eine günstige Wirkung auf die Prognose nach einem Herzinfarkt gezeigt werden. Der genaue Wirkungsmechanismus ist nicht bekannt.

Ranolazin (Ranexa®) Zur Zusatzbehandlung bei Angina pectoris oder wenn Beta-Blocker und Ca-Antagonisten nicht vertragen werden.

Alphabetisches Verzeichnis und Klassifizierung der gebräuchlichsten Medikamente

Accupro® = Quinapril → ACE-Hemmer
Acerbon® = Lisinopril → ACE-Hemmer
Adalat® = Nifedipin → Kalziumantagonisten
Aldactone® = Spironolacton → Diuretika
Aprovel® = Irbesartan → AT-I-Blocker
Aquaphor® = Xipamid-Diuretika
Arelix® = Piretanid → Diuretika
Asasantin® = Azetylsalizylsäure + Persantin
  → Aggregationshemmer
Aspirin® = Azetylsalizylsäure® Aggregationshemmer
ASS-Generika = Azetylsalizylsäure → Aggregationshemmer
Atacand® = Candesartan → AT-I-Blocker
Atenolol-Generika → Betablocker
Azetylsalizylsäure → Aggregationshemmer

Baymycard® = Nisoldipin → Kalziumantagonisten
Bayotensin® = Nitrendipin → Kalziumantagonisten
Beloc® = Metoprolol → Betablocker
Betadrenol® = Bupranolol → Betablocker
Blopress® = Candesartan → AT-I-Blocker
Brilique® = Ticagrelor → Aggregationshemmer

Capozide® = Captopril + Hydrochlorothiazid →
  ACE-Hemmer + Diuretika
Carmen® = Lercanidipin → Kalziumantagonist
Carvedilol → Betablocker
Champix® = Varineclin → Raucherentwöhnung
Cedilanid® = Lanatoxid → Digitalis
Cedur® = Bezafibrat → Lipidsenker
Cholestabyl® = Ionenaustauscher → Lipidsenker
Colestid® = Colestipol → Lipidsenker
Coleb Duriles® = Isosorbidmononitrat → Langzeitnitrate
Colfarit® = Azetylsalizylsäure → Aggregationshemmer
Concor® = Bisoprolol → Betablocker
Coric® = Lisinopril → ACE-Hemmer
Cor-Tensobon® = Captopril → ACE-Hemmer
Cordarex® = Amiodaron → Antiarrhythmika
Coumadin® = Warfarin → Antikoagulanzien
Corovliss® = Isosorbiddinitrat → Langzeitnitrate
Corvaton® = Molsidomin → Wirkung wie Langzeitnitrate

Delix® = Ramipril → ACE-Hemmer
Denan® = Simvastatin → Lipidsenker
Digacin® = Digoxin → Digitalis

Dilatrend® = Carvedilol → Betablocker
Dilzem® = Diltiazem → Kalziumantagonisten
Diovan® = Valsartan → AT-I-Blocker
Diucomb® = Bemetizid + Triamteren → Diuretika
Dociton® = Propranolol → Betablocker
Dytide H® = Triamteren + Hydrochlorothiazid → Diuretika

Efient® = Prasugrel → Aggregationshemmer
Elantan® = Isosorbidmononitrat → Langzeitnitrate
Eliquis® = Apixaban → Gerinnungshemmer
Endak® = Carteolol → Betablocker
Esidrix® = Hydrochlorothiazid → Diuretika
Ezetrol® = Ezetemib → Lipidsenker

Felodipin → Kalziumantagonist
Fortzaar® → Losartan + Diuretikum
Furosemid-Generika → Diuretika

Gevilon® = Gemfibrozil → Lipidsenker
Gilurytmal® = Ajmalin → Antiarrhythmika
Godamed® = Azetylsalizylsäure → Aggregationshemmer

Hydromedin® = Etacrynsäure → Diuretika

Inegy® = Simvastatin + Ezetemibe → Lipidsenker
ISDN-Generika = Isosorbiddinitrat → Langzeitnitrate
Ismo® = Isosorbidmononitrat → Langzeitnitrate
Isoptin® = Verapamil → Kalziumantagonisten
Iscover® = Clopidogrel → Aggregationshemmer

Karvea® = Irbesartan → AT-I-Blocker
Kinzal® = Telmisartan → AT-I-Blocker

Lanacard® = Digoxin → Digitalis
Lanicor® = Digoxin → Digitalis
Lasix® = Furosemid → Diuretika
Lipanthyl® = Fenofibrat → Lipidsenker
Lipo-Merz® = Etofibrat → Lipidsenker
Lopirin® = Captopril → ACE-Hemmer
Lopresor® = Metoprolol → Betablocker
Lorzaar® = Losartan → AT-I-Blocker

Marcumar® = Phenoprocoumon → Antikoagulanzien
Meto-, Metohexal = Metoprolol → Betablocker
Mevinacor® = Lovastatin → Lipidsenker

Mexitil® = Mexiletin → Antiarrhythmika
Micardis® = Telmisartan → AT-I-Blocker
Modip® = Felodipin → Kalziumantagonisten
Monobeltin® = Azetylsalizylsäure → Aggregationshemmer
Mono-Mack® = Isosorbidmononitrat → Langzeitnitrate
Multaq® = Dronedaron → Antiarrhythmikum
Munobal® → Felodipin → Kalziumantagonisten

Natrilix® = Indapamid → Diuretika
Neo-Gilurytmal® = Prajmaliumbitartrat → Antiarrhythmika
Nifedipin-Generika → Kalziumantagonisten
Nimotop® = Nimodipin → Kalziumantagonisten
Nitro-Corangin® = Glyzeroltrinitrat → Anfallsnitrate
Nitrolingual-Kapseln® = Glyzeroltrinitrat → Anfallsnitrate
Nitrolingual-Spray® = Glyzeroltrinitrat → Anfallsnitrate
Nitro-Mack retard® = Isosorbiddinitrat → Langzeitnitrate
Normalip® = Fenofibrat → Lipidsenker
Norpace® = Disopyramid → Antiarrhythmika
Norvasc® = Amlodipin → Kalziumantagonisten

Osyrol-Lasix® = Spironolacton + Lasix → Diuretika

Persantin® = Dipyridamol → Aggregationshemmer;
   erweitert Koronargefäße
Pidilat® = Nifedipin → Kalziumantagonisten
Plavix® = Clopidogrel → Aggregationshemmer
Pradaxa® = Dabigatran → Gerinnungshemmer
Pravasin® = Pravastatin → Lipidsenker
Prent® = Acebutolol → Betablocker
Pres® = Enalapril → ACE-Hemmer
Procoralan® = Ivabradin → Herzfrequenzsenkung
Procorum® = Gallopamil → Kalziumantagonisten
Propranolol-Generika → Betablocker
Provas® = Valsartan → AT-I-Blocker

Quantalan® = Cholestyramin → Lipidsenker
Querto® = Carvedilol → Betablocker

Ramipril-Generika = Ramipril → ACE-Hemmer
Ranexa® = Ranolazin → Antianginosum
Rasilez® = Aliskiren → neue Renin-Angiotensinhemmer
Remivox® = Lorcainid → Antiarrhythmika
Rythmodul® = Disopyramid → Antiarrhythmika
Rytmonorm® = Propafenon → Antiarrhythmika

Alphabetisches Verzeichnis und Klassifizierung der gebräuchlichsten Medikamente

Selectol® = Celiprolol → Betablocker
Simvahexal® = Simvastatin = Lipidsenker
Sensit® = Fendilin → Kalziumantagonisten
Sintrom® = Acenocoumarol → Antikoagulanzien
Solgol® = Nadolol → Betablocker
Sorbidilat® = Isosorbiddinitrat → Langzeitnitrate
Sortis® = Atorvastatin → Lipidsenker
Sotalex® = Sotalol → Betablocker

Tambocor® = Flecainid → Antiarrhythmika
Tenormin® = Atenolol → Betablocker
Tensobon® = Captopril → ACE-Hemmer
Tiklyd® = Ticlopidin → Aggregationshemmer
Torasemid → Diuretikum
Trasicor® = Oxprenolol → Betablocker
Tredaptive® = Nikotinsäure → erhöht HDL-Cholesterin

Unat® = Torasemid → Diuretikum

Vascal® = Isradipin → Kalziumantagonisten
Verapamil-Generika → Kalziumantagonisten
Visken® = Pindolol → Betablocker
Votum® = Olmesartan → AT-I-Blocker

Xanef® = Enalapril → ACE-Hemmer
Xarelto® = Rivaroxaban → Gerinnungshemmer
Xenical® = Orlistat → Fettresorptionshemmer
Xylotocan® = Tocainid → Antiarrhythmika

Zocor® = Simvastatin → Lipidsenker
Zyban® = Bupropion → Raucherentwöhnungsmedikament

Literaturverzeichnis (Auswahl)

1. Adam O., R. Arnold, W. Forth: Pharmakologische Bewertung von Adipositas-Therapeutika. Deutsches Ärzteblatt 96, Nr. 50, 1999, S. 2606–2610
2. American College of Cardiology/American Heart Association: Guidelines for the Early Management of Patients With Acute Myocardial Infarction. JACC, Vol. 16, No. 2, 1990
3. American Heart Association, Office of Scientific Affairs: The Cholesterol Fact. Circulation, Vol. 8, No. 5, 1990
3a. Ärnlöv J., E. Ingelsson, J. Sundström, L. Lind: Impact of Body Mass Index and the Metabolic Syndrome on the Risk of Cardiovascular Disease and Death in Middle-Aged Men. Circulation, 121:230–236, 2010
4. Assmann G.: Nationale Cholesterin-Initiative. Deutsches Ärzteblatt 87, Nr. 17, 1990
5. Baim D.S.: The Thrombolysis in Myocardial Infarction (TIMI) Trial Phase II: Additional Information and Perspectives. JACC, Vol. 15, No. 5, 1990
6. Brusis O.A., H. Weber: Handbuch der Koronargruppenbetreuung. Perimed-Verlagsgesellschaft mbH, Erlangen, 1980
7. Bundeszentrale für gesundheitliche Aufklärung: Hand aufs Herz. Informationsbroschüre, August 1989
8. Cliff W.J., G.I. Schoefl: Coronaries and Cholesterol. Verlag Chapman and Hall Medical, London, 1989
9. Cullen P.: für die International Task Force: Primäre und sekundäre Prävention der koronaren Herzkrankheit. DMW 125, S. 881–887, 2000
10. Department of Health and Human Services, Public Health Service: Diet, Exercise and other Keys to a Healthy Heart. HHS Publication No. (FDA) 86, 1986
11. Department of Health and Human Services, Public Health Service: Facts about Exercise. HHS Publication, 1987
12. Dzavik V., J.L. Rouleau: Should all patients with an acute myocardial infarction present to a hospital with revascularization capabilities? JACC 40, 1041–1043, 2002
13. Evolving concepts: The role of Ezetemibe in the management of hypercholesterolemia. EHJ, Vol 4, Suppl. J, 2002
14. Gohlke H., G. Schuler (Hrsg): Primärprävention kardiovaskulärer Erkrankungen. Z. Kardiol 94, Suppl 3:1–115, 2005
15. Gohlke, H. et al.: Risikoadjustierte Prävention von Herz- und Kreislauferkrankungen. Vorstand der Deutschen Gesellschaft für Kardiologie – Herz- und Kreislaufforschung e.V., 2007
16. Heidland U.E. et al.: Determinanten des Langzeitverlaufs über drei Jahre nach STENT-Implantation bei akutem Myokardinfarkt. Z. Kardiol 91, 905–912, 2002
17. Heyden S.: Wirksame Intervention gegen Risikofaktoren der KHK (CHD). Cardiologisch-Angiologisches Bulletin 26, 1989
18. Hollmann W., R. Rost, B. Dufaux, H. Liesen: Prävention und Rehabilitation von Herz-Kreislaufkrankheiten durch körperliches Training. Hippokrates Verlag, 1984
19. Hopf R., H.-J. Becker, M. Kaltenbach: Bewegungstherapie für Herzkranke. pmi-Verlag, Frankfurt, 1989

Literaturverzeichnis (Auswahl)

19a. Serruys P.W., A.P Kappetein, T.E. Feldman, M.J. Mack, M.-C. Morice, D.R. Holmes, E. Stahle, K.D. Dawkins, F.W. Mohr, A. Colombo: Comparison of coronary bypass surgery with drug-eluting stenting for the treatment of left main and/or three-vessel disease: 3-year follow-up of the SYNTAX trial. European Heart Journal, 32: 2125–2134, 2011
20. Lauer B. et al.: Perkutane myokardiale Laser-Revaskularisation. Deutsche Medizinische Wochenschrift, Nr. 125, S. 377–382, 2000
21. Laufs U., M. Böhm: Kardiovaskulärer Risikofaktor Adipositas. Deutsche Medizinische Wochenschrift, Nr. 125, S. 262–268, 2000
22. Linderer T., H.R. Arntz, R. Schröder: Präklinische Thrombolyse bei akutem Myokardinfarkt. Deutsche Medizinische Wochenschrift, 116, S. 1881, 1991
23. Lippert T.H., H. Seeger, A.O. Mueck: Die postmenopausale Östrogentherapie: Pharmakologische Behandlung oder Substitution des fehlenden Hormons? Deutsche Medizinische Wochenschrift, Nr. 124, S. 1245–1248, 2000
24. Löwel H.: Aufgaben und Ergebnisse des Augsburger Herzinfarktregisters. Klinikarzt, Nr. 2/29, S. 42–45, 2000
25. De Lorgeril M. et al: Mediterranean Diet, Traditional Risk Factors, and the Rate of Cardiovascular Complications After Myocardial Infarction. Final Report of the Lyon Diet Heart Study. Circulation, Nr. 99, S. 779–785, 1999
26. Marre R., A. Essig: Chlamydia pneumoniae und Atherosklerose. Deutsche Medizinische Wochenschrift, Nr. 122, 1997, S. 1092–1095
27. Mathes P.: Secondary Prevention in Coronary Artery Disease and Myocardial Infarction. Martinus Nijhoff Publ. Dordrecht, 1985
28. Mathes P., M.-J. Halhuber: Controversies in Cardiac Rehabilitation. Springer-Verlag, 1982
29. Mathes, P., J. Thiery: Die Rolle des Fettstoffwechsels in der Prävention der Koronaren Herzkrankheit. ZfK, Steinkopff, Darmstadt, Band 94, Suppl. 3, S. 43–55, 2005
30. Mehta R.H. et al: Modifiable risk factors control and its relationship with 1 year outcomes after coronary artery bypass surgery (REACH). EHJ 29:3052–3060, 2008
31. Ornish D. et al: Can Lifestyle Change Reverse Coronary Heart Disease? Lancet, Vol. 336, July 21, 1990
32. Rogers W.J. et al.: Comparison of Immediate Invasive, Delayed Invasive, and Conservative Strategies After Tissue-Type Plasminogen Activator. Circulation, Vol. 81, No. 5, 1990
33. Rost R. (Hrsg.): Empfehlungen zur Leitung ambulanter Herzgruppen (AHG). Echo-Verlags GmbH, Köln 1987
34. Roth E.M., S. Streicher: Gesundheitsrisiko Cholesterin. BLV-Verlag, München, 1989
35. Schnall P.L. et al: The Relationship Between 'Job Strain', Workplace Diastolic Blood Pressure, and Left Ventricular Mass Index. JAMA, Vol. 263, No. 14, 1990
36. Schiele T.M. et al.: Edge Effect und späte Thrombose – Notwendiges Übel oder vermeidbare Nebenwirkung der intrakoronaren Brachytherapie. ZfK 91, 869–878, 2002

37. Sleight P.: Do We Need to Intervene After Thrombolysis in Acute Myocardial Infarction? Circulation, Vol. 81, Nr. 5, 1990
38. Siegrist J., M.-J. Halhuber: Myocardial Infarction and Psychosocial Risks. Springer-Verlag, 1981
39. Simml M., W. Enenkel, H. Pollack: Psychische Reaktionen bei Herzinfarktpatienten in der Akutphase in bezug zum Schweregrad des Infarktes. Herz/Kreislauf, Nr. 2, 1990
40. Smith Jr, S.C., J. Allen, S.N. Blair, R.O. Bonow, L.M.Brass, G.C. Fonarow et al.: AHA/ACC Guidelines for Secondary Prevention for Patients with Coronary and Other Atherosclerotic Vascular Disease: 2006 Update: Endorsed by the National Heart, Lung, and Blood Institute. Circulation 113:2363–2372, 2006
41. Steering Committee of the Physicians' Health Study Research Group: Final Report on the Aspirin Component of the Ongoing Physicians' Health Study. New Eng J Med Vol 321, No. 3, 1989
42. Stippig J., A. Berg, J. Keul: Bewegungstherapie bei koronarer Herzkrankheit. Thieme-Verlag, Stuttgart, 1984
43. Task Force Report: Management of acute coronary syndromes in patients presenting without persistent ST-elevation. EHJ 23, 1809–1840, 2002
44. Wehr M.H., W. Schoels, et al.: Ambulantes EKG-Monitoring auf dem Weg zur Telemedizin? DMW 127, S. 2679–2681, 2002
45. WHO/ISH Hypertension Guidelines 1999
46. Willet W.C. et al.: Dietary fat intake and the risk of coronary heart disease in women. The New England Journal of Medicine 1997, Nov. 20 (Nurses Health)

Sachverzeichnis

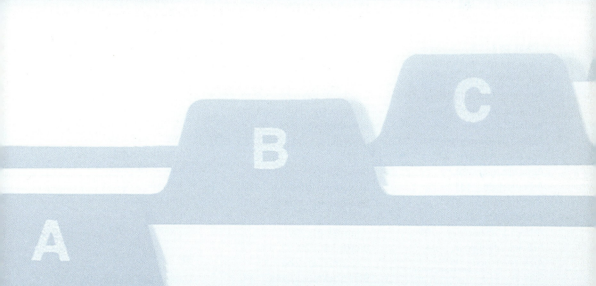

A

Abklingphase 136
Ablagerung 15, 25
ACE-Hemmer 116, 180, 181
Adipositas 39, 40, 43, 159
Adrenalin 25, 48
Aerobics 212
AIM-High 174
Akupunktur 145
Alarmzeichen 86, 90
Alkohol 25, 63, 64, 219
Alkoholabstinenz 64
Alkoholkonsum 63
Allergie 169
Alteplase® 102
Altersrente 203
Aneurysma 117
Aneurysmektomie 117
Angehörige 103
Angina pectoris 70, 73, 75, 87, 110, 133, 135, 176, 177, 179, 200, 213
– vasospastische 182
Angst 192, 195
Anschlussheilmaßnahme 106
Antikoagulanzien 184
Antiraucherkurse 145
Apixaban (Eliquis®) 184
Apparatemedizin 113
Appetitzügler 162
Arbeitsleben 131
– Teilhabe am 205
Arbeitsplatz 205
Arbeitsplatzwechsel 201
Arbeitsunfähigkeit 204
Arbeitsversuch 131
Arterie 112
Arteriosklerose 15, 18
Aspirin® (Azetylsalizylsäure) 116, 185
AT-I-Blocker 181
Atemspende 124
Aufregung 29
Aufwärmphase 136, 213
Ausdauerbelastung 132, 135, 137
Ausdauersport 60
Ausdauersportarten 114, 138
Ausdauertraining 213, 215

Ausgleichstraining 61, 211
Außenseitermethoden 187
Autofahren 208
Azetylsalizylsäure (Aspirin®) 116, 185

B

Bakterien 53
Ballaststoffe 163
Ballon
– medikamenten-beschichteter 99
Ballondilatation 97, 101
Behandlungsziele 134
Behindertensport 131
Behinderung
– Grad der 202
Belastbarkeit 211
Belastungsechokardiographie 76
Belastungsintensität 135
Berentung 203
Beruf 205
Berufsausübung 114
Beschwerden 70
Betablocker 179, 180, 208
Bewältigung 104
Bewegung 60, 61, 62, 63, 133, 138
Bewegungsmangel 40
Bewegungstherapie 132
Bewegungstraining 177
Beziehung
– familiäre 200
Blutdruck 29, 32, 33
– Normalbereiche 32
Blutdruckmessgeräte 34
Blutdruckmessung 30
Blutfette 152
Blutgefäße 8
Bluthochdruck 29, 31, 33, 165
Blutplättchen 16, 27, 185
Blutverdünner 183
Blutzucker 37
Blutzuckerkontrolle 38
Body-Mass-Index 39, 41
Brustenge 92
Brustkrebsrisiko 67
Bupropion 143

Bypass 176
Bypass-Chirurgie 112
– minimalinvasive 120
Bypassoperation 110, 113, 205
Bypassschema 111

C

Canolaöl 154
Chest Pain Unit (CPU) 91, 95
ChampixR (Varineclin) 144
Chelatbehandlung 187
Chlamydien 53
Cholesterin 15, 17, 23, 152
– HDL-Cholesterin (high density lipoprotein) 25, 26, 63
– LDL-Cholesterin (low density lipoprotein) 25, 26, 52
– LDL-Cholesterinspiegel 171
– oxidiertes 52
Cholesterinaufnahme 170
Cholesterinbildung 170
Cholesterinresorptionshemmer 171
Cholesterinsenkung 153
Cholesterinspiegel 23, 24, 25, 115, 169, 173
Cholesterinsynthesehemmer 169, 185
Cholesterinzufuhr 152
Cialis® 198, 199
Coenzym Q10 187
Computertomographie (CT) 81
– ultraschnelle 76
Corvaton® 199

D

Dabigatran (Pradaxa®) 184
Dauerlösung 148
Defibrillator 88, 89
Depression 200
Diabetes
– Typ-I 36
– Typ-II 36, 38
Diabetiker 107
Diäten 44, 163
Dilatation (PTCA) 99, 170
Disstress 49
Dosis 168
Druckgefühl 86, 87

Sachverzeichnis

Durchblutung 71
Durchblutungsmangel 74
Durchblutungsstörung 75

E

Echokardiographie 75
Eigenschwere 216
Eikosapentaensäure 186
Einengung 71
Eingliederungshilfe 131
Einzelschicksal 138
EKG-Kontrolle 139
Elastizität 31
Elektroden 121
Elektrokardiogramm (EKG) 72
Energiebedarf 42
Energiezufuhr 158
Engegefühl 90
Entspannung 61, 132, 139, 142
Entwöhnung
– Akutphase 147
Entwöhnungsmethoden
– psychologische 144
Entzündungsfaktoren 54
Ergänzungspräparate 188
Erlebnisurlaub 208
Ernährung 66, 152
Ernährungsgewohnheiten 163
Ernährungsumstellung 44, 46, 142, 159
Eskimofaktor 186
Eskimoprinzip 66
Essgewohnheiten 160
Essverhalten 161, 162
Eustress 48
Eutonie 140
Exraucher 149
Ezetemib (Ezetrol®) 171

F

Fahrstuhleffekt 44
Fertiggerichte 165
Fette 152
– gesättigte 152, 155
– tierische 152, 155
– ungesättigte 152, 155
Fettanteil 43
Fettsäuren
– einfach ungesättigte 65, 154
– Omega-3 65
– ungesättigte 65
Fettstoffwechselstörung 46, 47, 153
Fibrate 172
Flavonoide 65
Fliegen 208
Flugreisen 209
Folgen
– seelische 195
Formula-Diäten 164
Frauen
Früherkennung 31
Futterverwerter 41

G

Gefährdungen 88
Gefäßbrücken 112
Gefäße 31
– Wiedereröffnung
Gefäßkrankheit 18
Gefäßverschluss 16
Gefäßwand 25
Gehen 135, 214
Gelegenheitsraucher 142
Gemüse 52, 163
Genussraucher 142
Gerinnsel (Thrombus) 16, 17
Gewicht 40, 160
Gewichtsabnahme 158
Gewichtsreduktion 159
Gewichtszunahme 148
Gleichstellung 203
Glykämischer Index (Glyx-Diät) 164
Golf 219
GPIIb/IIIa-Inhibitoren 71

H

Hauptkammern 9
HDL-Spiegel 25
Heilverfahren
– ambulantes 132
Hemmschwelle 91
Heparin 182
Herz 8, 9, 11
Herzdruckmassage 124
Herzgruppe
– ambulante 131

Herzinfarkt 14, 15, 18, 22, 24, 27, 28, 71, 76, 90, 92, 94
– Entstehung 25
– stummer 106
– Verdacht 89
Herzkammer 9
Herzkatheteruntersuchung 79
Herzkranzgefäße 11, 29, 76, 79, 178
Herzkranzgefäßverengung 16
Herz-Kreislauf-Stillstand 123
Herzleistung
– Einschränkung der 76
Herz-Lungen-Wiederbelebung 124
Herzmuskel 15
– Durchblutung 75
– Stoffwechsel 78
Herznotfall-Ambulanz (CPU) 91, 94, 95
Herzrhythmusstörungen 63, 89, 117
Herzschlag 8
Herzschmerzen 92
Herzschrittmacher 121
Herzschrittmacherimplantation 120
Herztätigkeit 121
Hinterwandinfarkt 14
Hirngefäße 29
Homocystein 51
Hormone 28, 66
Hormonersatztherapie 66, 67
Hypertonie 29
Hypnose 145

I

Impulsgeber 121
Infarkt 17, 70, 72
– Vorboten 81
– Zeichen 87, 94
Infarktentstehung 102
Infarktgefährdung 73
Infarktgefäß 102
Infarktrisiko 37, 55, 61, 63
INR-Wert 183
INR-Wertselbstbestimmung 184
In-Stentrestenose 98

In-Stentstenose   99
Insulin   37
Insulingabe   39
Insulinwerte   30
Intensivstation   103
Intervention   71
Ionenaustauscherharze   172
Ischämie   78
– stumme   74
Ivabradin (Procoralan®)   180

J

Jogger   61
Jogging   214, 215

K

Kalk   76
Kalkablagerungen   76
Kalkscore   77
Kalorien   44, 64
Kalorienzufuhr   159
Kalziumantagonisten   181, 182
Kammerflimmern   88
Katheterintervention   88
Klimaveränderungen   209
Knoblauch   187
Koffein   45
Komplikationen   220
Konserven   165
Kontraktion
– Störung der   76
Koronarangiographie   71, 79, 81
Koronararterien   11
Koronarerkrankung   77
Koronarkalk   78
Koronarsyndrom, akutes   14, 16, 71
Körpererfahrung   133
Krankenhauseinlieferung   87
Krankheitserfahrung   196
Kreislauf   10
Kurzzeitnitrat   177
Küche
– fremde   219

L

Langlauf   218
Laufen   135, 212, 214

LDL-C-Therapieziele   154
LDL-Spiegel   25, 170
Lebenserwartung   110, 130
Lebenspartner   197
Lebensqualität   111, 113, 130, 211
Lebensstil   19, 30, 38, 62, 130
Lebensweise   18, 130
Lebensziel   196
Leistung   11, 131
Leistungsfähigkeit   62, 135
Leistungsgrenze   132, 133
Leistungskurve   132
Leitstelle   89
Levitra®   198, 199
Liebestod   197
Lipid-Cholesterin-Kern   17
Lipidwerte   30
Low Fett   30   164
Lp(a)   53
Lyon Diet Heart Study   154

M

Magnesium   186
Magnetresonanztomographie (MRT)   78, 81
Managerkrankheit   18
Mangeldurchblutung   76
Marcumar®   182, 183
Margarine   155
Medikamente   116, 162, 168, 176
– lipidsenkende   175
– zur Entwöhnung   143
Medikamentenänderung   198
Medikamenteneinnahme   168
MIDCAB-Operation   120
Mikroembolien   17
Mittelmeer   216
Mittelmeerdiät   65
Mittelmeerernährung   154
Mobilisierung   105, 106
Molsidomin   199
Motivationsprogramm   144
Multivitaminpräparate   188
Muskelentspannung   140
Myokardszintigraphie   75

N

Nahrungsergänzungsmittel   188
Nahrungsmittel
– empfehlenswerte   156
Narbengewebe   78
Nebenwirkungen   169, 175
Neuropeptide   45
Neutralfette   26
Nichtraucher   144, 145
Nikotinersatzstoffe   143
Nikotinsäure   173, 174
Nitrat   178, 199
Nitroglyzerin   179
Nitrokörper   177
Nitropräparat   179
Notarzt (112)   87, 88, 94
Notarzt-Rettungswagen   89
Notfall   86, 89
Notruf (112)   86, 220

O

Obst   52
Olivenöl   154
Omacor®   186
OPCAB-Operation   120
Östrogene   67
Ox-LDL

P

Pascharolle   200
Passivrauchen   149
Perfusionsdefekt   75
Persönlichkeitsstruktur   104
Phasen
– depressive   105
Pille   28
Plaque   17, 54, 76
– atherosklerotische   16
Plaqueausdehnung   77
Potenzstörungen   198
Power-Walk   215
Pressatmung   136
PROCAM-Studie   26, 54
Prodromalsymptome   70
Psychologen   195
PTCA   81, 100
Puls   9

Sachverzeichnis

Pulskontrolle 137
Pumpfunktion 76
Pumpschwäche 199
Pumpversagen 88

Q

Q10 187

R

Rad fahren 215
Ranolazin (Ranexa®) 182
Rapsöl 154
Rauchen 27, 28
Raucher 28
Rauchertypen 142
Reaktion
– seelische 104, 192
Reaktionsweisen 48
Rehabilitation 106, 131, 134
Rehabilitationszentrum 130
Reiseapotheke 220
Reisewege 208
Reizleitungssystem 120
Relaxation
– muskuläre 140
Rentenantrag 204
Rentenversicherungsträger 131
Resorptionshemmer 153
Reteplase® 102
Rezidiv 98
Rhythmusstörungen 14, 88
Risiko 54, 80
Risikofaktoren 22, 47, 115, 154, 185
– psychosoziale 50
Risikomarker 78
Rivaroxaban (Xarelto®) 182, 184
Rückhalt
– emotionaler 201

S

Sättigung 45
Salz 31
Salzkonsum 165
Salzzufuhr 33
Sartane 181
Sauerstoffnot 73
Sauerstoffzufuhr 14

Sauna 217
Schlafstörungen 140
Schmerz 86, 87
Schokolade 45, 46
Schrittmacher 122
Schutzfaktor 60
Schwächeanfall 87
Schwächegefühl 90
Schwerbehindertenausweis 202
Schwerbehindertenplätze 203
Schwimmen 216
Segeln 217
Selbstheilungskräfte 113
Selbstmotivation 142
Selbstwertgefühl 103
Serotonin 45
Sexualität 197, 198
Skilauf
– alpiner 218
Skilaufen 218
Sozialarbeiter 131, 205
Spiele 212
Sport 63, 133, 134
Sportarten 211
Stammzellen 102
Statin 153
Stellung
– soziale 201
Stent 176
Stentimplantation 100, 101
Stoffwechseleffekte 137
Streptokinase 102
Stress 18, 22, 25, 29, 48, 49, 115, 161
Stressbelastung 19
Stressbewältigung 140, 141
Stressechokardiographie 76
Stresshormon 25, 48
Suchtraucher 142

T

Tabakrauch
– Inhalieren 27
Tageszeit 136
Taillenumfang 159
Tätigkeit
– berufliche 201
Telemedizin 139

Tempo 136
Tennis 218
Therapietreue 168
Thermalbäder 216
Thrombolyse 102
Thrombozyten 27
Thrombus (Gerinnsel) 16, 183
Toleranz 178
Training
– autogenes 133, 140
Trainingeffekte 215
Trainingsprogramm 136
Trainingszustand 61
Transfette 155
Transkontinentalflug 208
Trennkost 44
Triglyzeride 26, 172

U

Überbelastung 135
Übergewicht 39, 43, 46, 47, 158, 162, 163
Überwachung
– telemedizinische 138
Umfeld 130
Umschulung 131
Umschulungsmaßnahmen 205
Urlaub 208
Urlaubsort 210

V

Varineclin (Champix®) 144
Vene 111
Veranlagung, erbliche 19
Verfahren
– interventionelle 72
Verhaltensänderungen 141
Verhaltenstherapie 145
Verschluss
– des Herzkranzgefäßes 14, 15
– drohender 110
Vertrauen 196
Viagra® 198, 199
Vitamin C 52
Vitaminpräparate 188
Vollkornprodukte 163
Volumetrics 164
Vorboten eines Infarktes 16
Vorderwandinfarkt 14

Vorkammern 9
Vorsichtsmaßnahmen 218
Vulnerabilität 16, 17

W

Wandern 214
Warnzeichen 70, 71, 92, 215
Wechseljahr 66
Wert
– diastolischer 29
– systolischer 29

Wettkampfcharakter 212
Wiederbelebung 123
Wiedereröffnung 96, 97, 100
Windsurfen 217
Wirkungen 175
Wogging 215

Y

Yoga 140, 141, 142

Z

Zeitumstellung 210
Zigarette 27, 28, 141, 149
– Heißhunger auf eine 148
Zodin® 186
Zuckerkrankheit 36
Zwei-Kammer-Modelle
– aktivitätsgesteuerte 122
Zwischenmahlzeiten 159
Zyban® 143